신전개

뇌의 세계

천병수 저

도서출판 유한문화사

머리말

고대 이집트인은 미라를 통해 영혼은 몸(육체)을 필요로 한 것이라는 생각에서 미라를 만들 때 심장만을 남겨둔 채 내장은 별개의 다른 용기에 두었다 한다. 즉 뇌는 하찮 것 없는 존재로 생각했고, 영혼은 심장에서부터란 존재 의식이 컸던 것이다. 그런데 비하면 오늘날은 뇌의 중요성을 인지하여 행동과 생각, 꿈, 창조 등이 뇌의 지시에 따라 컨트롤된다는 사고로 변천되면서 뇌를 중앙 정보시스템의 중추라 생각하기에 이르렀다.

우리의 뇌는 생각이 어떻게 만들어지는지, 저장기능과 병변 질환의 의문점에 이르기까지 호르몬의 기작에 영향을 끼친다는 연구 결과를 토대로 미지의 연구 대상으로 뇌의 중요성을 최첨단 연구 과제로 삼아 활발한 증명을 위한 연구보고가 발표되고 있다.

저자는 이러한 뇌의 진실을 흥미있고 의미 있게 생각하여 CD플레이어가 음악을 정해 주고 뇌의 스트레스를 해소하듯 다양한 생물학적 변형에 의한 뇌의 작동이 왜 일어나는지에 대한 의문점을 뇌 연구에 있어서 특정 지을 수 없다는 사실을 알게 되었다. 단지 뇌의 여러 다양한 책들의 범람으로 인해 독자들은 더욱 뇌의 혼란 속으로 유도하는 결과를 창출할 뿐이라는 견지에서 뇌의 비밀을 가장 쉽고 알기 쉽게 이해시키는 데 관점을 두어 이 저서를 집필하기에 이르렀다.

일본 유학 중 박사학위 논문 테마에서 Na^+ 채널이 뇌와 신경과 어떠한 관계로 상호 보합적인 관계를 가지는 가에 대한 궁금증을 해명할 수 있었고, 세계적인 논문을 저술하며 세계 과학자 200인 안에 링크 될 정도의 연구결과를 도출할 수 있었다. 뇌의 신비를 파헤쳐보는 마음으로 소의 뇌를 가지고 IP_3 리셉터와 Ca^{2+} 채널과의 관계를 카이스트에서 연구한 적이 있으나 일조일단의 수단 밖에 되지 못한다는 아쉬움을 남기면서 다른 길을 선택하게 되었다. 이러한 뇌와 신경 연구를 하다 그 길을 멀리했던 그때의 아쉬움들이 이 책을 저술하게 된 동기가 되었는지도 모른다.

십여 년에 걸친 뇌 연구를 하는 동안 이제 뇌 연구의 문을 열 수 있는 일반적이면서 서민적 정서에 맞는 서적이 필요할 것 같아 뇌의 구조, 기능, 역할, 병변, 사고, 창조, 정신분석학적 의미까지를 총 망라하여 요점 형식으로 간단명료하고 알기 쉽게 전개 형식으로 집필하게 되었다.

이 책에서는 뇌의 구조 생리는 물론 뇌로 인한 병변, 뇌를 치료할 수 있는 방법 등을 폭넓게 설명하고, 인간의 정신적 구조 기반과 사고, 사상창조에 이르기까지 프로이드의 사상과 정신의학적 측면 등을 폭넓게 다루었다. 뇌의 심오함을 일반화시켜 누구나 알기 쉽게 이해할 수 있고, 뇌 과학의 지식을 초등학생부터 대학생은 물론 사회인에 이르기까지 이해할 수 있는 길잡이로서의 뇌의 바이블로 남게 된다면 더할 나위 없겠다.

끝으로 이 원고 타이핑을 맡아준 공태윤 군과 중국 사천 중의약대학에 유학 중인 이용민 군에게도 깊은 감사를 표한다. 또한 뇌의 구조 삽화그림을 쾌히 직접 드로잉하여 제공해 주신 초향 민경희 화백에게도 감사를 표한다. 아울러 이 책의 출판을 위해 기획하고 노력을 아끼지 않으신 유한문화사 사장님과 직원 여러분께도 감사드린다.

2010년 9월
저자 천병수

차 례

제 1 장 뇌세포와 생명 / 11

제 2 장 뇌의 작용 / 23

제 3 장 뇌의 정보전달 시스템 / 41

제4장 환경 식생활과 뇌 / 91

제5장 뇌의 질환별 특징(의학적 측면) / 111

제6장 뇌 심리치료법 / 137

제 7 장 정신치료(정신분석학적 측면) / 219

제 8 장 뇌를 맑게 해주는 물질(화학, 물리적 이해) / 243

제 9 장 뇌와 혈류와의 관계 / 255

제 10 장 뇌의 정신병적 견해 / 267

제 11 장 뇌 기능장애(언어장애) / 313

제 12 장 뇌와 한의학적 견해 / 325

제 1 장

뇌세포와 생명

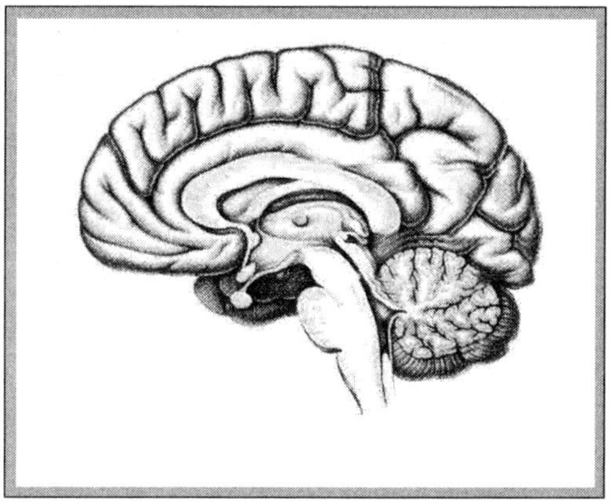

뇌는 아주 섬세한 세포의 집으로 인간의 모든 것을
컨트롤 할 수 있는 생명체의 옥고이다.

1. 생명의 특성

1) 조직화

심장은 혈액을 펌프질하는 기능을 하기 위해서 거기에 맞는 모양을 하고 있다. 이렇게 생명체의 각 기관들은 각각의 특수한 기능을 수행하기 위해 고도로 분화된 조직체를 형성하는데 생명체는 기관으로 되어 있고, 기관은 다시 조직으로 되어 있다. **조직이란 유사한 세포들끼리 모여 있는 것을 말한다**. 결국 세포는 생물학적 조직화의 가장 하위수준이고 가장 작은 생명의 단위이다.

2) 물질대사

생명체는 살아가기 위해서 끊임없이 외부로부터 음식과 에너지를 얻어야 한다. 동물이라면 잡아먹는 먹이를 통해서 물질과 에너지를 얻을 것이고, 식물이라면 태양에너지와 물, 이산화탄소 등을 사용한다. 이 에너지를 이용해서 생물체들은 생장하고 생식을 하는데, 이 **생장, 생식을 위해서 세포 수준에서 일어나는 모든 화학반응을 물질대사라고 한다**.

3) 항상성

항상성이란 쉽게 말해서 같게 유지한다는 말이다. **생명체는 외부 환경조건의 변화에 대한 내부 조절기능을 가지고 있는데 이게 바로 항상성이다**. 췌장에서는 인슐린과 글루카곤이 서로 길항작용을 하여 혈당량이 일정하게 유지된다. 삼투조절기능으로 체내의 수분함량 및 각종 이온의 농도와 분포를 일정하게 유지한다. 생물체의 모든 계(system)는 항상성에 기여한다. 소화계는 음식물을 공급하고, 순환계는 이 음식물들을 체내로 전달하고, 배설계는 체내로 전달한 것들 중 불필요한 대사산물을 밖으로 배설하며, 신경계나 호르몬계 역시도 각자의 계에 맞는 역할들을 함으로써 항상성에 기여한다.

4) 생장과 발달

생장이란 세포의 크기가 커진다거나 세포수가 늘어나는 것 모두를 말한다. 생장이란 발달의 일부분이다. 임신에서 사망까지 유아기, 소년기, 청소년기, 장년기, 노년기 이렇게 일생에 걸친 과정에서 일어나는 행동과 양식에 있어서의 일련의 변화를 말한다. 아이 때와 어른 때의 키와 몸무게가 다른 것은 생장이고, 생각과 행동양식이 다른 것은 발달이라고 할 수 있다.

5) 생 식

생명체는 발달과정에서 생식을 통해 자손을 만들어낸다. **생식이란 종족을 보존할 수 있는 유일한 방법**으로 반드시 새로운 개체는 기존의 개체를 통해서만 만들어진다. 자연발생은 없다. 그리고 새로 만들어진 개체는 어버이로부터 유전자를 통한 형질들을 물려받게 된다.

6) 반 응

생명체는 자극에 대해서 적절한 반응을 나타낸다. 자극에는 외부로부터의 물리・화학적인 자극뿐 아니라 체내의 내적조건의 변화도 자극에 포함된다. 이 자극에 대해서 생명체는 반응을 나타내고 행동으로 나타난다. 다시 이 행동은 자극에 대한 영향을 최대화 혹은 최소화 하는 쪽으로 행동한다.

7) 적 응

생명체는 환경에 적응하는 유리한 조건하에서 생장과 생식을 증진시키기 위해서 환경에 자신을 맞추어간다. 쉽게 말해서 **적응이란 환경에 대해 자신의 구조적, 행동적, 생리적 특성들을 변화시키는 작용에 의해 적응할 수 있다**.

2. 진핵세포와 원핵세포의 차이점

생물은 세포로 구성되어 있다. 세포 한 개만으로 독립된 종을 이룬 단세포 생물에서부터 다수의 분화된 기능을 갖는 세포의 덩어리인 고등생물에 이르기까지 가지각색이지만 **생명의 기본단위는 역시 세포이다**. 세포는 전자현미경으로 조사해도 내부에 특별한 구조를 가지지 않는 대장균과 같은 원핵세포도 있지만 진핵세포도 있다.

세포질과 염색체가 핵막에 의해 분리되지 않은 원핵세포는 세균과 같이 단세포이고, 구조적으로 매우 간단하며 대부분 플라스미드(자기복제로 증식할 수 있는 유전자)를 가지고 있다. 또 광합성 박테리아를 제외하고는 세포내 막기관이 발달되어 있지 않다. 광합성 박테리아의 세포 속에는 많은 용질이 들어있고 팽압이 2 atm 정도인데, 이런 압력을 견디고 세포의 모양 등을 유지하기 위해 세포벽이 반드시 필요하다.

세포벽은 주로 peptidoglycan, 섬유소, 키친(곤충, 게 등의 껍질을 구성하는 요소) 등으로 구성되어 있고, 원형세포의 염색체는 세포의 내용물과 구별되지 않고 핵산으로 존재하는데, 이때 **염색체**는 대개 하나의 **거대한 원형의** DNA**로 존재한다**.

반대로, **진핵세포는 원생생물, 곰팡이, 식물, 동물을 모두 포함한 것**을 말한다. 또한 진핵세포는 원핵세포에 비해 상당한 DNA를 갖고 있으며, 실험결과에 의하면 가장 적은 양의 DNA를 갖는 진핵세포일지라도 가장 많은 양의 DNA를 갖는 원핵세포보다도 그 DNA 함량이 배나 된다고 한다. 이 DNA 함량의 차이는 진핵세포가 원핵세포보다 유전적으로 더 복잡함을 나타낸 증거이다. 또 여러 개의 긴 DNA로 구성된 핵이 있는데, 긴 DNA는 히스톤이라는 단백질과 밀접하게 결합되어 있다.

이렇듯 원핵세포보다 유전적으로 더 복잡한 진핵세포는 세포소기관이라는 막으로 둘러싸인 기관들로 구성되어 있다. 이때 막은 selectively permeable, solvent for integral membrane proteins의 기능을 한다. 간단히 말해서, 원핵세포는 핵막은 없지만 DNA를 갖고 있는 염색체가 존재하며, 세포질에 퍼져 있고, 진핵세포는 핵과 세포질로 구분하며, 세포질은 여러 세포 소기관들이 분포되어 있다고 할 수 있다.

3. 세포의 분화

하나의 수정란은 체세포분열을 거듭하여 그 수가 늘어나면서 여러 가지 조직과 기관을 형성하게 된다. 이와 같이 하나의 수정란에서 만들어진 많은 **세포들이 제각기 형태와 기능이 다른 세포들로 변해 가는 현상을 분화라고 한다**. 분화의 과정은 세포의 형태와 구조가 변화하는 것인데, 수정란으로부터 개체로 발생하는 동안에 다양한 세포 형태가 생겨나게 된다.

포유류는 하나의 세포에서 시작하여 근육, 신경, 피부와 같이 수백 종류의 세포 형태가 생겨나서 한 개체가 되는 것인데, 실제적으로는 DNA의 실수 없는 조종에 의해 분화가 일어나게 된다. 즉 1개의 세포가 2개의 세포로 갈라져 세포의 개수가 불어나는 생명현상이다. 이 과정에서 분열되는 세포를 모세포라 하고, 분열 결과 새로 생겨난 세포를 딸세포라 한다. 세포분열은 먼저 핵이 갈라지는 핵분열로부터 시작되며, 이어서 세포질이 갈라지는 세포질 분열이 일어남으로써 끝나게 된다. 세포분열은 생식, 발생, 생장, 유전, 재생 등 여러 가지 생명현상의 기본이 되는 과정이며 세균, 아메바 등 단세포생물에 있어서의 세포분열은 자기복제에 의한 증식현상에 해당한다. 즉, 돌연변이나 바이러스감염 등에 의해 유전자(DNA)에 변화가 일어나지 않는 한 자체와 똑같은 유전정보를 가진 2개의 딸세포로 분열되는 현상이 반복되어 복제와 증식을 하게 된다.

이에 대해 다세포생물에 있어서 세포분열은 자기복제에 의한 증식에서 그치지 않는다. 다세포생물도 시초는 하나의 세포(수정란)이었으나, 이 세포가 분열을 반복함으로써 세포의 수가 증가해 가는 동안 세포의 분화라는 현상이 일어나게 된다. 동물을 예로 들어 보면 세포분열에 의하여 근섬유(근세포), 여러 가지 혈액세포 등 기관별 각각 특징을 지닌 세포가 생겨나게 된다. 또 어느 것은 정자, 난자라는 생식세포가 되어서 다음 세대의 바탕이 되는 세포의 역할을 수행한다.

양성생식(접합, 수정에 의한 생식)으로 증식을 하는 동물에서는 기본적으로 체세포의 염색체는 전수(2n), 생식세포의 염색체는 반수(n)로 되어 있다. 이런 동물에서는 생식세포(암, 수 배우자)인 난자(n)와 정자(n)의 수정에 의해 수정란(2n)이 되고, 수정 후 반복되는 세포분열에 의해 체세포(2n)가 많이 생겨나서 다음 대의 몸이 구성된다. 이 체세포가 형성되는 세포분열의 과정에서는 염색체가 변하지 않는 즉, 모핵의 염색체와 똑같은 딸핵이 생겨나는 핵분열이 일어나는데, 이를 체세포분열이라 한다.

또 동물의 난소, 정소에서는 각각 원시생식세포(2n)의 반복되는 체세포분열 및 비대생장의 결과 제1난모세포(2n), 제1정모세포(2n)가 생겨나고, 이것들이 2회에 걸친 세포분열을 일으킨 결과 각각 난자(n)와 정자(n)가 형성된다. 이 생식세포 형성과정에서는 2n에서 n으로 염색체가 반감되는 핵분열(마지막의 2회에 걸친 세포분열의 핵분열)이 일어나는데 이를 감수분열, 환원분열, 성숙분열이라 한다.

이 감수분열의 결과 반수(n)의 염색체를 가진 난자, 정자가 생김으로써 다시 수정에 의하여 다음 대의 전수(2n)인 동물체가 형성된다. 한편 세대교번, 핵상교번을 하는 식물에서는 유성세대, 단상세대인 배우체(n)의 조란기, 조정기에서 체세포분열이 일어나 생식세포로서 각각 암배우자인 난세포(n), 수배우자인 정자(n)가 형성된다. 또 이 난세포는 정자와 수정에 의해 수정란(2n)이 만들어지고, 거듭되는 체세포분열의 결과 무성세대, 복상세대인 포자체(2n)가 형성된다.

이어서 포자체의 포자낭에서 감수분열의 결과 포자(n)가 형성되고, 포자의 거듭되는 체세포분열에 의하여 배우체(n)가 형성됨으로써 세대교번, 핵상교번이 반복되게 된다. 일반적으로 세포분열에 앞서서 세포주기 S기에 유전자의 본체인 DNA복제가 일어나 모핵은 유전정보를 지닌 DNA가 2배로 증가한 상태로 된다. 세포분열(핵분열)이 일단 시작되면 이것에 앞서서 염색질(chromatin)의 형태로 분산되어 있던 DNA는 히스톤 등 단백질과 밀접한 상태로 응축되어 일정 개수의 염색체의 형태를 이룬다.

염색질은 진핵생물의 핵 안에 퍼져 있는 호염기성 물질(염기성 색소에 잘 염색되는 물질)로 주성분은 DNA와 히스톤 등 염기성 단백질로 구성된 복합체(핵단백질)를 형성하고, 이 외에 비염기성 단백질, RNA 등이 소량 함유되어 있다. 염색질은 세포분열에 앞서서 세포주기의 S기에 DNA의 복제가 끝나면 응축하여 기본 염색체 원섬유(elementary chromosome fibril)를 만든다. 또 이 원섬유는 여러 번 접혀지고 나선상으로 꼬여져서 가느다란 실모양의 구조를 형성하는데, 이것을 염색사라 한다.

모핵의 염색사는 세포분열이 시작되면 더욱 나선상으로 꼬여져서 일정한 개수의 굵은 염색체로 이루어진 모염색체군을 이루는데, 이때의 염색체들은 각각 2개씩의 염색분체가 밀착된 모양으로 되어 있다. 각 염색체의 2개의 염색분체는 떨어져 양극으로 이동해서 두 딸 염색체군을 이루며, 이것들이 각각 뭉쳐져서 두 딸핵이 만들어진다. 즉, 같은 과정을 거쳐 한 모핵이 두 딸핵으로 갈라지는 것이 핵분열이다.

핵분열에는 염색체, 방추체 등의 실모양 구조가 나타나는 유사분열과 이러한 명확한 형태적 변화가 일어나지 않은 채 2개의 핵으로 분리되어 아령 모양으로 되어 갈라지는 무사분열의 2가지가 있다.

현재는 진핵세포에서의 유사분열이 정상적인 핵분열이고, 무사분열은 일반적으로 노쇠했거나 병든 세포 등의 변성된 세포에서 일어나는 퇴행적 핵분열인 것으로 정의되고 있다. 또 원핵세포에서는 유사분열은 일어나지 않으며, 무사분열이 정상적인 핵분열에 의해 일어난다고 말할 수 있다.

4. 세포주기

세포분열에 의해 증식하는 세포에서는 **세포주기(분열 사이클)에 따라 세포분열이 진행, 반복된다**. 세포주기(cell cycle)는 DNA의 복제, 합성기(synthetic period)인 S기, 세포의 분열기(mitotic period)인 M기, M기와 S기 사이의 G기, S기와 M기 사이의 G기의 4기로 분할한다. 또 M기(분열기) 이외의 시기를 통틀어 간기라고도 하며, 분열기는 특히 핵분열의 변화에 따라 전기, 중기, 후기, 말기(종기)로 세분된다.

분열기가 마지막까지 진행되기 위해서는 분열장치 구성, 염색체 응축 등에 필요한 단백질, RNA 등이 공급되어야 하는데, 이것은 전기에 앞서서 G기에 합성된다. 세포분열의 두 과정인 핵분열과 세포질 분열은 각각 독립적으로 진행된다. 그러므로 어떤 경우에는 핵분열만 1회 이상 일어나고, 세포질 분열은 일어나지 않기 때문에 핵이 2개 이상 들어 있는 다핵세포가 형성된다.

세포주기의 소요시간은 세포분열이 반복되는 경우에 G기가 가장 길고, M기가 가장 짧다. 또 M기에서는 전기가 가장 길며, 후기가 가장 짧은 경우가 많다. 체세포분열의 M기는 최적온도에서는 30~180분 정도 걸리지만, 온도가 부적당하면 훨씬 더 시간이 많이 걸린다. 예를 들어 강낭콩의 뿌리 끝 생장점의 체세포분열은 25℃ 때 약 114분 걸리는데, 10℃ 때는 약 380분 걸린다. 또 체세포분열보다는 감수분열을 하는 시간이 훨씬 더 길다.

1) 분열장치

세포주기의 M기(분열기)에 딸 염색체군의 분배를 비롯하여 세포가 갈라지는 데 관여하는 세포기관들의 총칭으로 염색체, 방추체, 중심체(중심립), 성상체 등이 이에 해당된다. 편광현미경으로도 각 기관에 따라 복굴절성이 확인된다.

성상체, 방추체는 양극에 위치하는 두 중심체에서 방사상으로 뻗쳐 나오는 지름 15~25 nm의 미소관으로 구성되어 있다. 방추체의 미소관에서는 양극의 두 중심체를 연결하는 것과 염색체의 동원체와 한쪽 극의 중심체를 연결하는 것 2가지가 있다. 방추체의 미세관은 광학현미경 레벨에서도 방추체를 이루는 실모양 구조의 관찰이 가능하고, 방추사를 구성하는 형태의 구조는 전자현미경으로만이 관찰이 가능하다.

한 세포 속에 M기와 중기에 형성되는 미소관의 개수는 세포의 종류에 따라 차이가 있다. 예를 들어 효모에서는 50개가 나타나고, 수선과의 Haemanthus albiflos에서는 수천 개가 나타난다.

형광항체법에 의한 연구에 의하면, 분열장치에 액틴섬유가 있다고도 보고되어 있지만 분열장치의 복굴절성은 미소관만으로도 설명되는 것으로 알려져 있다. 후기의 염색체 운동과 더불어 양극 사이의 거리도 증가해 가는데, 염색체의 극으로의 이동(이 시기를 후기 A라고도 한다)과 극의 분리, 즉 방추체의 신장(이 시기를 후기 B라 한다)은 독립적인 현상인 것으로 추정된다.

염색체가 양극으로 갈라져 가는 운동의 메커니즘에 대해서는 아직 확정적인 학설은 없다. 세포운동에 관여하는 주된 원인으로는 근섬유의 액틴, 미오신계와 섬유, 편모의 튜불린, 다이닌계의 두 계가 알려져 있는데, 현재 염색체 분리에 관해서도 이 두 학설에 의해 설명이 가능하다. 한편, 미소관설에는 미소관의 극에서 탈 중합에 의해 일어난다는 학설과 극으로부터의 미소관과 염색체로부터의 미소관의 상호작용에 의한다는 학설이 알려져 있다.

염색체 운동의 힘은 동원체 부근에서 발생하는 것으로 생각되고 있는데, 이는 주로 레이저광이나 미세한 바늘 또는 관 끝 분열장치의 일부를 파괴하거나 빨아내거나 하는 현미경 조작실험의 결과를 근거로 하여 추정이 가능하다. 미소관의 탈 중합만으로는 염색체 운동의 힘은 발생하지 않는다. 또 미소관 사이의 상호작용에 의한다는 학설은 미소관의 방향성이 정반대이기 때문에 이 작용 사이에 ATPase가 존재하여 작용한다는 것을 가정으로 한 학설이다.

분열장치에 다이닌(dynein, 단백질의 일종) 상태의 ATPase가 존재한다는 것은 인정되었으나, 미소관의 극성에 대해서는 극으로부터의 것과 동원체로부터의 것의 방향성이 정반대라는 보고도 있고, 그렇지 않다는 보고도 있어 아직 불확실하다.

염색체 운동에 대해서 액틴, 미오신의 상호작용설에 의하면 미소관은 뼈대로서의 역할을 하는 것으로 된다. 근섬유 이외의 세포에도 미오신이 존재한다는 것은 확인되었지만, 분열장치에도 존재한다는 증거는 없다. 또 불가사리의 난자에 항체를 주사하는 실험에서 염색체 분리는 항미오신 항체에 의해 억제되지 않는다는 결과가 확인된 것도 액틴, 미오신설로는 확실한 증거를 얻을 수 없다는 것을 알았다.

계면활성제를 이용하여 단리한 분열장치에 ATP를 가하면 염색체 운동이 일어나는데, 이것은 항미오신 항체의 영향은 받지 않지만 항다이닌 항체에 의해 정지된다는 보고도 있다. 살아있는 세포의 분열장치 안에는 막으로 이루어진 소포체가 있으며,

여기에는 Ca^{2+} ATPase가 있다는 것이 이미 밝혀져 있는데, 이 막계는 계면활성제에 의해 상실될 수 있는 것이므로 이 막계의 염색체 운동에 대한 제어효과의 가능성도 생각할 수 있다.

2) 세포질 분열

식물의 세포에는 세포벽이 있고, 동물의 세포에는 세포벽이 없기 때문에 식물의 세포질 분열과 동물의 세포질 분열은 진행 방식, 과정에 있어서 차이가 많다. **식물세포에서는 핵분열 후기에 방추체의 적도면 부위에 격막형성체가 나타나고**, 말기에는 격막형성체의 팽윤에 따라 적도면 중앙에 세포판이라는 얇은 막모양의 구조가 형성되는데, 이것이 발달하여 세포질이 둘로 갈라지게 된다.

이 세포판의 주성분은 펙틴인데, 이것의 양쪽에 셀룰로오스가 첨가되어 제1차 세포벽이 형성됨으로써 세포질 분열은 끝난다. 동물의 세포질 분열도 역시 핵분열 후기부터 시작되는데, 먼저 적도면이 죄어들기 시작하는 변화가 일어나며, 죄어든 부위를 분열구라 한다.

분열구의 세포막 바로 안쪽의 섬유구조를 수축환(contractile ring)이라 하는데, 이것의 지름이 점차 작아짐으로써 세포질이 두 부분으로 갈라진다. 수축환은 액틴섬유로 구성되어 있고, 이는 1971년 페리 그룹에 의해 미오신분자가 액틴 섬유에 대해 특이적 방향성을 가지고 배향한다는 현상을 실험에 의해 확인하였다.

한편, 동물세포에 항미오신 항체를 주입하면 세포질 분열이 억제되는 실험 결과로부터 동물세포의 세포질 분열은 수축환의 액틴과 미오신의 상호작용에 의해 일어나는 것으로 추정되고 있다. 이상과 같이 염색체 운동은 주로 미소관으로 구성되어 있는 분열장치에 의해 일어나고, 또 **세포질 분열은 격막 형성체와 세포판, 분열구와 수축환 등의 기능에 의해서 일어난다**는 것이 확실해졌다. 그러나 후기 이후의 이러한 현상들이 어떠한 신호에 의해 유발되고, 어떠한 메커니즘에 의거해서 진행되는지는 밝혀지지 않았다.

또, 어떻게 그러한 구조들이 꼭 후기부터 말기에 걸쳐서 나타나고, 염색체 분리가 되고 나서부터 세포질 분열이 시작되는지 세포판, 수축환 등은 어떻게 적도면에만 형성되는지도 밝혀지지 않았다. 분열장치의 미소관은 세포질의 튜불린과 동적 평형상태로 되어 있으며, 따라서 분열장치도 동적 구조인 것은 확실하다. 염색체 운동의 미소관 탈 중합설도 그와 같은 이치를 바탕으로 하여 생겨났다. 이러한 사실과 관련해서 최근 액틴이나 튜불린의 중합, 탈중합을 조절하는 단백질에 대한 연구가 활발히 진행되고 있다.

3) 세포분화와 세포분열

일반적으로 일단 분화된 세포는 다시 세포분열을 하지 않는다(다만 분화된 세포라도 배양계에 옮기면 다시 세포분열을 하게 되는 경우가 많다). 예를 들어 골격근 형성에서는 근육 형성세포의 세포분열로 예정 근원세포가 형성되고, 이것의 세포분열로 근원세포가 분화되는데 여기서 세포분열은 멈춘다. 그리고 근원섬유는 액틴, 미오신 등 수축성 단백질(근원섬유의 주성분)을 합성하고, 또 근원세포끼리 융합해서 최종적으로 다핵세포인 근섬유가 분화된다. 이와 같이 근 형성과정에서는 일단 근원섬유가 분화되면 세포분열을 하지 않게 된다.

그러나 기관, 조직에 따라서는 **신장, 간 등에서와 같이 일부 조직이 손상, 상실되면 자체적으로 세포분열이 재개되고, 원상회복될 때까지 세포분열이 계속된다**. 세포가 세포분열을 정지하게 되는 경우에는 G기에서 세포주기로부터 이탈하게 되는데, 이렇게 된 상태를 G의 상태라 한다. 이와 반대로, 일단 분화된 세포가 암화되는 경우처럼 세포분열을 재개하는 경우에는 G의 상태에서 다시 G기에 들어가게 되고, 다시 세포주기의 과정이 진행되는데, 이렇게 되면 세포의 특이적 기능은 감퇴된다.

식물에서는 분화된 조직의 세포를 분리하여 성장호르몬과 사이토카인 호르몬을 함유한 배양기에서 배양하면 세포분열이 재개되어 세포의 덩어리가 형성되는 것을 확인할 수 있다. 이 세포덩어리를 캘러스(callus)라 하는데, 이것은 상처 부위에서도 형성된다. 그런데 캘러스의 세포는 호르몬의 작용을 받지 않게 되면 원래 분화되었던 세포로 복귀된다. 동물세포에서는 분화되기에 앞서서 세포분열이 일어난다. 이를테면 배양한 망막색소세포는 수정체세포로 전환하기에 앞서서 꼭 세포분열을 하는 것을 확인할 수 있다. 그러나 분화에 반드시 세포분열이 필요한지는 확실하지 않다.

4) 분화와 유전자

세포분열이 반복된 결과 생겨나서 분화된 세포는 과연 원래 모세포가 간직하고 있던 유전자(DNA)와 똑같은 유전자를 지니고 있는 것일까 혹은 세포분열이 거듭될 때마다 유전자의 일부가 달라지거나 버려지지는 않을까, 이러한 문제는 이전부터 발생학, 유전학 분야 등의 연구과제로 되어 왔으며 조절란, 모자이크란을 대상으로 하는 논쟁이 그 예의 하나이다.

식물에서는 분화된 세포로부터 캘러스를 거쳐 클론식물이 만들어지는 실험 결과에 의해서 식물세포의 전능성이 확인되었다. 동물에서는 일부 곤충의 체세포의 세포분열에서 염색체가 삭감되는 경우가 있기는 하나, 일반적으로는 동물의 세포에도 전능성이 있다는 사실이 1968년 거든의 실험에 의해 증명되었다. 거든은 개구리의 난자에서 핵을 제거하고, 이 무핵란에 올챙이의 소장 상피세포에서 채취한 핵을 넣어서 성체로 성장시키는데 성공했다.

또 근년에는 포유류에서도 마찬가지 실험에 성공했다. 이에 대해 도네가와 스스무 그룹은 어떤 항원에 대한 항체를 생산할 수 있게 분열, 분화된 림프구에서는 면역글로블린 분자의 가변 부위에 대한 유전자(DNA)의 유전정보가 탈락되었거나 재조합된 예를 제시하여 큰 논의를 불러일으켰다.

5) 노화와 소생

생물의 개체는 점차 노화되어 죽게 되는데, 한편 세포분열에 의해 생식세포를 생산함으로써 생명을 소생시키는 기능도 나타난다. 즉, 감수분열에 의해 형성되는 생식세포가 다음 세대 시초의 세포가 됨으로써 생활 능력이 소생되는 것이다. 생식세포 형성에 의해 어떻게 젊음이 소생되는지는 분명하지 않지만 이것이 세포분열과 밀접한 관계가 있는 것만은 틀림없는 것 같다.

세포의 노화에 앞서서 세포분열이 정지되는데 이는 G기 초기에 G 상태가 되는 현상이며, 세포분열 정지 후 **세포는 분화되어 기능을 나타내다가 노쇠가 극심해지면 죽게 된다**. 따라서 세포 노화는 G기를 경계로 하여 시작된다고 할 수 있다.

6) 체세포분열

체세포분열은 주로 체세포를 증식하게 하는 유사분열이지만 세대교번을 하는 식물에서는 알세포, 정자 등 생식세포(배우자)도 체세포분열에 의해 형성된다. 체세포분열은 세포주기 M기의 전기, 중기, 후기, 말기의 네 과정이 연속적으로 1회만 일어나서 1개의 모핵이 2개의 딸핵으로 갈라지는 유사분열인데, 후기에서 말기까지 세포질분열도 병행하여 일어나므로 체세포분열이 일어나는 세포분열의 결과 1개의 모세포가 2개의 딸세포로 갈라지게 된다.

(1) 전기

핵 속에 퍼져 있는 염색사가 나선모양으로 꼬이면서 굵고 짧아져 일정 수의 염색체로 구성된 모염색체군을 형성하게 되는데, 각 염색체는 세로로 나누어져서 2개의 염색분체가 붙어 있는 모양으로 되어 있다. 동시에 핵막과 인은 사라지며, 동물의 세포 등 중심체가 있는 세포에서는 중심체에 있는 2개의 중심립이 각각 1개씩 양극으로 이동한다. 이어서 식물의 세포 등 중심체가 없는 세포에서는 양극에서부터 방추체가 생기기 시작하는데, 이를 극모라 한다. 또 중심체가 있는 세포에서는 양극으로 이동하는 두 중심립 사이에 방추체가 형성된다. 동시에 양극 또는 중심체를 중심으로 하여 별빛모양으로 형성되는 실모양 구조를 만드는데 이것을 성상체라 한다.

(2) 중기

염색체가 적도면에 여러 가지 모양으로 배열하는 시기인데, 적도면에 배열한 모염색체군을 적도판(핵판)이라 한다. 이때 성상체, 방추체도 완성된다. 방추체의 방추사들 중 일부는 각 염색분체의 동원체와 한쪽의 극을 연결하는데 이를 동원체사(견인사)라 하며, 또 **양극을 연결하는 방추사는 연속사라고도 한다**.

(3) 후기

각 염색체의 양 염색분체가 동원체 부위로부터 떨어져 나와 방추사(동원체사)에 끌려서 양극으로 이동한다.

(4) 말기

양극으로 모인 염색분체들은 딸 염색체군을 바탕으로 딸핵이 형성된다. 즉 염색분체는 염색사 모양으로 되고, 인과 핵막도 다시 나타나서 딸핵은 다시 간기의 핵모양으로 된다. 체세포분열은 모핵의 각 염색체가 각각 본질적으로 염색체와 똑같은 2개씩의 염색분체 모양으로 되어서 똑같이 양극으로 분리되므로 돌연변이 등 이상이 일어나지 않는 몇 번의 분열이 반복되어도 염색체는 물론 이것에 담겨져 있는 **유전자**(DNA) **및 유전정보는 변하지 않는데 이 현상을 핵분열이라 한다**.

(5) 감수분열

감수분열은 동물의 난자, 정자, 식물의 진정포자(세대교번 하는 식물의 포자, 진균식물의 자낭포자, 담자포자 등 감수분열로 형성되는 포자) 및 종자식물의 포자에 해당하는 화분, 배낭모세포 등 생식세포 형성 과정에서 일어나는 유사분열이다. 감수분열은 2회의 유사분열이 연달아 일어나는 핵분열로, 첫째 분열은 제1분열, 둘째 분열은 제2분열이라 하는데, 세포질 분열도 각 분열에 따라 일어나므로 감수분열을 거치는 세포분열의 결과 모세포 1개에서 딸핵이 1개씩 들어 있는 4개의 딸세포가 형성된다. **감수분열에서의 핵막, 인, 염색체, 방추체의 변화 등 세포학적 변화 과정은 기본적으로 체세포분열의 경우와 같다**.

(6) 제1분열

전기에 상동 염색체끼리 2개씩 밀착한 2가염색체가 만들어지고, 이것들은 중기에 적도면에서 적도판을 형성한다. 이러한 2가염색체는 2개의 염색분체로 이루어진 염색체가 2개 밀착한 것이기 때문에 모두 4개의 염색체가 밀착되어 있는 이른 바 4분 염색체(chromosome tetrad)의 구조로 되어 있다.

후기에서 말기에 걸쳐 2가 염색체들은 각각 염색분체가 2개씩 붙은 1가염색체의 꼴로 갈라져 나가면서 양극으로 이동하며, 양극에 도달한 딸 염색체군은 2개의 딸핵을 형성하고, 세포질 분열도 병행되어 2개의 딸세포가 이루어진다. 이 딸핵에는 모핵의 전수(2n) 염색체의 절반인 반수(n)의 염색체가 각각 염색분체가 2개씩 밀착된 1가염색체 꼴로 되어 있다(여기서는 염색사로 되돌아가지 않는다).

(7) 제2분열

제1분열 말기에서 직접 제2분열 중기로 이어진다. 즉 제2분열에서 전기는 생략된다. 제2분열 중기에는 두 딸세포의 각 적도면(제1분열일 때의 적도면에 직각인 또는 평행한 중앙면)에 염색분체가 2개씩 붙은 1가염색체의 적도판이 형성된다. 이어서 일어나는 제2분열의 후기, 말기와 이것에 병행해서 일어나는 세포질 분열의 과정은 체세포분열의 경우와 똑같다.

이상과 같은 감수분열에 의한 세포분열의 결과 전수(2n)의 염색체(1가염색체)를 가진 1개의 모핵과 모세포로부터 반수(n)의 염색체(1가염색체)를 가진 딸핵, 딸세포가 4개 형성된다. 따라서 감수분열은 염색체가 반감되는 유사분열이며, 이 때문에 감수분열이라 불리게 된 것이다. **감수분열을 거쳐 형성된 딸세포는 세포분열은 더 하지 않고 형태적·기능적 분화의 과정만을 거쳐 생식세포로 된다.**

이상과 같은 감수분열의 제1, 2분열의 과정에 있어서 2가염색체가 형성되어 2개의 1가염색체로 분리된 결과 염색체가 반감되는 핵분열 과정은 특히 이형분열이라 하며, 이에 대해 체세포분열과 똑같은 과정을 거쳐서 염색체의 변화가 일어나지 않는 핵분열 과정을 동형분열이라 한다. 보통 감수분열은 제1분열에서 이형분열, 제2분열에서 동형분열이 일어나는 순으로 진행되며, 이러한 감수분열을 전환원형 분열(전환원)이라 한다. 이에 대해 드물게 제1분열에서 동형분열, 제2분열에서 이형분열이 일어나는 경우도 있으며, 이를 후환원형 분열(후환원)이라 한다.

제 2 장

뇌의 작용

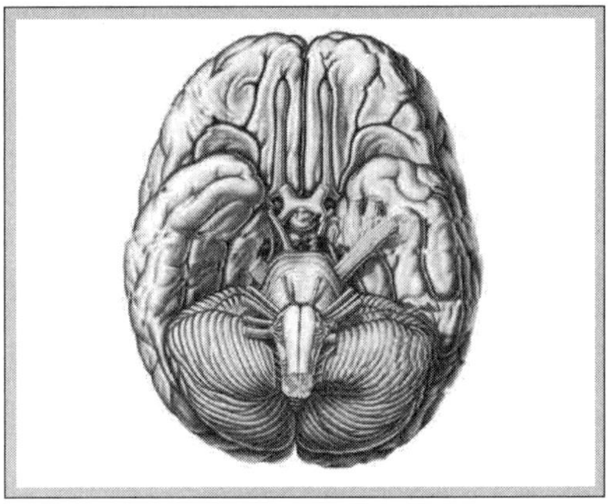

뇌는 컴퓨터의 CPU와 같이 모든 신경작용을 통해 인체 곳곳의 사정을 정확히 감지하고 지령하여 인간이 살아가는 데 불편함이 없는지 항상 감시하는 작용을 한다.

1. 뇌 신경세포의 구조

(1) 뇌의 신경세포(뉴런)가 얼마나 자극에 민감하게 흥분되는가에 따라 뇌의 민첩성과 총명도를 알 수 있다.

(2) 신경세포의 흥분과 빠른 전달

머리가 좋다는 것은 신경세포의 흥분전달 속도가 빠르고 뇌신경 회로가 활성화되어 기억력, 판단력, 분석력 등 지적능력의 향상을 말한다.

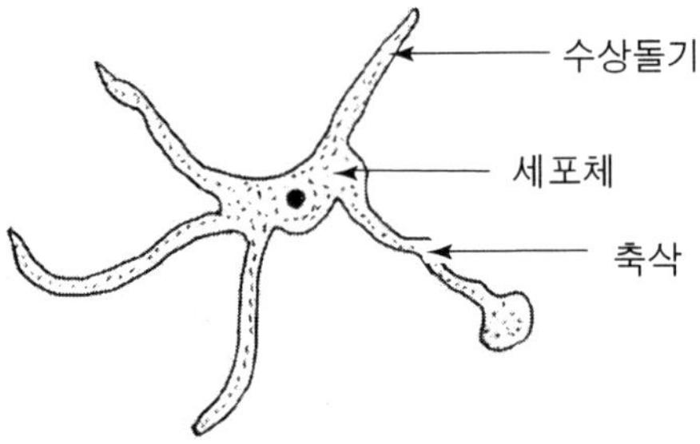

그림 2-1. 뇌 신경세포

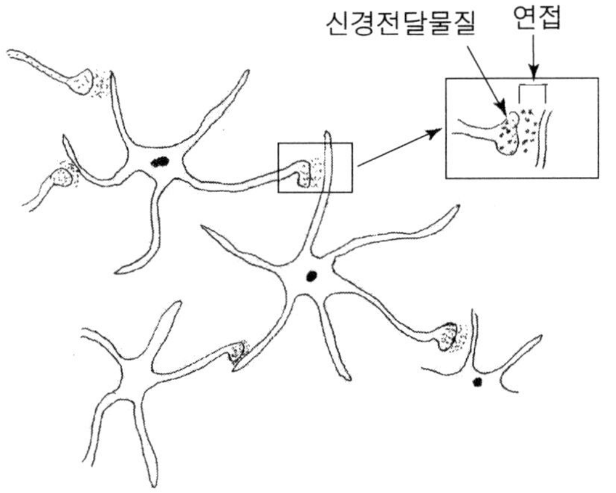

그림 2-2. 연결된 신경세포들

① 신경세포(neuron) : 뉴런은 신경단위로 약 500조 개가 존재하고, 인간의 대뇌피질 1 mm^3당 신경세포 10만 개 돌기까지 합하면 15 km 돌기들의 접합부(시냅스)와 10억 개로 연결되어 초고속 인터넷 망을 능가한다. 뇌 전체는 약 1,000억 개의 신경세포(대뇌신피질 약 1,400억 개)가 있다.

② 글리어 세포(glial cell) : 신경세포를 둘러싸고 있는 세포로 뇌세포의 90%, 뇌 무게의 절반을 차지하며 노폐물 처리 등 해로운 것을 걸러주는 역할을 담당한다.

③ 시냅스 : 신경세포와 신경세포를 연결하는 부분이다. 나이와는 관계없이 반응한다.

⇩

주위 환경의 자극에 의해 시동하고 반응하여 계속 성장한다.

⇩

뇌는 자극에 의해 계속 성장을 하게 되고, **뇌의 반복적 자극은 뇌를 젊어지게 하는 근본이 된다**.

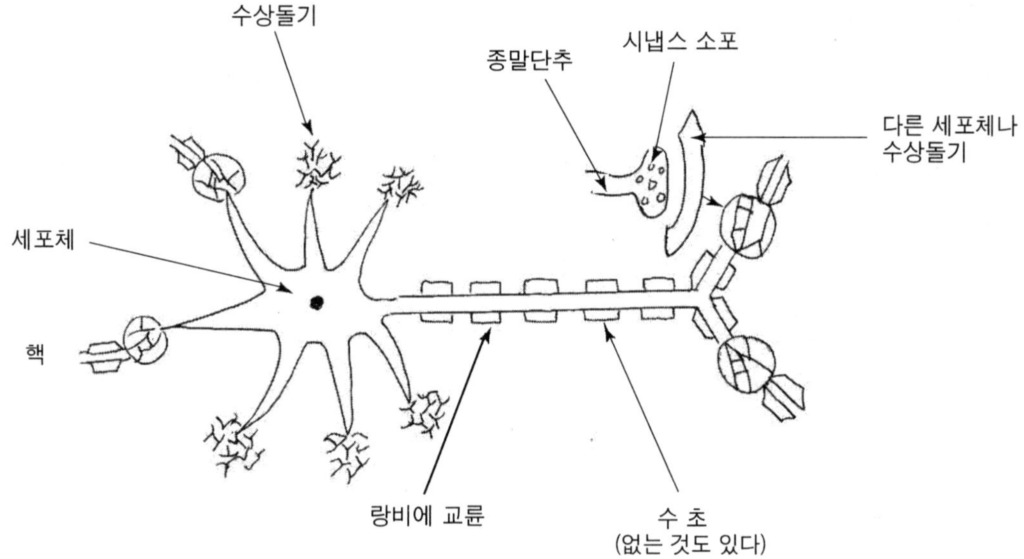

그림 2-3. 시냅스의 연결

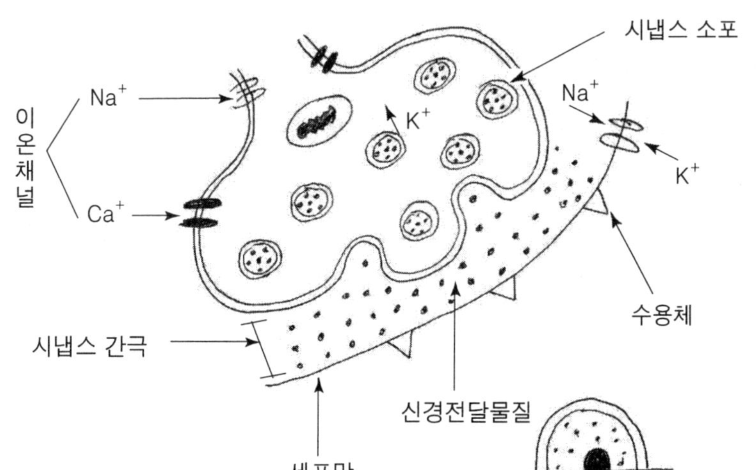

그림 2-4. 화학적으로 작용하여 신호전달

⇩

부부싸움은 뇌에 자극을 주는 순간적 엔돌핀으로 작용할 수도 있지만 인간이 젊어질 수 있을까 하는 데는 의문이 생긴다. (스트레스를 받으면 오히려 뇌세포가 파괴되어 노화의 지름길이 되지 않을까)

(3) 뇌는 땅콩과 같은 구조

땅콩을 신경세포에 비교하면 몸의 글리어 세포는 흙으로 표현할 수 있으며, 잔뿌리는 수상돌기, 땅위 줄기는 축색돌기(흙에서 물과 영양분을 흡수하여 잎에서 햇빛을 받아 광합성에 의해 영양분으로 섭취한 음식물에서 영양소를 흡수 신경세포의 에너지원) 등으로 나타낼 수 있다.

(4) 사람의 정신활동(전기)

① 뇌는 전력을 생산하는 발전소와 같은 역할을 한다.
② 신체 정보전달 경로에서는 신경이 전선과 같은 역할을 한다.
③ 우리 몸에서의 변화는 신경세포의 흥분과 전달이라는 과정을 거친다.
④ 신경세포 말단에서는 신경전달물질(neurotransmitter)을 분비한다.
⑤ 신경세포 연결 틈을 시냅스(synapse)라 한다.

2. 머리가 좋다는 의미

1) 뇌 신경세포를 왕성하게 활동시킬 수 있는 법

(1) 뇌 신경세포의 활동을 촉진시킬 수 있는 에너지원과 에너지를 만들게 하는 근본은 **뇌에 산소 공급이 충분히 이루어져야 된다**. 뇌의 무게는 체중의 2%정도이고, 뇌로 흐르는 혈류량은 전체 혈류량의 20%를 차지한다. 뇌의 에너지원이란 인체의 3대 영양소와 똑같은 단백질, 지방, 탄수화물이며, 뇌는 포도당을 에너지원(적혈구도 포도당이 에너지원)으로 사용한다.

포도당은 CO_2와 H_2O로 분해되어 사라진다.

뇌를 방대한 소비적 존재로 볼 때, 육체적 노동보다 정신적 노동에 종사하는 사람의 뇌가 더 많은 양의 에너지원을 필요로 하게 된다. 뇌의 활동을 활발히 하기 위해서는 혈액 속의 포도당 농도를 적당히 유지해야 되며, 포도당 공급이 필수적이기 때문에 하루를 시작하는 데 있어서 아침밥을 거르면 뇌의 활동을 둔화시킨다.(가급적 아침밥은 거르지 않아야 한다)

① 뇌는 하루 밥 두 그릇만큼의 칼로리가 필요하다.
② 성인 남자의 뇌는 하루 500 kcal의 에너지가 필요하다(뇌는 120 g의 포도당이 필요하고, 적혈구는 하루 40 g의 포도당을 필요로 한다).
③ 공복 시는 사고력이 흐려지고, 집중력이 산만하다.

뇌의 상쾌함과 사고력을 유발시키기 위해서는 사탕 한 개 정도의 포도당을 먹는 것을 원칙으로 한다. 이때, 특히 인공 당이 아닌 자연 당이 효율적이며, 뇌가 건강하고 왕성하게 활동하려면 뇌에 충분한 혈액과 산소 공급이 이루어져야 한다. **뇌에서의 혈액의 역할은 영양소와 산소를 날라주고 신진대사로 발생한 찌꺼기를 운반하는 역할을 한다.**

뇌에 혈류량이 충분치 못하면 주의력 결핍장애, 뇌질환 증상이 일어난다. 즉 총명한 뇌란 혈류량이 관건이 된다. 혈류량 증가를 위해서는 **유산소 운동과 듣고 냄새를 맡는 정화된 오감 자극법이 필요하다.** 총명한 뇌는 좋은 냄새, 좋은 산소, 좋은 음악 등이 필요하고, 뇌의 원활한 운영을 위해서는 포도당 생산에 필요한 단백질과 지방이 필요하다(단백질 합성에는 비타민 B, 칼슘 등이 필요). 머리를 좋아지게 하는 좋은 음식으로는 신선한 채소, 과일, 생선 등이 있다.

(2) 뇌신경은 정상적 흥분이 다발적으로 많이 일어나 뇌세포들을 활성화시키고 뇌신경 자극 상승효과를 일으키며, 뇌의 전기적 현상이 적절히 조절되면서 활기를 띠도록 해야 한다. 즉 잔뿌리가 많은 땅콩이 충분한 영양소를 흡수하여 굵어지는 것과 같다. 뇌를 부드럽게 어루만져 주는 외부의 빛과 소리, 맛과 촉감, 냄새 등 좋은 오감 자극이 지속적으로 이루어지면 메마른 땅에 물이 스며들듯 에너지는 뇌 구석구석까지 활기를 불러일으킬 수 있을 것이다.

⇩

뇌는 외부자극에 의해 생후 6살까지는 뇌 세포 사이에 연결된 시냅스 형성이 왕성하다(뇌 세포가 가장 왕성한 시기). 즉, 세포 간 물질에 의해 네트워크 망의 70% 이상이 완성된다.(땅콩이 잘 자라려면 외부에서 주는 적당한 비료도 필요)

⇩

생후 6살까지는 어머니의 스킨쉽이 뇌세포 활성화에 중요한 역할을 한다. (생후 6살까지는 엄마의 모유, 사랑이 가장 필요하다)

⇩

지능은 생후 6살까지에서 완성된다고 할 수 있다. (지능발달 촉진에는 좋은 산소, 오감 등의 자극이 필요하다. 따라서 임신 중에는 오감 자극을 위한 태교도 중요한 역할을 한다)

(3) 뇌세포 간 연결고리인 시냅스 수를 늘리고, **시냅스에서 신경전달물질이 제대로 분비되도록 환경을 조성한다.** 신경세포 하나가 1,000~20만 개의 시냅스를 만든다. 시냅스 하나하나가 모든 생물의 몸을 조절하는 신경기능의 전도사 역할을 한다. 뇌세포에서는 화학물질의 신호전달로 뉴런(Neuron)을 통해 신경단위물질 500조 개 이상이 작용한다고 할 수 있다.

⇩

뇌의 노화가 시작된다는 의미는 인간이 나이가 든다는 의미로 책임감, 스트레스, 육체적 노화 등의 총체를 의미한다. (노화는 나이를 먹는 것으로 생명과는 반비례 현상을 갖는다. 40대 이후는 가정에 대한 책임감, 스트레스, 힘의 약화와 급성 노화로 인해 생명에 지장을 받을 수 있는 위험한 시기이기도 하다)

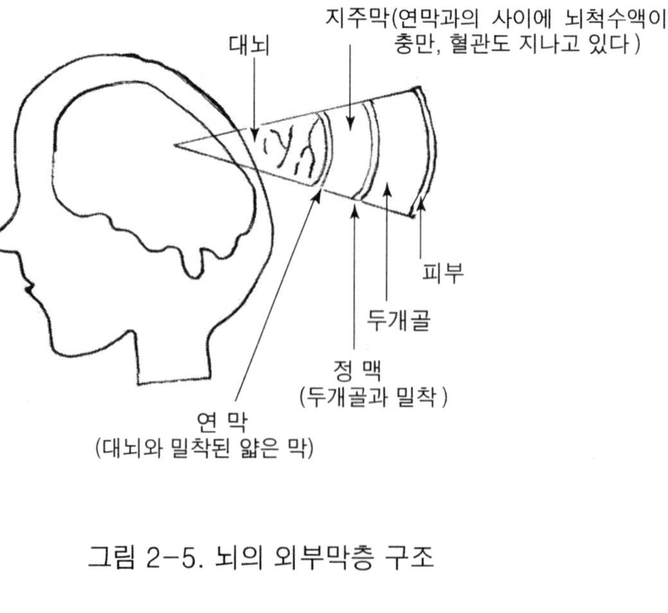

그림 2-5. 뇌의 외부막층 구조

⇩

치매란 신경세포의 파괴와 죽음현상의 심한 상태를 말하며, 급격한 시냅스 수 감소를 말한다.

⇩

뇌는 균형 잡힌 자극에 의해 발달한다. 나이와 관계없이 항상 학습에 의해 신경세포의 네트워크를 늘리고 신호를 전달할 수 있도록 자극이 필요하다. (항상 생각하는 사람이 되어야 된다)

⇩

일상생활의 쾌감과 즐거움이 항상 젊음을 유지할 수 있다.
(웃음을 잃지 않는 생활을 유지한다)

⇩

뇌의 지속적인 자극(**오감 자극**)에 의해서만이 노화를 방지하고, 젊음을 유지하는 최선의 비결책이다.

⇩

시냅스는 항상 운동을 통해 **오감을 자극하여 뇌를 활성화** 시킨다.
(시냅스수의 증가는 뇌의 자극이 필요하다)

즉, 자극 횟수가 많을수록 오감 자극이 활발하고 뇌를 좋아지게 할 수 있기 때문에 늘 생각하고 활동적인 오감 자극이 머리를 총명하게 발달시킬 수 있다.

머리가 좋아지는 것은 운동과 학습 트레이닝에 의한 환경조성(오감 자극)에 있다. 결국 머리가 좋다는 것은 6세 이전에 70% 완성되는 신경세포 수의 확대에 의한 자극 횟수의 증가에 의해 결정되고, 에너지원인 충분한 포도당 섭취와 반복적이고 지속적인 오감 자극과 질 좋은 포도당 음식 섭취, 좋은 산소, 음악, 즐거움의 반복 등에 의해 결정된다. 노화는 세포수의 감소로 자극에 의한 시냅스의 활성화를 둔화시키고, 올바른 네트워크의 진행에서 어긋난 행동으로 인해 퇴화되는 현상이다.

머리가 좋아진다는 의미는 뇌가 건강해야 된다는 말과 일치하게 된다. (영양결핍은 뇌를 총명하게 하지 못한다)

① 신선하고 충분한 산소공급

② 균형 있는 식사

③ 충분한 수면과 휴식

④ 적절한 오감 자극을 지속적으로 유발할 수 있는 환경이 유지될 때 머리가 좋아지고 총명하게 된다.

⇩

똑같은 식사를 한다면 신선한 채소식과 신선한 산소, 눈앞의 정경이 항상 자연적 변화를 보는 것과 같은 전원에서 생활하는 것이 뇌에 자극과 변화를 준다. 그러나 현대 사회는 반복 학습만을 강조한 현실주의적 학문과 출세만을 위한 학생과 자연과 농촌의 풍경을 즐기며 성장한 학생과의 머나먼 훗날의 교육대계는 인격과 직결되는 뇌의 총명도에서 반비례적 역효과를 나타내지 않을까 조심히 추측해 본다.
(학문과 출세만을 위한 교육은 인격 형성과 비도덕적 행위의 당위성에 문제점을 일으킬 수도 있을 것이다)

⇩

머리란 쓰면 쓸수록 젊어지고 좋아진다.

⇩

아무리 총명한 뇌도 적절한 **자극이 없으면 둔화된다**.
(쓰지 않으면 퇴화된다는 진화설)

⇩

시냅스의 훈련 없이는 시냅스 수도 감소한다.
(즉, 트레이닝만이 뇌를 활성화 시킬 수 있다)

⇩

⑤ 즐거운 일 또한 뇌를 활성화 시키는 비책이다. 괴로움은 스트레스를 유발한다.
(즐거움은 웃음을 유도하여 엔돌핀을 상승시킨다)

⑥ 스트레스 해소로는 가벼운 운동과 음악 감상, 휴식, 여행이 있으며, 단순 작업으로는 뇌 마사지가 있다.

⑦ **가벼운 신경자극은 뇌를 젊게 만든다**.
(신경자극의 횟수가 많을수록 머리가 좋아진다. 그렇다고 때리고 부딪친다면 뇌 세포사를 유도할 것이다)

(4) **총명함이란 뇌를 골고루 쓰는 것이다**. 총명하다란 말은 뇌의 일부분을 사용하

는 것보다 골고루 조화롭게 사용한다는 것을 의미한다. 한 가지 일만을 반복해서 훈련한다고 해서(특정 능력 소지) 머리는 좋아지지 않는다. 학습에 의한 능률이 향상될 뿐이다.

⇩

자폐아들은 특정 분야에 뛰어난 재능을 가질 수도 있다(부분에 치우침 현상을 가지는 경우가 있는데 결코 머리가 좋다고는 말할 수 없다. 즉 복잡한 암산의 천재, 훌륭한 피아니스트 등은 독보적 치우침 현상으로 발달될 수 있다. 즉, 뇌성마비, 신체 뇌성마비 장애자는 특정 부분의 뇌를 발달시킬 수 있기 때문이다). 자폐아와 뇌 장애자가 암기력, 계산력이 뛰어나다고 해서 총명하다고는 볼 수 없는 것이다.

⇩

총명함이란 뇌의 전 영역이 고르게 발달되는 종합적 사고를 말하며, 치우침 현상은 결코 총명하다고 말할 수는 없다. 치우침 현상은 학업, 연구, 업무, 종합적 사고에서는 비효율적 관계로 그친다. 판단력이 빠르다는 것은 종합적 사고로 한쪽 치우침의 뇌와는 전혀 다른 총명함을 의미한다.

3. 뇌는 복합 활용해야 총명해진다

(1) 뇌를 사과의 층으로 보았을 때

① 뇌의 중앙(씨앗)에 속하는 부분은 뇌간, 대뇌 기저핵을 말하고,

② 바깥쪽(사과육질)은 구피질(대뇌 변연계)이라고 하면

③ 가장 바깥쪽을 대뇌피질(신피질)이라 하자.

(사과도 잘 갖추어진 형태와 골고루 맛이 들어야 좋은 상품이 되듯이 인간의 뇌도 이 세 층이 조화롭게 복합적으로 잘 숙련되어야만 총명하다고 말할 수 있는 것이다. 즉 뇌는 부분적 성장보다 복합적 성장에 의한 활용의 숙련성으로 총명해질 수 있다)

(2) 뇌의 바깥 부분인 대뇌피질(사람에게만 발달)은 호두처럼 주름으로 덮여 있다.

▶ 뇌의 부분적 역할에 대해 알아본다.

뇌는 전두엽, 후두엽, 측두엽, 두정엽으로 나뉘어져 하나로 뭉쳐져 만들어진 것이 인간의 뇌이다.(뇌는 각 부분에 따라 역할이 다르다)

⇩

뇌는 언어활동을 통해 기억을 분석하고, 종합적 판단을 하며, 창조하는 인간 고유의 정신활동을 중재한다.

⇩

인간과 동물의 차이는 대뇌피질이 있느냐 없느냐의 차이다.
(인간만이 대뇌피질을 가진다)

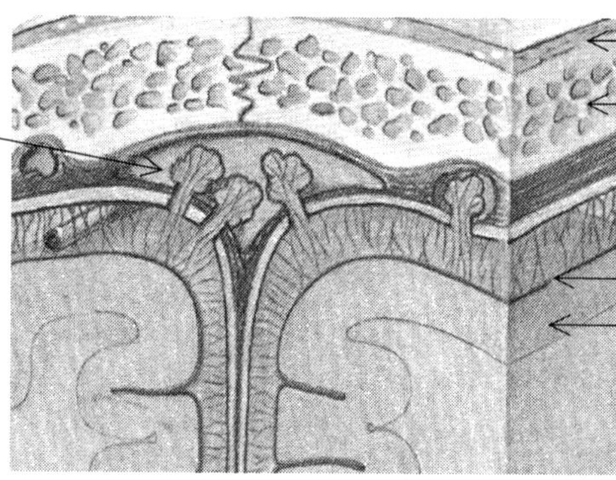

그림 2-6. 뇌 보호막의 구조

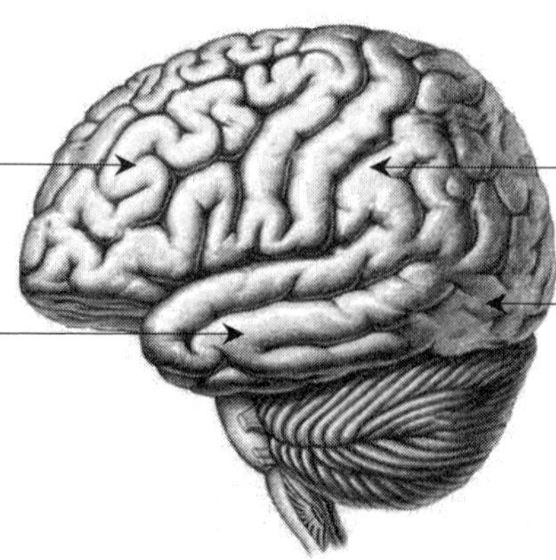

그림 2-7. 뇌의 부분 역할

⇩

대뇌피질은 창조, 기억, 판단 능력의 장소이기 때문에 인간만이 가지는 뇌의 첨단구조를 누릴 수 있는 것이다. 인간은 새로운 것을 창조해 낼 수 있는 유일한 동물이기 때문이다.

① 전두엽 : 의지, 사고, 창조, 의욕 생산의 장소로 운동중추의 수의근을 통제하여 사람다움을 발휘할 수 있는 고도의 기능을 담당한다.

② 두정엽 : 분자 인지, 계산, 공간 인지, 이해력, 운동기능의 장소가 된다. 감각중추로서의 뇌는 신체의 모든 부분의 감각적인 자극을 받아 분석하고 얼굴, 손, 동체, 다리, 운동 지배중추, 통증을 느끼는 기능을 통괄한다.

③ 후두엽 : 시각과 시각중추를 담당한다.

④ 측두엽 : 언어중추의 기능을 담당한다.

(3) 구피질(육질부분) : 시상하부, 시상, 해마, 편도, 뇌하수체, 대뇌 변연계가 주축이 된다.

① 해마는 과거의 기억과 경험을 인지한다.

② 대뇌피질은 정보와 지식을 통괄하는 기억 저장장소가 된다.

해마는 몇 분 전의 일 혹은 며칠 전의 기억 등 단기 기억의 저장이 가능하다. 단기, 장기 기억 저장과정은 해마에서 시작된다.
(**해마는 기억 중추로 기억의 생성 장소**이기도 한다)

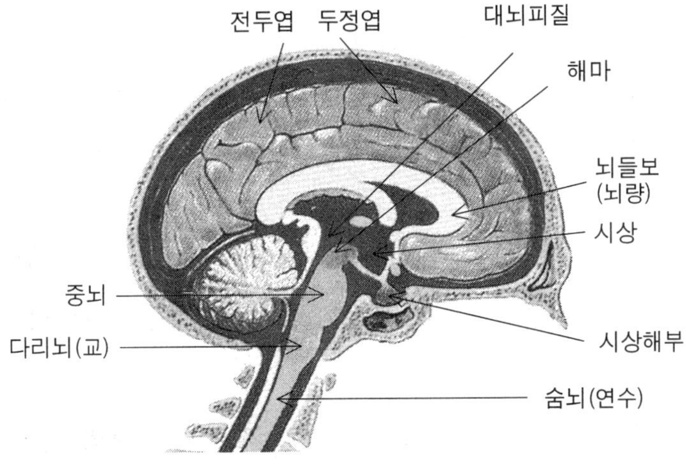

그림 2-8. 뇌실의 구조

⇩

대뇌피질에서는 평생 사용하는 **장기 기억보존 장소**이다.

⇩

해마는 녹음기의 녹음 단추(Recorder)와 같은 역할을 한다.

⇩

해마가 작동하지 않으면 기억저장은 일어나지 않는다.(교통사고, 충격에 의한 기억상실에서 본인을 모르는 현상은 대뇌피질의 손상을 들 수 있고, 일상생활의 부분적 기억상실은 해마의 손상에서 일어나는 일시적 증상으로 시간이 지나면 복구가 가능할 수 있고, 기억을 되찾을 수도 있다)

③ **구피질**의 중요한 역할은 **감정을 조절**할 수 있다는 것이다.(대뇌 변연계에서)
(울고, 웃고, 싸우고, 화내고, 화해하는 일 등)

⇩

뇌간과 신피질이 연결되어 본능적 활동을 정확하게 한다.
(성적 본능, 모성애 등)

⇩

인간의 **성질이 사납고 다급함은 구피질이 담당**하고, 구피질의 발달 여하에 따라 인간의 정서와 감정을 조절한다.
(오늘도 싸우지 말아야지라고 각성할 수 있는 컨트롤 작용이 있다)

④ 대뇌 변연계는 공포, 분노, 애착, 기쁨, 슬픔 등 감정을 담당하는 장소이다.
(탄생의 기쁨, 이별의 슬픔, 사랑의 감정 조절, 분노 억제, 이상적 사고를 담당하고 감정의 장소, 이성의 장소이다)

⇩

⑤ 편도 : 대뇌피질에서 저장된 감정을 취사선택하여 시상하부로 전달한다.

⑥ 시상하부 : 뇌간과 간뇌 사이의 대뇌 반구에 둘러싸인 부분이다.
(달걀이 두 개 있는 것 같은 모양)

시상에서는 분수의 운동(신경세포의 무리)과 감각정보의 중계기지로 작용된다. 시상하부는 시상의 약 20% 정도의 크기로 뇌 전체 부피의

1% 미만으로, 무게는 10 g 정도이다.

⇩

본능적 행동중추 역할을 한다. (시상하부)
(편도에서 전달된 감정을 행동으로 시행하는 장소이다)

⇩

시상하부를 생명중추라 한다. (실행 장소이기에 생명과 관련이 깊다)

(4) 뇌간, 대뇌 기저핵(사과 씨와 같이 생겼으며 본능중추이다)

뇌간은 인간의 본능을 담당하는 뇌라 부른다.
(성적 충동, 번식, 모성애적 본능)

⇩

대뇌 기저핵은 기본적 생명현상을 직접 관리한다.
(번식을 위한 강한 충동은 생명의 탄생을 유도)

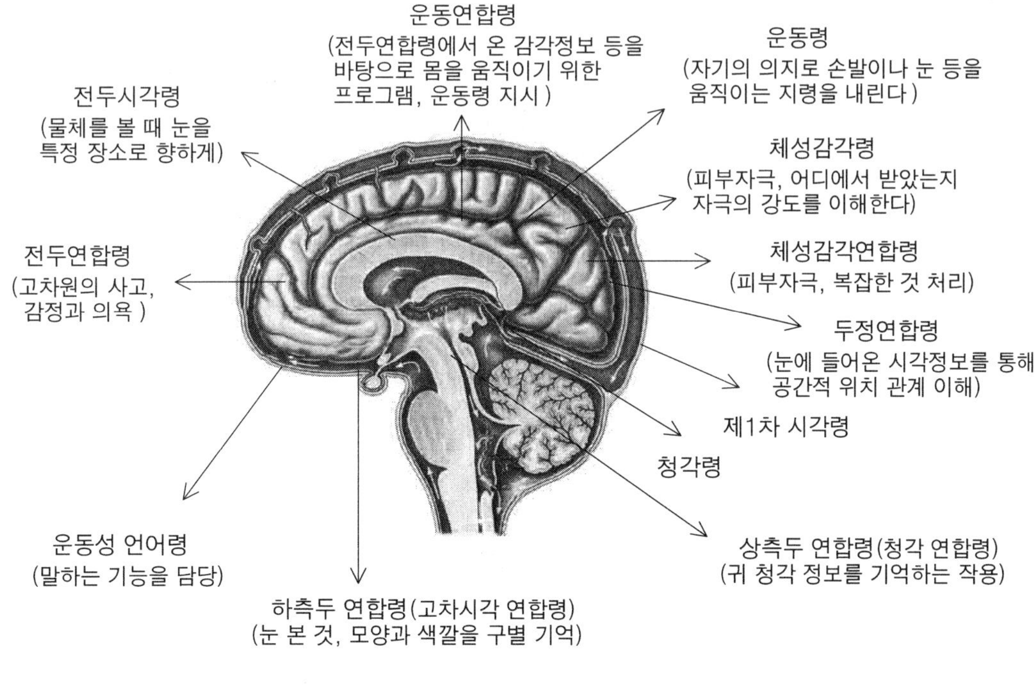

그림 2-9. 대뇌피질의 기능

⇩

대뇌피질의 간섭 통제 없이 자율적으로 행동한다.
(충동은 통제가 없다. 정신병 환자, 뇌 무의식자도 성행위가 가능하다)

⇩

호흡, 소화, 순환계, 생식계(원조적 생명유지 담당)의 통괄적 중추가 뇌간과 대뇌 기저핵이다.

① 뇌간 : 생명을 유지(호흡조절 역할)하고, 심장 두근두근 떨리는 현상을 진정 시키는 기능이 있다.(인간은 산소공급, 심장의 혈액공급이 생명현상의 기본이다)

② 뇌간과 망상체의 역할 : 졸리면(정신 흐릿하면) 커피 한 잔에 머리가 또렷해진다(부족한 부분을 채울 수 있도록 항상 암시하고 지시한다. 즉, 비 오면 지지미에 막걸리가 생각나는 것도 지방부족의 보충을 암시하는 것이다). 커피(카페인)를 마시면 하는 생각이 망상체를 자극하면 대뇌피질을 활성화시켜 머리를 또렷하게 한다. 대뇌피질 작용(기억장소)이 아니라 **뇌간의 망상체가 뇌를 깨운다**. (뇌를 깨우는 망상체, 즉 커피 한잔으로 휴식에 의한 산소 순환을 원활하게 만들기 때문에 정신이 맑아진다)

③ 망상체(의식상태 조정과 각성) : 뇌간의 망상체는 뇌를 깨운다.

망상체는 의식상태 조정과 각성을 유발한다. 수면주기, 꿈, 잠에서 깨어나는 일을 주관한다.(망상체의 이상자는 리락스를 모른다. 진전되면

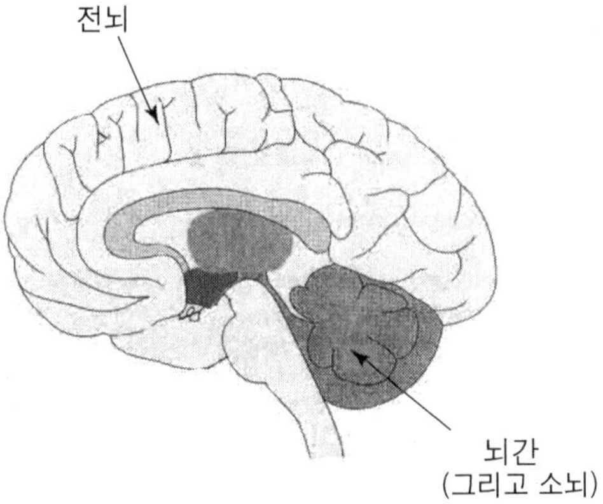

그림 2-10. 뇌간의 위치

정신적 질환으로 환원되기 쉽다)

⇩

전화 교환원(전화 폭주하면 교환업무 마비되듯)**과 같은 역할**

⇩

스트레스에 의해 망상체의 기능이 마비되면 휴식, 명상(뇌파 느리게), 영화, 음악회, 그림 감상을 통해 의식 상태를 조정한다. 독선주의자는 각성에 의한 조정의 실패자가 될 수 있다. 나는 잘못이란 없는 완벽주의자라는 망상을 초래하여 순간적 상황 판단을 못하는 인간의 성격도 망상체 이상의 부류에 속한다.

⇩

휴식으로 해소가 불가능하면 피로에 의해 망상체가 마비된다.

⇩

오감의 자극에 의해 수면의 형태가 달라진다.
(6시간의 수면보다 4시간의 깊은 수면이 효과적이다)

⇩

깊은 잠은 리락스와 오감 자극을 유도한다.

⇩

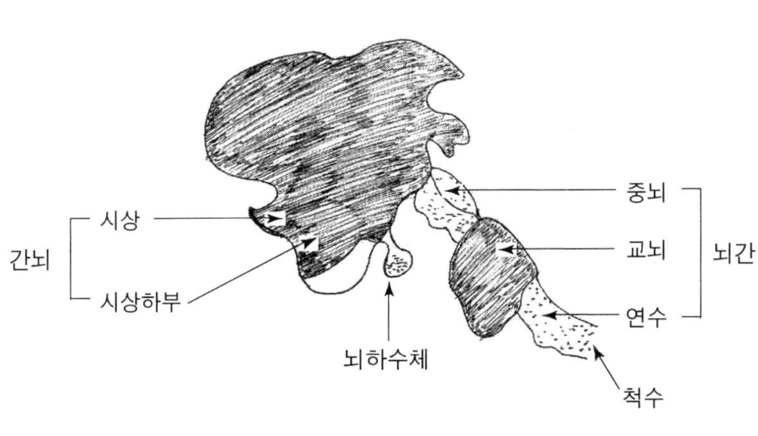

그림 2-11. 뇌간의 구조

휴양을 통한 리락스와 시골 공기(좋은 공기)를 마시면 뇌간을 자극하여 뇌를 청명하게 한다.

⇩

시골에서는 잠이 잘 온다.(머리가 맑아지기 때문)

⇩

이성과 감성의 풍부함은 감각을 유도하여 관심의 폭을 넓힌다.

⇩

뇌의 구조를 골고루 사용하는 열쇠가 된다.
(망상체는 부족한 부분을 조정할 수 있기 때문이다)

⇩

머리가 좋다는 것은 오감의 자극과 충분한 영양 섭취 등이 있다. **오감 자극 정보 분석은 대뇌피질이 담당**한다.
(대뇌피질에 신호가 많을수록 뇌는 활성화되어 총명해진다)

⇩

대뇌피질에서 보내진 정보는 취사선택 작용을 하는 편도핵에서 담당한다.(선택권은 편도핵에서 담당하나 경험적 기억 통계에 의해 결정된다)

⇩

과거의 기억 경험과 조합 등은 해마의 작용에 의해 판단한다.

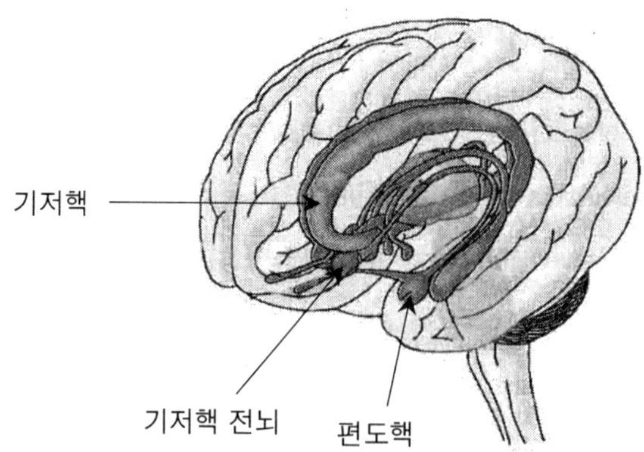

그림 2-12. 전뇌의 내부구조

⇩

더욱 차원 높은 본능과 행동을 수행할 수 있도록 시상하부에서는 정보를 수집, 제공한다.

④ 중뇌 : 시상 아래에 위치하고, 보행 등의 운동을 통제하며 대뇌 반구와 척수를 잇는 **정보의 중계 장소로 많은 신경 핵이 존재한다. 반사성 기능을 조절한다.** (신경이 무딘 사람은 중뇌의 발달에 매진하도록 하자)

⑤ 연수 : 중뇌에서 척수로 이어지는 자율신경의 핵으로 **내장 등 여러 기관의 조절 기능에 작용한다.** 내장기관에서는 생명 유지와 관련된 호흡 순환계를 포함 한다. (연수는 다치면 즉시 사망한다. 숨 쉬는 중추의 이상은 생명과 가장 관련성이 높다)

⑥ 소뇌 : 뇌 전체 무게의 10%를 차지한다. **몸의 균형을 조절하고** 신경섬유의 다발로 간뇌, 중뇌, 척수와 연결하여 **운동기능을 조절한다.**

제 3 장

뇌의 정보전달 시스템

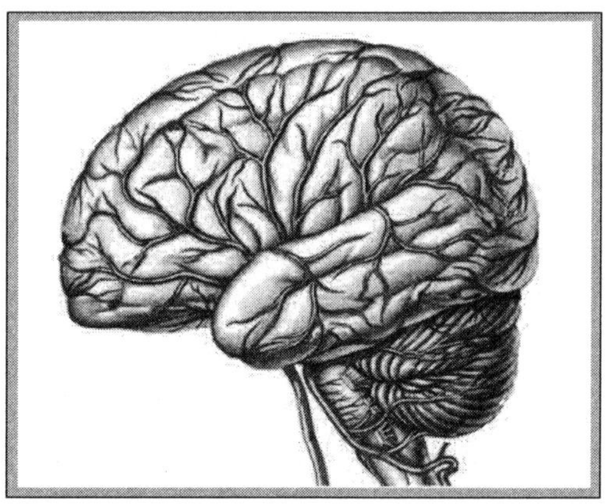

뇌는 거미줄과 같이 엮어진 철로망과 같은 구조로 뇌의 지령을 시냅스, 뉴런을 통해 신호로 전달하여 세포와 조직이 살아갈 수 있는 항상성을 유지할 수 있도록 한다.

1. 시냅스, 뉴런 정보전달 시스템

(1) 대뇌피질은 약 1,400억 개의 신경세포로 구성되어 있다.

① 긴 돌기들을 축색(신경세포와 접촉)이라 한다.

② 수상돌기는 나뭇가지와 비슷하다.

③ 축색과 신경세포가 접속하는 부분을 시냅스라고 한다.

④ 하나의 신경세포는 5,000～1만 개의 다른 세포와 연결된다.

⑤ 축색, 수상돌기를 포함하는 하나의 신경세포를 뉴런이라 한다.

(2) 시냅스는 전기신호를 화학신호로 변환시키는 장소이다.

① 돌기 끝부분이 단추처럼 둥근 모양을 한다.

② 미토콘드리아(에너지 생산)에서 신경전달물질을 저장하고 시냅스에서 화학신호로 변환된다.

③ 시냅스 간극이란 신경세포 사이의 작은 틈을 말한다.

1) 뇌의 정보전달 시스템

신경세포를 자극하면 말초 신경섬유를 통해 전기신호를 받아 시냅스에 전달한다.

⇩

시냅스 간극에 신경전달물질을 방출한다.

⇩

신경세포로 전달한다.

전기신호를 시냅스(대부분 전기신호 통용)에 전달하면 화학신호로 바뀐다. 신경세포에서 다시 전기신호로(정보전달은 전기신호와 시냅스에서의 화학신호가 조합 자극에 의하여 흥분이 순식간에 신경세포망 사이에서 일어난다) 전달된다.

(1) 화를 낼 때의 뇌(신경전달물질의 작용)

뇌 시냅스에서 전기신호가 화학신호로(신경전달물질) 변환된다.

① 아세틸콜린 : 신경근 접합부, 부교감신경 등에서 분비된다. 사람의 기억과 관련되는 신경전달물질로 아세틸콜린이 감소하면 알츠하이머병(기억장애)을 유발한다.

② 노르아드레날린 : 교감신경에서 분비되고 놀람, 분노의 전달물질로 사용된다.

③ 도파민 : 중추신경 전달물질로 사람의 운동기능(도파민 감소에 의해 운동기능이 저하된다)에 관련한다.

④ 카테콜아민류
⑤ 글루타민산
⑥ γ(감마) 아미노 낙산
} 신경물질로 작용한다.

⑦ 엔케팔린 : 뇌 속에서 마약물질로 작용하며, 모르핀은 아편에 포함되어 통증

을 억제한다(모르핀과 같은 역할).

⑧ 엔돌핀(모르핀과 같은 역할) : 뇌 속의 마약물질로 작용한다.

⑨ 수면제, 진통제가 시냅스에 작용하면 신경전달물질은 화학물질로 변환되어 약물 작용을 쉽게 받는다. 잠이 안 오면 수면제를 복용하고, 통증이 오면 진통제를 복용함으로써 시냅스에 직접 작용시킨다.(신경전달물질에 의해 억제, 분비촉진이 즉시 일어난다)

(2) 뇌와 정보

① 뇌의 역할과 정보(뇌 자극법)

먹을 것을 선택, TV프로그램 선택, 업무처리, 연인과의 대화, 섹스의 **쾌감은 뇌가 작용하여 선택한다.**

⇩

뇌란 사람 그 자신이다.(모든 일을 인식하여 인체를 움직일 수 있기 때문에 육체는 뇌의 로봇에 불과할 따름이다)

⇩

좋다, 나쁘다 가치 기준 없이 **기존의 통계적 기억에 의해 판단한다.**

⇩

적절한 자극을 받지 않으면 뇌는 퇴화되어 뇌력이 저하된다.(모든 인체의 기능은 쓰지 않으면 퇴화된다. 남녀의 성기능도 마찬가지이다)

⇩

시냅스를 통해 정보를 전달하여 처리하도록 뇌에 신호를 준다.

⇩

훈련, 학습에 의해서 시냅스 수는 증가한다.

⇩

훈련이 없으면 뇌도 퇴보하듯이 섹스도 안 하면 퇴보한다.

⇩

부부싸움의 스트레스는 혼자서 산보하고 장소를 피해 단순운동(도보)을 하여 빨리 해소시킬 수 있으나, 성질난다고 따라 다니며 괴롭히는 행동은 망상체의 이상자가 하는 행동에 불과하다.

② 안다는 쾌감

성취감을 느끼는 쾌감신경(A10신경)에 전달되어 온다.

⇩

어려움을 해결하는 신경로로 성취감에 의한 쾌감을 느낀다.

⇩

즐거움에 의해 베타 엔돌핀 호르몬을 분비한다.

⇩

안다(쾌감신경의 종착역)는 것은 베타 엔돌핀 분비에 의해 작용한다.

⇩

인생에 있어서 성공이란 기분 좋은 시간을 얼마나 많이 보낼 수 있는가로 나타낼 수 있다.
(베타 엔돌핀을 얼마나 분비했는가의 척도로 판단이 가능하다)

⇩

뇌 활성을 위한 자극 훈련은 공부, 학습, 단련, 반복연습 등이 중요하다.

⇩

호기심을 유발하여 안다(최대의 쾌감)는 것은 쾌감은 계속 발달시킬 수 있다. 그러나 욕구의 지나침은 사이코패스의 진행단계를 유도할 수가 있다.

⇩

뇌는 젊음을 쾌감의 연속성 속으로 유도한다.
(성적 쾌감의 완성도로도 젊음을 의식할 수 있다. 즉, 기억의 연속성은 쾌감이란 단어를 가장 먼저 인지하게 된다)

③ 노화

20세가 지나면 하루 10만 개씩 신경세포는 죽는다(시냅스 수가 감소하기 시작한다). **신경세포 수가 감소되는 만큼 뇌는 퇴화된다**.

⇩

인간의 뇌는 약 1,000억 개의 신경세포(뉴런)로 구성되어 있고, 뉴런 하나에 약 100개~20만 개의 시냅스가 달려 있는 구조로 노화는 시냅스의 둔화와도 관련이 있다.

⇩

뉴런은 쉬는 장소로 정류장과 같은 역할을 한다.

⇩

시냅스는 달리게 하는 장소를 제공하는 역할로 철로와 같은 역할을 한다.

⇩

정보를 제공하는 역할은 철도 네트워크에 의해 달리는 열차와 같은 구조를 띄고 있다.

④ 노화는 막을 수 없다(노화는 생명의 연장과 관련한다).

뇌의 가소성(새로운 정거장이 늘어날 수 있다)이란 정차역을 의미한다.
철마는(시냅스) 달리지만 철로가 끊겼다.
(임진각의 철로는 달리고 싶지만 철길이 없어 달리지 못한다)

⇩

성인(뇌의 가소성은 상실되지 않는다)이 되면 정거장이 많아 쉬었다가는 수가 많다(예를 들어 건강 이상에 의한 치료 등). 즉, 육체는 상실되어 가지만 뇌는 쓰면 쓸수록 발달될 수 있다.

⇩

20세 이후 뇌의 노화는 육체와는 다르게 뇌에서는 억제시킬 수 있다.

⇩

40, 50대(장년기)는 가장 활동적인 시기로 노화의 중요성을 인식하는 시기이다.

⇩

육체의 노화와 뇌의 노화는 연마와 훈련에 의해 잠시 중지시킬 수 있다.

⇩

육체의 쇠퇴는 못 막아도 뇌의 노화는 막을 수 있다.

(3) 오른쪽 뇌와 왼쪽 뇌(언어와 감성)의 역할

▶ 언어와 감성의 뇌

① **왼쪽 뇌를 언어 뇌**라 불린다.

② 뇌졸중으로 왼쪽 뇌를 손상하면 언어 기능을 상실한다.

③ 말은 못해도 노래는 가능할 수도 있는데, 이는 왼쪽 뇌 손상에 의해 언어능력은 상실했으나 음악 담당 오른쪽 뇌는 이상이 없기 때문에 노래가 가능한 것이다.(언어는 오른쪽 뇌)

④ 왼쪽 뇌는 논리적 사고를 판단한다.

⑤ **오른쪽 뇌는 공간적 인식, 감성적인 분야에 민감**하다.
(오늘날은 전뇌의 시대로 종합적인 사고의 발달을 요구한다)

▶ 머리 좋은 사람은 뇌의 무게와의 상관성(무게와 정신능력 관계)

① 뇌의 무게는 성인 평균 1200～1500 g(몸무게의 2～2.5%)이다.

② 뇌의 무게와 정신능력, 천재성의 상관관계는 거의 없다.

〈위인의 뇌 무게 비교〉

투르게네프 → 2012 g
비스마르크 → 1807 g
칸트 → 1650 g
코끼리의 뇌 → 4000 g

이와 같이 뇌의 무게와 지성은 비례하지 않는다. 위인들의 뇌의 무게는 평균 보다 약간 무거울 뿐 일반인과 전혀 관계가 없다. 노벨상 작가 아나톤은 1017 g으로 성인 평균치보다 가볍다. 머리가 큰 사람이나 작은 사람도 천재일 수도 있고 아닐 수도 있는 것이다.

▶ 여자가 말이 많다는 것은 뇌의 비밀 중의 딜레마이다.

여자의 뇌는 언어뇌가 발달되어 있으며(왼쪽 뇌 발달), **남자의 뇌는 언어보다 추상적 뇌가 발달**되어 있다(오른쪽 뇌 발달).

① 뇌의 크기 : 남자는 몸이 큰 만큼 여자의 뇌보다 약간 크다. 좌우 뇌 연결 끝부분은 여자 뇌가 크다.(뇌량 팽대부의 차이)

② 언어기능 : 여자는 왼쪽 뇌뿐만 아니라 오른쪽 뇌도 사용하고, 남자는 오른쪽 뇌와 왼쪽 뇌를 분리하여 사용한다.

③ 성장과정 : 언어기능을 지배하는 뇌는 여자가 남자보다 빨리 발달하기 때문에

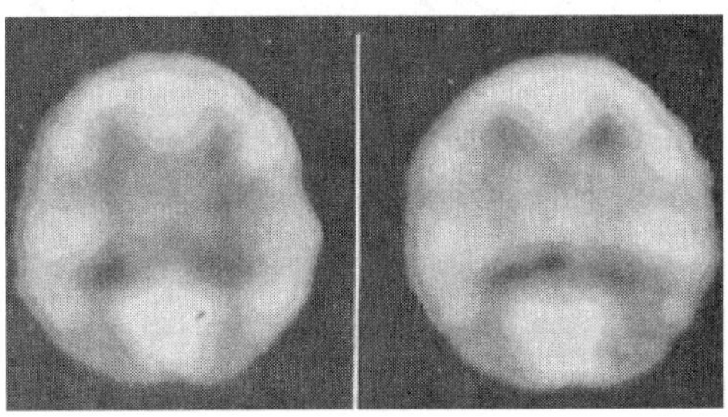

그림 3-1 언어와 감성의 뇌 구조

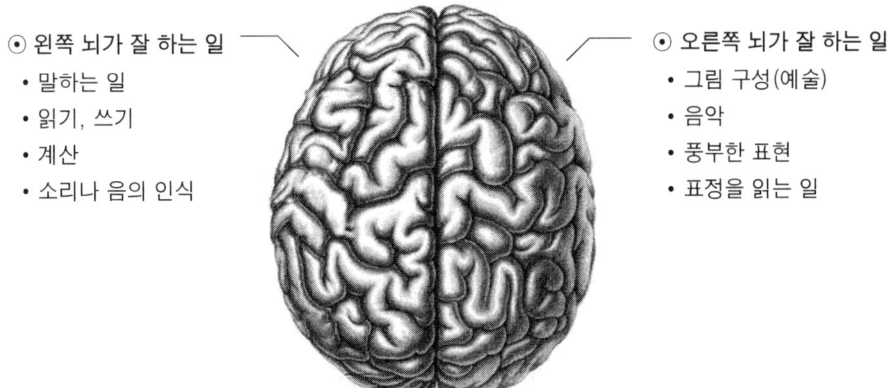

그림 3-2 오른쪽 뇌와 왼쪽 뇌의 역할

남자보다 여자가 말이 빨리 트인다.

④ 유명한 음악가는 여자보다 남자가 많다. 오른쪽 뇌는(남자) 언어기능보다 상상력의 뇌가 발달하여 남자가 음악에 민감하게 된다.

⑤ 여자가 혼잣말을 많이 하는 이유는 뇌의 구조상 **남자 뇌의 팽대부는 막대모양**이고, **여자는 공처럼 둥글다는 구조적 차이**가 있다. 뇌량의 팽대부에는 후두엽, 측두엽, 전두엽으로부터의 신경섬유가 지나고 있다. 특히 후두엽은 명암을 인식하고, 언어기능에 큰 역할을 담당한다. 여자는 후두엽이 발달되어 있다는 것을 말한다.

⑥ 여자의 뇌는 좌우 뇌의 협조가 좋아 언어기능이 우수하다. 이것은 남녀의 삶

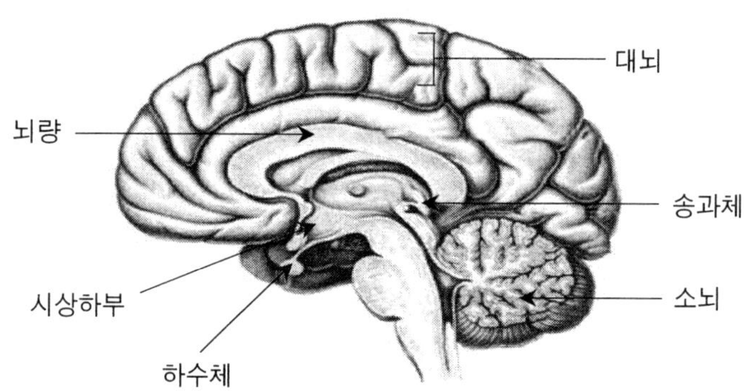

그림 3-3. 뇌량의 위치

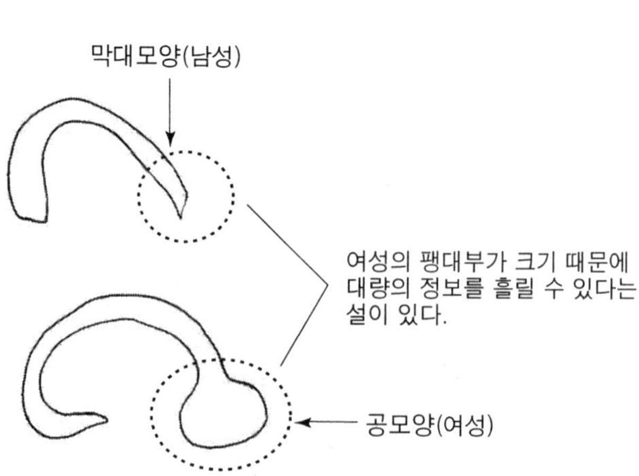

그림 3-4. 남성과 여성의 뇌량 끝부분의 차이
(여성과 남성의 뇌는 뇌량의 끝부분으로 구분하고, 여성의 언어능력이 더 강하다)

표 3-1. 동물의 뇌의 무게

이 름	종 류	뇌의 무게
사 람	포유류	약 1400g
침팬지	포유류	약 400g
코끼리	포유류	약 4000g
일본원숭이	포유류	약 80g
쥐	포유류	약 2g
악 어	파충류	약 20g
도 미	어 류	약 1g
개구리	양서류	약 0.1g

에 크게 영향을 끼친다.(남자가 혼잣말을 하는 것은 인식의 관념에서 사물을 직시한 대가성 행동일 뿐이다)

2) 잠재 능력을 키우기 위해서

(1) 간뇌를 활성화 하라.

잠재능력은 잠재의식을 활성화 시킨다.

⇩

좌뇌와 우뇌를 통합하면 잠재능력은 훨씬 증가할 수 있다.

⇩

간뇌 활성화는 육감, 예감, 예지, 예견, 상상력, 텔레파시 송수신, 형이상학적 차원, 높은 정신활동을 가능하게 한다.

⇩

감각자극을 고속처리 할 수 있는 일을 담당한다.(**일처리 능력**)

⇩

감각기관 정보를 분류 분석한다.(**정보판단 능력**)

⇩

간뇌의 정보처리 속도는 좌뇌가 우뇌보다 8만 배 빠르다.

⇩

좌뇌와 우뇌의 초고속 정보처리는 간뇌의 활용에서 좌우된다.
(**간뇌의 발달이 판단능력을 높인다**)

⇩

간뇌의 활성화는 초고속 정독, 순간기억, 초고속 전뇌 학습이 가능하다.
(**판단 능력 증가**)

⇩

인류의 역사를 바꿀 수 있다.
(순간적 판단과 사고가 발달하기 때문에)

▶ 간뇌는 어떻게 활성화가 가능할까?

① 간뇌 활성화가 되지 않는 큰 이유는

㉠ 좋지 못한 외부 자극에 의해 혼돈을 유발한다.
㉡ 잘못된 생활습관 등이 뇌에 각인되어서 작용이 더디다.
(통계적 기존의 기억)

② 건강한 간뇌 부활(뇌의 노폐물 제거)을 위해서는 뇌의 원활한 활동과 저해물질을 제거해야 한다.

피로와 좋지 못한 자극(TV, 인터넷 음란사이트, 컴퓨터 게임, 소음, 화

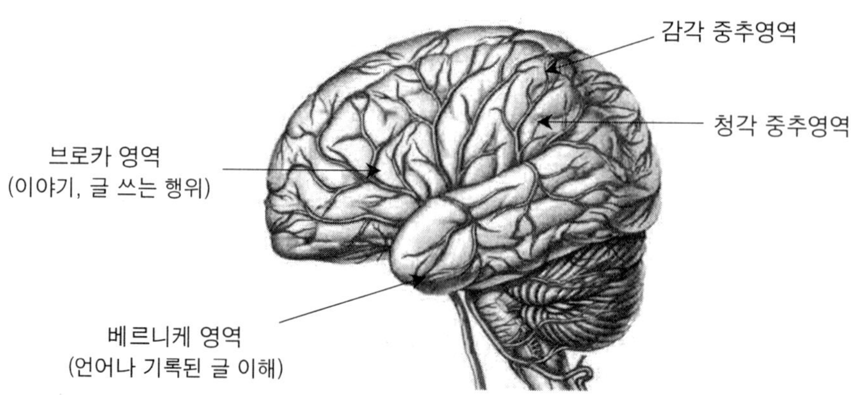

그림 3-5. 브로카 영역과 베르니케 영역

학조미료, 인스턴트 음식, 지나친 자위행위 등)을 제거하고 좋은 기억만을 상기시키는 것이 간뇌를 부활시킬 수 있다.

⇩

뇌를 피로하게 하는 노폐물을 제거한다.
(휴식과 여가선용)

⇩

청소년, 젊은 층의 중풍 등 성인병 증가는 복잡한 현대사회에서 발생되는 성인병 유발인자의 축적이 원인이다.
(뇌의 노폐물 증가로 호르몬 작용을 억제하기 때문이다)

⇩

잘못된 자극에 의한 뇌의 순환 억제, 판단의 더딤 현상은 기억을 제거한다.

⇩

장의 숙변(음식 조절과 단식 등으로 제거 가능하다)을 제거하여 항상 청결한 장을 유지한다. 뇌의 숙변(뇌의 피로물질, 스트레스 제거 및 오감 자극으로 인해 해결이 가능)을 제거한다.

▶ 오감자극(자연에 가까운 단순한 자극)

① 바람, 파도소리(자연소리)
② 담백한 자연의 맛
③ 소박한 풀 향기
④ 은은한 차 향기
⑤ 단순한 리듬(자장가 등)
⑥ 깨끗한 물맛

⇩

마음이 편안해야만 머리가 맑아진다. 이런 자극에 익숙하면 뇌의 노폐물을 쉽게 제거하여 간뇌의 감춰진 잠재능력을 활성화시킬 수 있다.

⇩

간뇌의 활성화는 NKCell에 작용하여 면역력을 증가시킨다.
(피톤치드의 생명력으로 뇌 노폐물을 제거하고 암세포를 사살할 수 있도록 면역력을 증가시킨다)

(2) 고단수 태권도 고수처럼 공부하자.

① 고단수 태권도의 고수는 체계적 훈련의 과정을 통해 만들어진다.

초단에서 고단으로 올라가기 위해서는 지속적 훈련(노력)의 성과가 필요하다.

⇩

연마, 훈련에 의해 대기만성 하여 누구나 고수가 될 수 있다.
(공부도 노력에 의한 연마와 반복된 훈련에 의해 단련될 수 있다)

② 능숙함은 반복과 훈련의 결과이다. (야구선수)

야구선수의 스윙연습, 골프선수의 스윙연습은 반복적 훈련에서 가능하다.

⇩

정보는 근육과 두뇌에 각인시켜 자연스럽게 취득한다.(자동차 운전, 자전거 타기는 한번 배우면 뇌에 각인시켜 두었기에 수십 년이 지나고 나서도 운전과 타는 것이 가능하다)

⇩

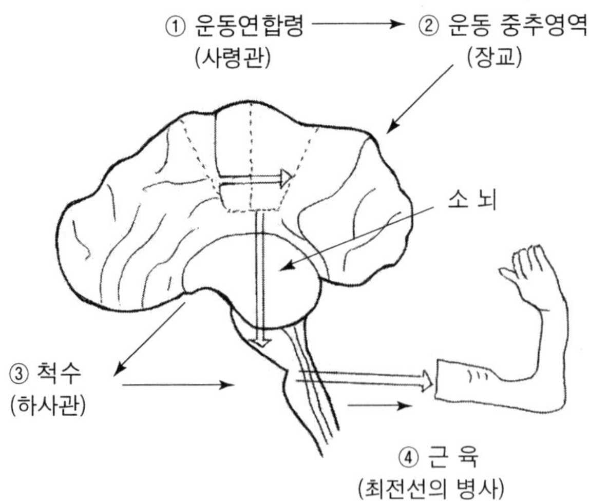

그림 3-6. 뇌가 몸을 움직이는 운동 중추명령
(소뇌와 대뇌 기저핵이 지원함)

시속 160 km의 공을 쳐낸다는 것은 훈련을 통해 배팅을 통한 거리감각을 높일 수 있기 때문이다. (히딩크 월드컵 축구팀은 체력단련 프로그램을 통해 월드컵 4강이 가능했다)

③ 공부도 태권도와 같이 온몸을 활용한다.

두뇌 활성화는 몸의 움직임(뇌 전체 활성화)에 의해 창의적 아이디어를 도출할 수 있고, 두뇌활동을 풍요롭고 즐겁게 만든다.

⇩

사람의 감정은 대뇌 변연계의 편도에서 담당한다.
(상대방이 좋아하는 감정, 싫어하는 감정 또한 마찬가지이다)

⇩

몸과 뇌는 공부에 필요한 정보를 각인시킨다.
(뇌는 항상 공부하는 습관을 기억시킨다. 건강하고 풍부한 영양이 뇌를 활성화 시킨다)

(3) 뱃속이 편해야 머리가 맑아지는 이유

오장이 깨끗해야 머리가 맑아진다.

⇩

뱃속이 편해야 머리가 맑다. (아프다는 것도 뇌에 노폐물로 작용한다)

⇩

오장육부와 뇌는 상관관계에 있다.

⇩

뇌 구성물질은 뇌수(뇌수가 충만해야 눈, 귀가 밝아지고 기억력이 강화)에서 만들어진다.

⇩

신장이 정상적이고 왕성해야 정액이 충만하다(완만한 배설과 관련이 있다). 전립선의 이상은 성적행위와 관련성이 있다.

⇩

신장 호르몬의 허약은 건망증, 불면증, 어지러움과 이명증을 유발한다.
(신장 투석환자는 항상 혈관 노폐물을 걸러내지 못하여 투석 때만 되면 예민해지고 아픔을 호소하는데, 이러한 노폐물은 뇌를 질환으로 유도하기 쉽다)

⇩

신장이 약하면 성욕저하와 성적 불감증이 증가한다.
(마음이 편해야 성행위도 가능하다)

⇩

혈관과 혈류를 정상적으로 유지하기 위해서 심장과 신장이 튼튼해야 된다.

⇩

심장과 신장의 보좌 역할은 간과 허파로 그 중심은 지라(비장)가 잡아준다.

⇩

뇌 건강은 오장이 튼튼해야 된다.
(뇌는 오장육부에 이상이 있어서는 정상적으로 활동할 수 없다. 오장육부가 건강해야 머리가 좋아진다)

⇩

사람의 정신활동은 뇌뿐만 아니라 심장, 신장, 간장, 비장, 폐장 등 오장이 관여하여 밸런스를 유지한다. (건강유지)

(4) 총명하다란 EQ를 바탕으로 5Q가 골고루 발달해야 된다.

총명(귀 밝을 총, 눈 밝을 명)하다란 눈과 귀가 밝다는 의미로 말할 수 있다. 상대방의 말을 잘 듣고 잘 이해하면 어떠한 사물에서든 눈으로 보고 잘 판단할 수 있기 때문이다. 지금까지 뇌의 소견을 저서에 얘기했듯이 이 책을 정상적으로 이해하면 총명한 사람이 될 수 있을 것이다.

- IQ(지능지수
- EQ(감성지수)

- SQ(영적지수)
- PQ(실행지수)
- MQ(도덕지수)

IQ(지능지수)로는 총명하다 말할 수 없고, **5Q가 골고루 발달해야만 총명한 사람이다**. EQ(감성지수)는 5Q의 기본으로 지적능력의 기초를 나타내고, 사람의 두뇌능력은(뇌력) 감각, 지각, 기억, 사고력, 이해력을 총괄한 모든 능력이 종합적으로 발달한 결과를 말하고, 지혜란 총체적 능력을 말한다. 청소년기 감각과 감성의 발달(왕성한 기억력 발휘)은 활발한 오감자극이 중요하다.

(5) 5가지 정신, 활동지수

① IQ(지능지수, Intelligence Quotient) : 뇌의 능력 측정지수로서 지식의 여부와 지능의 높고 낮음을 지수로 나타내어 뇌의 좌뇌 측정을 통해 나타낸다.

② EQ(감성지수, Emotion Quotient) : EQ가 높은 사람은 사물 현상을 보면 느낌이 크고, 자신의 생각과 독특한 방법을 표현할 수 있는 능력이 뛰어나다(창조성이 뛰어나다).

③ MQ(도덕지수, Moral Quotient) : 양심과 도덕이 발달된 정도를 나타낸 지수로서 좌뇌의 합리적이고 계산적 판단력이 아니라 우뇌의 타인에 대한 의무감, 애정의 척도를 나타낸다. 우뇌, 좌뇌의 보편적 기능 활성화에 의해 이성과 감성의 조화도를 측정한다.

④ PQ(실천지수 Physical Quotient) : 정신 및 육체적 움직임과 사회활동 성과지수를 말한다. 노력에 의한 능력 부활 가능지수를 나타낸다.

⑤ SQ(영적지수 Spiritual Quotient) : 보이지 않는 것을 형상화하여 미래 감지능력을 측정한다. 영감의 지수(간뇌 능력)로서 미래를 예지, 예견, 육감, 텔레파시, 초상상력, 초창조력 지수를 나타내고 과학자, 예술가의 바탕지수이다.

다섯 가지 정신 활동지수는 MQ가 중심이 되고, IQ와 EQ, PQ와 SQ는 서로 연관이 필요하다. 뇌의 지수는 종합적 판단에서 평가된다.(IQ는 뇌의 지능지수 평가 기준이 되지 않는다)

(6) 마음을 잘 다스려야 머리가 좋아진다.

▶ 마음의 움직임과 뇌의 관계

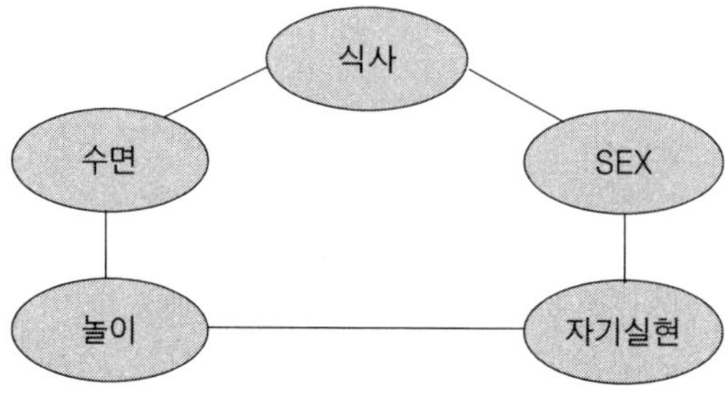

그림 3-7. 좋은 기분의 관계

① 뇌와 스트레스(스트레스는 싸우지 말고 보살펴 주자)

총명해지려면 뇌가 건강해야 된다. 건강한 뇌를 위해서는 좋은 음식을 먹는 것이 중요하다. 잠을 잘 자고, 운동하는 것도 중요하지만 스트레스로 마음이 괴로우면 아무 소용이 없다(스트레스는 뇌의 가장 큰 노폐물이다). 스트레스는 좋은 음식과 휴식을 하였다 해도 전혀 힘을 못 쓰게 한다.

② 시험 스트레스 정보

부신수질 반응을 재촉(아드레날린이 혈액으로 분비되어)하여 신경계로 메시지가 전달되면 혈압, 혈당 농도가 올라가고, 심장 박동이 빨라지며, 눈동자가 열린다. 뇌의 시상하부에서 부신피질호르몬(ACTH)을 분비하여 부신피질호르몬이 도달하면 스테로이드 호르몬계인 코티졸이 분비된다. 코티졸은 물질대사를 촉진하여 스트레스 대응물질에 대하여 에너지를 공급하는데 장시간 반복하면 면역력 저하를 유발한다.

③ 스트레스에 대항하는 분비 호르몬

부신피질호르몬인 글루코코티코이드(Glucocorticoid)의 과다 분비에 의하여 뇌세포가 파괴되고, 해마의 노화가 촉진된다.
(**해마의 노화는 기억력 저하 유발, 심하면 기억력 상실을 유도한다**)

④ 스트레스성 질환

스트레스는 기억력 저하, 기억상실을 유발하고, 두뇌활동을 둔화시킨다. 내장기능 담당자인 뇌신경의 미각신경을 자극하여 위액 과다분비, 위궤양, 십이지장 궤양을 유발한다. 교감신경 흥분에 의하여 혈관수축, 고혈압을 유발할 수 있고, 활성산소 증가를 유발한다.(활성산소는 이온산소로 곰팡이, 바이러스를 공격하여 융해작용을 한다)

- 스트레스를 적으로 여겨 싸우지 말고
- 아기처럼 보살피고 보듬어 주라.
- 스트레스를 억누르거나 피하려 말자
- 스트레스를 여유 있게 대처하는 자세가 필요하다.
  (뇌 속의 신경과 물질이 마음을 만든다)

좋은 기분을 전하는 화학물질이 항상 뇌에 작용해야만 내일도 살아갈 수 있다.

2. 좋은 마음의 씨앗을 만들자

스트레스 대처법으로는

성격의 변화와 행동의 이상성을 나타낸다.(몸과 마음을 괴롭힌다)
감정 불균형은 신체적, 정신적으로 나쁜 증세를 나타낸다.

⇩

기와 혈의 순환이 원활하지 못 하면 몸의 균형이 파괴되고 스트레스를 유발하는데, 마음으로 안정시킬 수 있어야 한다. 마음이 평정되고, 고요해지면 뇌에서 베타 엔돌핀 호르몬이 분비되어 쾌감과 즐거운 환경으로 변환이 가능하게 된다.

⇩

이 호르몬이 신경을 자극하면 쾌감과 면역력과 신체기능이 활성화 되어 베타 엔돌핀 대신 도파민 분비에 의해 창조력이 증가하게 된다.

⇩

좋은 마음의 씨앗은 스트레스 없는 세상을 말한다.(쾌감과 창조력의 증가를 꾀한다)

3. 마음과 뇌는 한마음으로 어떻게 호르몬을 분비할까

호흡법과 명상, 기공체조에 의한 에너지 공급(뇌를 신선하고 부드럽게)으로 뇌를 적셔 주어 전두엽을 청소하고, 기운이 모여 베타 엔돌핀이 분비된다.(명상에 의해서)

⇩

수행을 통해 즐거움과 기쁨을 표현한다. 몸에 이로운 자극은 뇌를 즐겁게한다. 즉, 쾌감이 뇌의 노폐물을 씻어내는 활력소가 된다. 청소년기 심한 자위행위는 일시적 쾌감은 줄 수 있지만 몸의 기운과 뇌수를 고갈시키는 심각한 마음의 손상을 일으킨다.(수행법)

⇩

부부간의 금술은 Sex의 즐거움으로 알아낼 수 있다. 마음과 마음이 통한 Sex를 가져야만 뇌의 활력소를 불어넣어 준다. 몸이 거부하면 마음도 거부하는 것으로 불행의 씨앗이 된다(정상적인 Sex는 인간을 윤택하게 한다). 부분간의 Sex는 실과 득이 일치하지 않지만 서로 나눔에서 쾌락을 느낄 수 있는 좋은 스포츠이다. 즉 스트레스를 해소시키고 쾌감을 느낄 수 있다는 것은 오감 자극을 활성화시키고(뇌의 깊숙한 곳, 간뇌의 잠재의식, 마음의 씨앗을 심고 가꾸는 것이다) 잠재능력은 오감 자극에 의한 마음의 씨앗이다.

⇩

마음과 뇌는 항상 일치된 한 마음을 유지해야 된다.
(베타 엔돌핀의 증가 촉진)

4. 스트레스 해소(구시대 공부법)

1) 책을 읽을 때는 편하고 즐겁게 읽는다

큰소리로 천자문 독송(허리를 펴고 앉아 큰소리로 글 읽음)도 스트레스 해소가 된다.

⇩

책을 읽는 사람의 마음상태를 유지한다.(집중력 증가에 도움이 된다)

⇩

선조들은 긴장과 조급함 없이 책을 벗 삼아 즐겁게 읽었다.
(시간적 여유를 갖는 걸 뇌는 항상 좋아한다)

⇩

독서는 인간의 내면을 다스린다.
(뇌에 새롭고 올바른 기억을 심어줄 수 있기 때문이다)

⇩

두뇌 활력소를 제공한다.(뇌 세포의 증가를 유발하기 때문)

2) 올바른 자세와 오장육부의 건강은 뇌를 맑게 한다

(1) 고치 삼십육(아랫니 윗니를 36번 마주치기)

① 눈을 감고 마음을 가다듬고 편하게 앉는다.

② 고요히 앉아 있다가 두 손으로 뒷머리를 감싸고 아랫니 윗니를 36번 마주친다. (고치는 이를 튼튼히 하고, 충치를 예방한다. 이는 뼈의 일부분으로 이를 다스리며 신장을 튼튼하게 해주고 허리를 강화시킨다)

(2) 적룡해수혼(혀로 이를 닦아 침 삼키기)

① 혀를 입안에서 휘저어 이의 구석구석을 닦아내듯 36번 돌린다.
(적룡은 사합의 해를 나타내고, 침은 신수이다.)

② 신수가 입안에 가득 고이면 세 번으로 나누어 삼킨다.
(침을 한 잎 가득 만들어 세 번에 삼킨다)

침을 만들어 삼키는 모양이 마치 붉은 용이 물을 휘젓는 것과 같다고 하여 적룡해수혼이라 불렀다.(침을 많이 삼키는 것이 핵심이다, 침은 오장 중 비장과 신장의 정기가 모인 것으로 침을 많이 삼키면 오장육부가 튼튼해지고, 정기현실을 유발한다).

(3) 차수쌍혀탁(깍지 끼어 손 올리기)

① 두 손을 깍지 끼고 위로 올리는데, 하늘을 떠미는 기분으로 높이 들어올린다. 이때 자세가 비뚤어지면 안 된다.

② 같은 동작을 3~9번 반복한다(이 동작은 허리 쪽을 펴주므로 항상 바른 자세를 유지시켜 준다). **바른 자세와 오장육부의 건강은 뇌를 튼튼하게 한다.**

5. 마음과 뇌

연인과 데이트를 하면 가슴이 두근거린다. (마음과 뇌는 하나다)

⇩

지성, 감정, 의지(정신적 세계)를 유발하는 힘을 준다.
(지성을 구하고 감정에 흔들리며 강한 의지에 끌려간다)

⇩

뇌는 정신적 세계를 지배하고, 마음은 뇌를 조절한다.

⇩

마음은 뇌 속에 있다. (마음의 움직임은 뇌가 결정)

- 가슴을 깎아내린다.
- 가슴이 탄다. (뇌가 몸에 일으키는 반응표현을 말한다)
- 가슴이 뛴다.
- 가슴을 쓸어내린다.

(이런 표현도 마음은 뇌의 조절에 의해서 움직이기 때문이다)

(1) 커뮤니케이션과 뇌

① 서로의 차이를 인정하기 때문에 인간은 서로를 이해 못한다.
② 아무도 나를 알아주지 않는다.
③ 상대의 얼굴과 목소리도 알고 성격도 알고 있지만 마음은 이해하기 어렵다.
④ 뇌는 분노, 한탄한다(서로를 이해 못한다). 뇌와 커뮤니케이션의 부조화에서 일어나는 표현들로서 뇌와의 소통문제에 이상이 생겨 일어나는 표현이다.

(2) 경험과 학습은 기억세포에 새겨진다.

인간은 환경, 가정습관과 성장과정에 의해 사회적 문화, 교육수준, 경제적 조건이 서로 다르다.

⇩

경험, 학습(뇌 기억세포에 새겨지고)과 환경에 따라 서로간의 소통을 원활하게 하고 사람 특유의 감정, 사고를 만든다. (성장 환경을 기초로 경험과 학습 속에서 독자의 정보수집, 판단, 결정)

⇩

성장 환경은 경험과 학습에 의해서 기억세포를 바꿀 수가 있다.

(3) 뇌는 이 세상에서 유일한 존재이다.

상대의 뇌는 볼 수 없으며, 이해하기 불가능하다.
(타인의 정보처리와는 다르고, 개인의 사고감정 등도 다르기 때문이다)

⇩

커뮤니케이션의 작동이 가장 중요한 사람이 부부이다. 전혀 다른 환경에서 자라 각기 성장하여 하나가 된다. 서로 맞추어 살기 위한 싸움의 시작이 커뮤니케이션의 발동이라 생각한다.
(부부는 커뮤니케이션에서 Sex를 통한 스킨쉽이 마음의 깊숙한 곳의 고요를 적셔줄 수 있다)

⇩

인간의 뇌는 세상에서 자기만이 소유한 유일한 존재이다. 뇌를 만들어 내는 요소는 경험과 학습이 사람 특유의 사고와 감정을 만든다. 유전, 가정의 습관, 교육정도, 경제적 문제, 가정환경 등이 각자의 뇌를 바꾼다. (뇌는 유동적이다)

⇩

이 세상에서 완전히 똑같은 사람은 존재하지 않는다. 서로의 차이를 인정하는 것에서부터 커뮤니케이션은 시작된다.
(인간과의 커뮤니케이션은 가정생활, 사회생활, 교육생활에 까지 큰 영향을 끼친다. 즉, **서로 다른 뇌의 환경을 맞추는 작업이 커뮤니케이션이다**)

⇩

사회란 뇌의 환경을 맞추어 가는 터전이다.

(4) 노화에 따라 뇌는 완고해진다. (뇌의 활력 저하)

노령이 되면 타인의 말을 귀 기울이지 않고 독선주의자가 된다. 이것은 사람의 환경, 개인차, 특수한 시점에 따라 차이가 있다.
(노화에 따른 완고함이 이에 속한다)

⇩

뇌는 각 개인의 경험, 학습을 기초로 하여 정보처리 능력을 구축한다.

⇩

타인과 다른 세계는 본인의 주관적 세계를 구축한다.
(타인과 대화 없는 인간 형성, 집에서 평생을 아이들만을 기르며 생활한 여성에게서 완고함이 나타날 수 있다)

⇩

커뮤니케이션이 필요하며, 상대를 이해하고 상대의 주관적 뇌를 이해하여야 한다.(자신의 정보와 기억된 뇌에서 발산되는 행위를 말한다)

⇩

뇌가 젊고 유연하면 에너지 부담이 적다. 노화에 의해 뇌 에너지가 부족하면 에너지를 사용하는 것 자체가 귀찮아진다.
(**노화는 생각하는 자체를 부정하고 자체적으로 완고함을 만든다**)

⇩

자신의 주관적 뇌를 중시하므로 노화의 닫힘 세계로 돌입한다.(노화에 의해 뇌 회로의 신호흐름이 나빠지고, 새로운 발상은 잘 생기지 않는다. 즉, 노화에 의해 노인은 자기의 주관적이고 행동 노력을 포기한다)

⇩

가정환경에 의한 독선주의적 노인화는 정보를 받아들이는 일을 포기한다. 그래서 그 사람은 완고해진다. 뇌의 질서 붕괴에 의해 어르신들은 완고하게 되고 고집성이 강하게 된다.

(5) 이성을 잃고 흥분하는 행동(대뇌신피질의 브레이크 고장에 의해)

사소한 일로 이성을 잃고 흥분이 폭발한다. 이성을 잃고 흥분된 상태는 액셀과 브레이크의 불균형이라 할 수 있다. 순간적으로 복잡한 기능과 충돌하면 대뇌 기저핵, 뇌간, 대뇌 변연계, 대뇌신피질(지성, 사고 등 정신적 사고 담당) 등이 폭주를 유발한다.

⇩

대뇌 기저핵과 뇌간의 폭주를 대뇌신피질이 억제해야 되는데, 감정을 컨트롤 하는 대뇌신피질마저도 행동을 컨트롤 할 수 없게 되는 상황에서 행위로 나타나게 된다.

6. 뇌는 서로 견제한다

1) 애정의 뇌

(1) 사랑하는 사람은 왜 다시 만나고 싶을까

사랑한다고 느끼는 것은 뇌의 반응이다.

① 대뇌변연계(동물적 본능 욕구) : 공포, 분노, 애착, 기쁨, 슬픔을 인지한다.

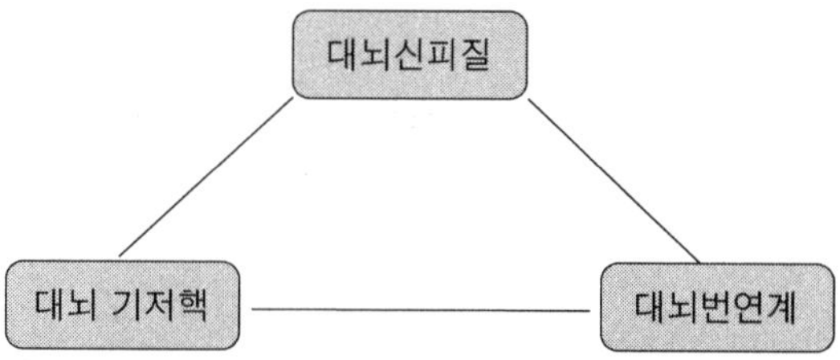

그림 3-8. 애정의 삼각관계

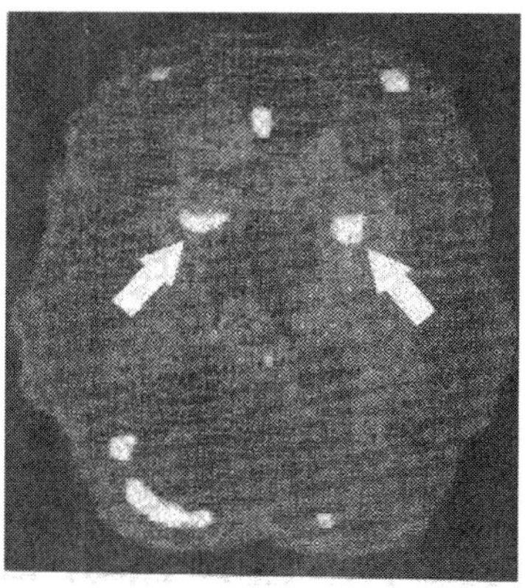

그림 3-9. 사랑의 뇌(기저핵 증가)

② 대뇌신피질(지성과 사고 담당) : 본능(감정)을 인지한다.

사랑이란 이 두 기관의 합이 조화롭게 잘 이루어져야 된다.

편도핵은 좋고 싫음을 담당하고(투쟁 본능, 공격 행동), 본능적 쾌감, 불쾌감을 느끼는 장소이다.

⇩

보상행동(맛있는 요리 또 먹고 싶다)을 유발하고, 좋아하면 보고 싶고, 냄새 향기도 맡고 싶다. 사랑하면 뇌 반응의 보상행동에 의해 한번 애정을 느낀 뇌는 인지되어 또 만나기를 원한다.
(범죄자는 범행 장소에 3일 후에 다시 나타나는 현상도 뇌의 기억적 보상행동으로 볼 수 있다)

(2) 강렬한 사랑을 느낄 때의 뇌

사랑은 뇌가 만든다. 사랑을 느낄 때는 평상시보다 투쟁적이다.

⇩

뇌는 연애감정을 투쟁적으로 나타내는 것이 아니라 뇌를 활성화시키기 위한 준비과정이다. 사랑하면 노인도 젊어진다.

⇩

오감을 통해 단련되면 민감하고 예민해지며, **사랑은 호기심과 의욕으로 뇌를 활성화시키고 투쟁적 뇌로 촉진시킨다**.

(3) **쾌감신경**(기분이 좋다란 도파민의 유도를 활성화 시킨다)

쾌감 0라는 것은 죽음을 의미한다. 인간은 편도핵에서 본능적 쾌감, 불쾌감을 느낀다.

⇩

감각, 감정 추구는 보상행동에서 유발한다. 쾌감을 획득한다는 의미는 대뇌 변연계와 대뇌피질에서의 지성, 사고발달이 일어나는 것을 의미한다.

⇩

욕망에 대한 자극적 쾌감 추구는 신경전달물질의 활성화에 의해 유도된다.

① 도파민 : 신경전달물질(쾌감)은 각성제, 코카인 구조와 비슷한 작용을 한다.
② 오피오이드 : 뇌 속의 마약과 같은 작용을 한다.

⇩

도파민은 A10**신경에 의해 분비되고, 뇌의 각성을 촉구한다.** 쾌감은 A10신경계의 각성작용을 유도하고, 쾌감과 습관은 도파민의 신경작용에 의해 작동시킨다.

⇩

먹는다는 쾌감이 없다면 죽음과 같고, 성교의 쾌감이 없으면 종을 보존할 수 없다. **쾌감**(사람의 생존에 필수불가결 기능)**이란 삶의 필수조건이다.**

2) 불안, 공포의 뇌

(1) 식은 땀, 구역질, 어지러움과 공황장애는 왜 일어나는가. (노르아드레날린 작동)

대지진이 발생하면 얼굴색이 창백해지고, 식은땀, 경련을 일으켜 공황상태에 빠지게 된다.

▶ 공황장애 증상

① 심장이 두근거린다.
② 식은땀이 난다.
③ 손발이 떨린다.
④ 숨이 막힌다.
⑤ 가슴 통증과 불쾌감을 느낀다.
⑥ 구역질이 난다.
⑦ 저리고 쑤심 현상이 일어난다.
⑧ 어지러움증을 유발한다.

공황장애의 **불안, 공포를 느낄 때는 노르아드레날린 신경전달호르몬이 작동한다.** 노르아드레날린에 의해 대뇌(뇌간, 간뇌, 중뇌, 연수, 피)에 전달한다.

⇩

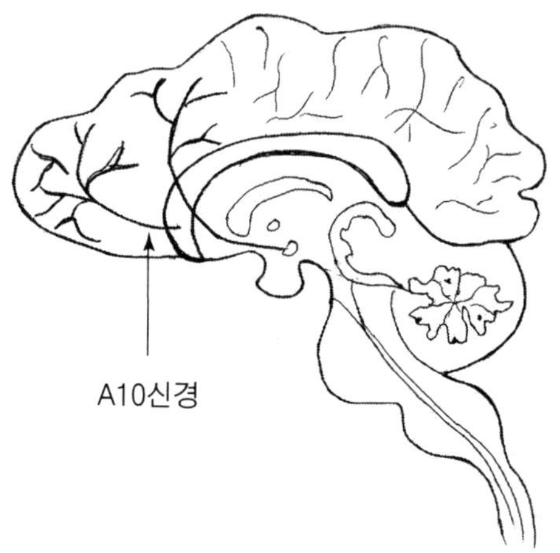

그림 3-11. 기분을 좋아지게 하는 A10신경
(A10신경은 중뇌에서 전두연합령으로 뻗어 있다. 전두연합령에서 도파민을 생성하게 되면 행복감을 느낀다)

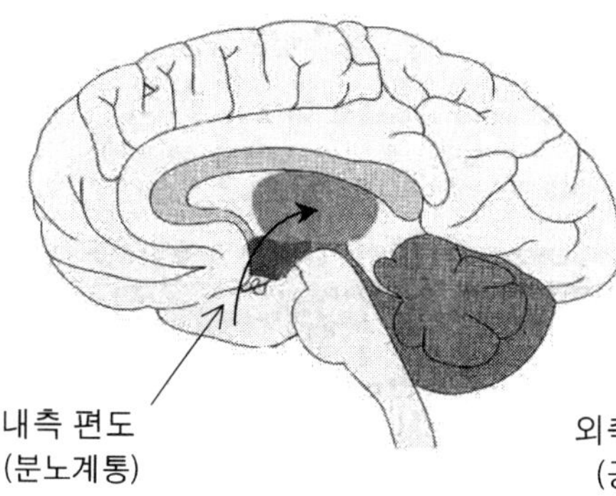

그림 3-12. 뇌의 내측 편도와 외측 중앙편도

뇌간의 교에 전달되어 호흡곤란, 심장의 심한 고통, 식은땀, 어지러움, 자율신경발작(청반핵 신경에 의해) 등의 증상을 유발한다.

⇩

청반핵에서는 외부 정보를 뇌의 통합 처리에 의해 판단한다.

⇩

노르아드레날린을 분비한다.(불안과 공포를 느끼게 된다)

▶ 공황장애의 주된 특징

① 여자에게 많다.

② 공황장애는 유전적 조사 결과 집안에 환자가 있을 경우 발병률이 4～7배 높았다(가족력). 재발을 두려워하는 광장공포(여성이 많다)도 유발한다.

⇩

노르아드레날린의 과다 분비(불안, 공포감)가 원인이 된다.

(2) 도파민과 창조성

재치 창조란 뇌의 드라마틱한 인간만이 가진 특수성이다.

⇩

재치의 유발 원천이 되는 장소는 대뇌피질과 전두엽에서 일어난다.

⇩

번뜩이는 재치 유발은 뇌간에서 일어난다.

⇩

A10**신경(쾌감신경)을 자극하면 뇌세포에 쾌감과 각성을 주는 도파민을 대뇌에 분비한다.**

▶ 도파민의 경로(장소에 따라 도술, 둔갑한다)

① 시상하부에 들어가 식욕, 성욕을 지배한다.

② 편도핵에 들어가 좋고, 나쁜 감정을 유발시킨다.

③ 측좌핵에 들어가 참을 수 없다, 멈출 수 없다는 판단을 유발시킨다.

④ 해마에 들어가 기억을 담당한다.

⑤ 꼬리핵에 들어가 표정과 태도 관계에 관여한다.

도파민은 대뇌의 전두연합령과 관계하고, 감정과 의욕을 고조시킨다.

⇩

모험, 마라톤, 비즈니스 경쟁(용기 부여)에서 동기를 유발시킨다.

⇩

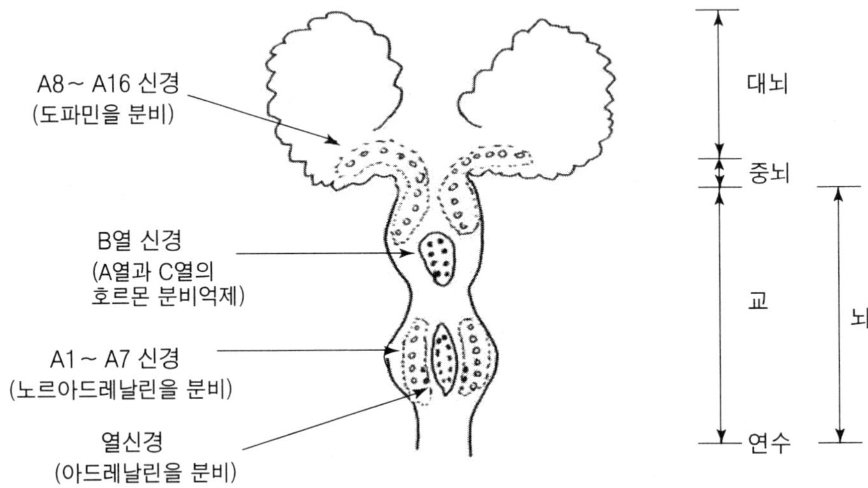

그림 3-13. 도파민과 창조성
(도파민이 전두엽을 자극하여 창조성을 낳는다)

전두연합령에서 도파민이 분비되면 뇌의 각성과 힘이 형성된다.

⇩

도파민은 전두엽을 자극하여 창조성을 낳는다. (모든 사람의 뇌에 작용)

⇩

인간은 모두가 천재가 될 수 있다.
(도파민의 분비를 촉진함으로써 창조성을 유발한다)

(3) 쾌감을 유발하는 도파민

① 도파민은 주로 A10(뇌간의 A계열 신경 중 하나)이라는 신경섬유의 말단부에서 분비되는 신경전달물질이다. 이 도파민이 뇌 내에 부족하다면 감정은 둔감하고 마비되며, 반대로 도파민이 넘친다면 감정은 풍부해진다.

② 도파민은 신경신호전달 물질의 하나로서 전기적 신호에 의해 신경세포의 한쪽 끝부분에서 분비된다. 주로 중뇌의 흑질 부위(substantia nigra), 해부학적으로 검은 색을 띠고 있기 때문에 흑질이라고 한다. 이 흑질 부위에는 A10신경핵군이 분포하는데, 여기에서 수많은 신경가지를 내어서 도파민을 신경전달물질로 각종 정보를 전달한다.

A10신경을 쾌감중추라고도 하며, 보수계라고도 한다. 특정 신경세포에서 도파민 수용체(a dopamine receptor)가 도파민을 받아들여 반응하면 이 신경세포는 스스로 전기적 신호를 생성한다. 이것이 뇌가 작동하는 방법이다. 항상 전기적 신호에 의해 화학적 신호가 만들어지고, 화학적 신호에 의해 전기적 신호가 발생하면서 정보를 전달한다.

③ **도파민이 부족해지면 결단력이 없고 경직된 성격을 가지며, 점차 자기 몸조차 움직이기 힘들어진다.** 극단적인 경우가 파킨슨병이다. 도파민 유전자를 제거한 쥐의 경우, 몸을 움직이지 못하여 굶어 죽게 되었다. 도파민이 지나치게 많이 공급된 쥐는 대단히 탐구적이며 모험적으로 변했다. 인간의 경우는 도파민 항진증(정신분열증)을 유발하기도 한다.

④ A10신경을 따라 시상하부(Hypothalamus)로 간다. 시상하부는 작은 뇌(약 5 mg)이지만 식욕과 성욕을 발동하고, 호르몬을 조절하며, 내장을 자동으로 조절하는 자율신경의 중추이다. 그래서 식욕과 성욕이 만족되면 쾌감에 빠지는 것은 누구나 경험하는 것이며, 이것은 A10신경에 의한 것이다.

시상하부를 통과한 A10신경은 아몬드형의 조그만 타원체(지름 15 mm)인 편도체, 편도핵(Amygdaloid, Amygdala)으로 들어간다. 편도핵은 공격성을 만드는 곳일 뿐만 아니라 분노, 공포, 경계, 탐색, 등과 같은 관계가 있다. 편도핵이 파괴되면 시상하부와의 관계에서 과식, 다식, 성욕증진을 일으킨다.

편도핵으로 진행한 A10신경 일부는 나뉘어져 바로 옆의 측두엽(대뇌신피질의 일부로 관자놀이 뒷부분)으로 이동하고, 편도핵을 감싸고 있는 피질로 들어간다. 여기에는 A10신경 말단부가 특히 밀집해 분포하고 있다. 최고의 쾌감이 느껴지는 곳이다. A10신경은 직접 기억과 학습에 모두 관계하고 있고, 좋아할 때 비로소 잘할 수 있다는 것을 증명하고 있다. 또한 기억, 학습과 가장 관계가 깊다고 하는 대뇌 변연계 속의 해마(Hippocampus)라는 부분에도 A10신경의 일부가 지나가고 있다.

다음으로 A10신경은 냄새를 느끼는 후각 뇌의 냄새를 느끼는 표정과 관계 깊은 대뇌 기저핵(Basal ganglion)의 일부인 미상핵(Caudate nucleus)으로 들어간다. 미상핵은 사랑과 믿음의 감정과 관계있다고 한다. 최근 연구 결과에 의하면 언어학습과 관계가 있다고도 보고되고 있다.

A10신경은 다음으로 대뇌 변연계 속 상위의 소형의 뇌인 측좌핵(Nucleus accumbens)과 중격핵(Septal nuclei)으로 들어간다. 측좌핵은 인간 뇌의 인터페이스라고도 불린다. 측좌핵은 전두전야와 대뇌 변연계, 대뇌 기저핵의 교차점이 있고, 각각의 뇌와 긴밀한 신경연락을 취하며, 스스로 자발운동을 일으키고 감

정, 의욕의 유지에 깊이 관계한다. 측좌핵을 전기자극하면 동물은 혼자서 달려나가 버린다(이것을 자발운동성이라 한다). 자발운동성은 행동력의 원인이라 생각되며 쾌감과 관계가 깊을 것이다.

마지막으로 A10신경은 대뇌신피질과 변연계의 중간에 널리 분포하고 대뇌 변연계에 속하는 대상회(Anterior cingulate gyrus)를 지나 대뇌신피질의 전두엽(Frontal lobe)의 전두로 들어간다. 대상회는 모든 본능활동을 통합하여 행하는 곳이며, 전두는 인간의 창조력을 발생시키는 곳이다.

(뇌는 이렇게 하여 A10**신경의 관여에 의해 인간의 창조력을 만들게 된다**)

3) 음악과 뇌

고막(진동)을 진동시킨다.

⇩

달팽이관(전기신호)에 전달된다.

⇩

대뇌피질(청각중추)**에 도달하여 청각 정보처리를 담당한다**.

(1) 음악의 힘

① 신진대사나 땀, 혈압, 맥박에 영향을 준다.
② 주의력을 상승시키고 주위의 범위를 확대시킨다.
③ 기분을 바꾸는 능력이 있다.
④ 노래를 하거나 악기를 연주하는(옛일 기억) 능력이 있다.
⑤ 조용한 음악은 마음을 가라앉히는 효과가 있다.
⑥ 리드미컬한 음악은 마음을 흥분시키는 효과가 있다.

음악의 쾌감(기분 좋을 때)

⇩

모노아민계 화합물(세로토닌, 도파민) (기분이 가라앉았을 때는 모노아민계 화합물이 작동하고, 기분이 향상 때에는 세로토닌 화합물이 작동한다)

⇩

모노아민계 물질이 춤을 추도록 유도한다.
(스트레스가 많은 현대사회에서는 치유음악법이 효과적이다)

(2) 음악의 치유효과(우울증, 치매)

① 클래식 음악은 마음이 편안하다.
② 디스코 음악은 강렬한 리듬을 주어 쾌락을 준다.

정신적 스트레스를 크게 받는다.

⇩

음악의 쾌감(모노아민계, 도파민 분비)**에 의해 스트레스 해소가 가능하다.**

⇩

도파민의 활성화 물질인 엔케 팔린을 분비한다.

⇩

음악은 엔케 팔린의 분비를 활성화 시킨다.

⇩

정신력 장애, 치매에 효과적(주의력 증가시키는 작용)이다. **음악은 엔케 팔린의 분비를 활성화하고, 도파민의 방출을 촉진시킨다.**
(쾌감을 더욱 활성화시킬 수 있다)

(3) 음악요법

- 연주한다.
- 노래한다.
  (멜로디와 하모니, 리듬을 조절하여 바른 마음으로 회복시킨다)
- 듣는다.
  (음악요법을 미국에서는 상처 입은 군인을 대상으로 우울병에 걸린 병사를 위해 사용하였다 한다).

① 뇌파는 오케스트라이다.

생명의 뇌파는 오케스트라이다.

⇩

신진대사(세포 간의 전위차에 의해)를 촉진한다.

⇩

인간의 두뇌(전위차에 의해 생명 파장 발생)를 활성화 시킨다.

⇩

뇌파(전기적 파장) 주파수에 따라(알파파, 베타파, 세타파, 델타파) 뇌의 각 부분에 전달된다. 뇌파는 의식정도, 감정 상태에 따라 각기 다르다.

⇩

빠른 뇌파는 쉽게 흥분, 산만을 유도한다. 느린 뇌파는 이완, 느긋한 만족감, 마음의 평화를 준다.

⇩

긴장 중일 때는 베타파를 발산(일을 효과적 처리)한다. 지속적 베타파 발산(스트레스, 암, 위궤양, 면역기능 저하, 고혈압, 당뇨)은 성인병 유발의 확률이 높아진다.

(긴장할수록 성인병 유병률이 높다)

② 알파파는 좋은가

두뇌개발의 알파파는 집중력, 암기 등 학습효과를 통해 두뇌를 총명하게 한다. 알파파는 마음을 평온하게 하고, 스트레스 해소와 뇌 건강에 좋다.

⇩

알파파 훈련법은 명상과 호흡법, 마인드 컨트롤, 오감훈련법 등이 있다.

⇩

총명한 머리(느린 알파파와 빠른 베타파의 적절한 혼합 균형)를 만든다.

표 3-2. 뇌파와 주파수별 활동

뇌 파	주파수(Hz)	두뇌활동 상태
베타파	13～30	깨어있을 때, 말할 때 등 모든 의식적인 활동상태
알파파	8～12	긴장 이완, 명상상태
세타파	4～7	창의적 상태, 초학습능력 상태, 긴장 이완상태
델타파	1～3	깊은 수면상태

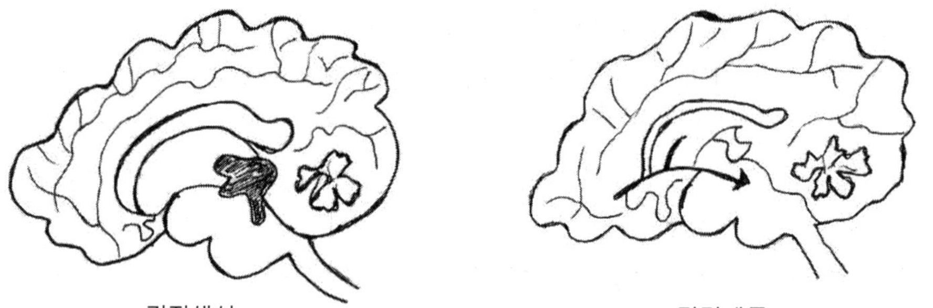

감정생성 갈망계통

그림 3-14. 감정생성의 핵심구조들의 위치

⇩

두뇌개발(느린 뇌파와 빠른 뇌파의 균형 있는 반복조절)**에 효과적이다.**

③ 일상적 생활

일상적 생활에서는 대부분 베타파 상태를 유지하고 알파파 상태를 끌어올린다.

⇩

비디오, TV, 만화, 컴퓨터 자극적 환경의 뇌파는 빠른 파장으로 작용하여 뇌는 쉴 수 없다.(뇌에 찌꺼기가 쌓이는 원인이 된다)

⇩

산책, 명상호흡법으로 휴식을 취한다.

⇩

뇌의 휴식(뇌파조절 산책과 명상)은 무념무상의 경지를 만들고 다시 일상생활을 시작한다.

⇩

마음 조절법(명상법, 호흡법, 기공해조법)을 이용한다.

④ 여동반의 명상호흡법

㉠ 두 손을 깍지 끼고 엄지손가락을 서로 맞댄다.

㉡ 이런 상태에서 배꼽 아래 5센티미터 되는 것에 깍지 낀 양손을 갖다 댄다.

㉢ 숨을 들이마시고 내쉬면서 배가 불룩하게 나오고 꺼지는 것을 손으로 느낀다.

㉣ 눈을 감고 뱃속 한가운데에 밝은 빛을 내는 불씨가 있다고 생각한다. 생각을 계속하면서 코로 숨을 천천히 들이마셨다가 입으로 천천히 내친다.

㉤ 가능하면 허리를 곧추세우는 것이 좋다. 그리고 눈이 코끝을 바라보는 위치에서 눈을 감는다. 공부하다 가슴이 답답하고 불안할 때 명상 호흡법으로 단전에 마음을 모으면 좋은 효과를 본다.

⑤ 뇌가 젊어지는 처방전

㉠ **지능의 차이는 출생 후 학습방법이나 자라나는 환경에 따라 달라진다.** (두뇌는 쓰지 않으면 뇌세포는 파괴된다)

㉡ **뇌의 네트워크를 증가시키는 것만으로도 언제까지나 젊은 머리를 유지한다.** (생각해 내는 호르몬 작동)

㉢ 하루 중 무엇이든 즐거운 일을 찾아 실천에 옮기고 나쁜 감정은 가벼운 운동으로 해소한다.

㉣ 안다는 것, 즐거운 것은 뇌에 있어서 최대 기쁨이다. (흥미 있고 호기심 있는 것, 재미있는 것부터 시작)

㉤ 안다는 것은 직접적으로 뇌가 느끼며 기뻐하는 것이다. (알았다고 하는 쾌감을 느낀다)

㉥ 중요한 쾌감 물질은 뇌 기능이 저하되면 나오지 않게 된다. (재미있고 즐거운 것부터 시작)

㉦ 혹사된 뇌를 소생시키기 위해서는 가끔 뇌를 쉬게 할 필요가 있다. (재충전 뇌는 싱싱하고 활성화)

◎ **뇌 훈련에 의해 심신의 노화현상을 예방하고, 쾌감 스테미너를 회복할 수 있다.**

▶ 뇌가 사고나 판단을 정지하는 일

싫어하는 것, 귀찮은 것, 재미없는 것, 흥미 없는 것, 혐오감, 거절반응(사고 판단을 정지시킨다)

부인이 성관계를 거절하면 성욕은 더욱 저하된다(사고 판단을 정지시키는 일이다). 시냅스 배선 움직임도 정지된다.

⇩

장수의 비결은 항상 웃는 것, 지루하지 않게 사는 방법을 유지하는 것이다.

⇩

예민한 감성으로 매사에 호기심(뇌 활성화, 몸 상태 유지)을 가진다.

⇩

항상 감동을 느낀다.(성적 감동 포함)

▶ 뇌는 태어날 때부터 수치심이 없다.

항상 감동하는 능력을 발휘하고, 무엇이든 생각하는 습관을 기른다.

⇩

부끄러움을 느끼는 것은 노화의 신호이기도 하다.

⇩

수치는 뚜껑(수치스러우니 안 한다. 부끄러워 물어볼 수 없다 등)을 닫는 행위이다.

⇩

부끄러움은 자기 자신을 죽이는 것과 같다.

⇩

알지 못하면 물어본다(수치심에 부끄럽게 생각)는 긍정적 사고를 가진다.

⇩

뇌는 항상 새로운 정보를 찾아 실행하려 한다.
(수치심은 긍정적 사고로 전환시키려 뇌는 자주 암시를 준다)

▶ 독촉은 나태한 뇌를 만든다.

뇌 자극(기분 좋은 일)은 항상 준비된 상태로 뇌는 항상 기다리며, 나태하기는 하지만 **쾌감이란 신호를 전해 받기만 하면 노력하는 성질을 가진다.**

⇩

어떻게 하면 좀 더 재미있을까(쾌감 신경은 호르몬 분비 촉진)

⇩

노력해 가며 계속 재미를 느끼려고(아주 자연스러운 것이다) 준비한다.

⇩

섹스의 경우 더 하고 싶다고 하는 쾌감(자연스러움)을 누구나 갖는다.

▶ 스킨쉽은 뇌 활성화의 에너지이다.

태어나서 처음 쾌감을 느끼는 것이 엄마와의 스킨쉽에서 발생한다.

⇩

뇌는 피부감각에 의한 오감 자극에 민감하다.

⇩

리셉터 반응에 의해 자극을 뇌에 전달한다.

⇩

스킨쉽은 커뮤니케이션을 통해 뇌력을 향상시킨다.

⇩

피부는 자꾸 사용하지 않으면 퇴화, 둔화된다.

(피부의 자극도 뇌를 활성화 시키는 방법이다)

⑥ 성을 즐기는 뇌(젊어진다)

㉠ 성감 향상은 뇌 활성화에 불가결 요소이다. **섹스를 하면 뇌의 활동이 활발하여 오감 자극에 의해 쾌감을 느낀다.**

- 20대 섹스 : 그 자체가 즐거움이다.
- 30대 섹스 : 안전성 있는 섹스(성적인 상황)를 원한다.
- 40대 섹스 : 파트너에 대한 권태기(상대방과의 정서적 연결)를 느낀다.
- 50대 섹스 : 성생활을 포함한 재창조 열의와 즐거운 인생 재구축에 정열을 바친다.
- 60대 섹스 : 육체의 성욕 쇠퇴에 의해 관심이 없어진다. 성교 횟수 감소로 인해 오르가즘을 느꼈던 젊었을 때의 마음만 있다.

㉡ 남자와 여자는 왜 섹스를 하고 싶은가

사춘기(성행위 충동), 본능적 욕구(성욕)에 의한 경험이 성욕을 일어나게 한다. (성욕이 강하다는 것과 정력이 세다는 것은 다르다)

⇩

섹스를 하고 싶다는 마음은 전두엽, 대뇌피질의 뇌세포 작용에 의해 유발된다.

⇩

성욕 본능은 천한 마음이 아니다. 사랑하고 싶다, 먹고 싶다, 함께 있고 싶다는 것은 인간의 기초적 본능이기 때문이다. (자연적 생물 욕구)

⇩

90세가 되어도 성욕은 쇠퇴하지 않는다. 쇠퇴하는 것은 정력이다. 정력의 쇠퇴와 성욕의 쇠퇴라는 언어를 착각하지 않고 노인의 성에 대해 더욱 관심을 가져야 된다.

㉢ 섹스를 하면 아름다워진다.

대뇌 변연계(감정중추)에 의해 식욕과 성욕은 시상하부에서 일어난다.

⇩

감정의 오감을 작동시킨다. 여성이 여성스럽고 화려하고 아름다워 보이는 것을 느낀다.

⇩

쾌감의 원칙이 작동한다. 성행위(자신의 몸 내부 정보를 느끼는 일)를 갖고 싶은 충동이 생긴다.

⇩

인간의 본능은 강력하다. 동물적 감각으로 단련된 제법 탄력성을 가진다. (오감 작동)

⇩

감성을 높이고 자신의 존재를 재확인시키기 위해서 종족 보존의 본능에 의해 성적 쾌락을 느끼는 뇌를 작동시킨다.

㉣ 뇌의 휴식은 성 쇠퇴 방지에 도움이 된다.

발기력이 강하면 포텐츠가 높다. 발기 불능자는 임포텐츠를 말하며, 임포텐츠 자는 고령일수록 증가한다.

⇩

컴퓨터 기술자, OA기기 취급 남성일수록 성 불능 환자가 많다(테크노스트레스는 임포텐츠). 컴퓨터의 속도에 뒤진 인간의 스트레스도 작동한다.

⇩

성 중추(대뇌 변연계)가 파괴된다. 이때는 비아그라가 아니라 성을 즐기는 뇌의 발달 능력을 향상시키기 위해 뇌의 휴식을 고려한다.

⇩

일손 멈추고 뇌 휴식(커뮤니케이션 회복)을 꾀한다.

㉤ 웨르데스의 열 가지 규칙

① 식사에 있어서 고기를 적게 먹고, 야채를 많이 먹는다.

② 짠 것은 적게 먹고, 신 것은 많이 먹는다.
③ 밥은 적게 먹고, 과일은 많이 먹는다.
④ 적게 먹고 오래 씹는다(일상생활 수칙).
⑤ 적게 입고 자주 씻는다.
⑥ 담배 피우지 않고 좋은 공기를 마신다.
⑦ 화내지 않고 많이 웃는다.
⑧ 욕심 내지 않고 많이 베푼다.
⑨ 공연한 걱정 하지 않고 푹 잔다.
⑩ 차 타기보다 많이 걷는다.

ⓑ 뇌를 젊어지게 하는 처방

① **섹스를 하면 뇌의 활동이 활발해진다.**
② 섹스를 생각하고 실제로 행동에 옮겨보고 싶다는 마음은 결코 천한 것이 아니다.
③ **성적 쾌감이 뇌를 발달시키고 사람을 아름답게 한다.**
④ 성의 쇠퇴를 방지하려면 일손을 멈추고 쉬며, 뇌에게 휴식을 준다.
⑤ **이성을 사랑함으로써 뇌는 젊음을 유지한다.**
⑥ 폐경은 여성에게 있어서 새로운 성의 시작이다.
⑦ 발기부전을 해결하려면 가정 안팎에서의 스트레스를 튕겨낼 수 있는 생활방법에 철저하게 대비한다.
⑧ 성교만이 정상적이며 만족스러운 성의 표현이라고 생각하는 것은 근거 없는 이야기이다.
⑨ 강한 만족감을 느낄 수 있는 오르가즘이 없어도 상대방에 대한 자상한 배려와 신체적 접촉은 할 수 있다.
⑩ 모든 커플의 성적 관계를 양호하게 하는 열쇠는 성을 즐기려는 뇌에 의한 커뮤니케이션이다.
⑪ **뇌의 젊음을 유지하기 위해서는 마음을 젊게 하는 것이 중요한다.**

(4) 감각을 인식하는 뇌

① 뇌에는 정보가 있다(사고, 판단은 뇌가 하고 오감을 느낀다).

뇌에 정보입력을 하면 사고, 판단에 의해 정보를 전달기관인 말초 감각기관을 통해 전달된다. 말초 감각기관에서는 형태와 색을 인지한다.

색 → 시각
소리 → 청각
냄새 → 후각
맛 → 미각
감촉 → 촉각

이것을 오감이라 한다. (시각, 청각, 후각, 미각, 촉각)

⇩

오감의 정보를 얻으면 감각영역의 뇌로 각기 전달된다.

⇩

정보가 전달되면 감각기관을 자극한다. (전기신호로 바뀐다)

⇩

신경으로 먼저 전달(신경세포)되고, 다음은 척수에서 뇌간을 통해 시상으로 전달된다.

⇩

대뇌피질(시각에 대한 정보)에서 정보를 모아 판단한다.

㉠ 시각

바깥 정보를 70% 눈으로(시각) 감지한다.

⇩

감각의 민감도는 사람에 따라 차이가 있다. (감각 예민도)

⇩

오감 중 시각은 특히 발달되어 있다.
(눈에서 수정체를 통해 렌즈에 영상화 된다)

⇩

사물이 망막에 비추어진다. (시세포에서 담당)

⇩

전기신호에 의해 시신경으로 전달한다.

⇩

왼쪽, 오른쪽 눈 교차점(신경 교차지점을 통해)에 도달한다.

⇩

오른쪽 정보(좌반구의부)를 왼쪽 뇌로 진행하도록 한다.

⇩

시상에서 정보처리(분석, 검토)를 통해 형태, 색, 밝기 등을 감지하여 대뇌피질로 전달된다.

⇩

눈의 망막에서 잡은 영상은 신호로 바뀌어 시신경을 통해 시각중추로 이동한다.

⇩

색 분별세포(명암세포)는 시세포 추체로 사물의 색에 대한 기본 정보

를 뇌에 전달하고, 간체는 사물의 명암에 대한 기본 정보를 뇌에 전달한다. (색을 정하는 것은 파장이다)

⇩

시신경의 추체에서 파장을 감지하여(로돕신 분비) 대뇌에 전달된다.

⇩

시각은 빛 파장 차이와 색의 차이로 인지한다.

⇩

각각 다른 파장의 빛(감도 높다)을 감지한다.

㉡ 청각

공기의 진동을 감지한다.

⇩

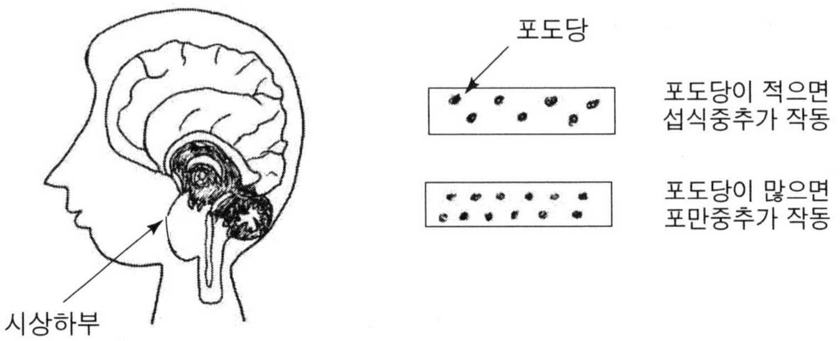

그림 3-16. 식욕 섭식중추와 포만중추

귀의 고막에 자극을 준다.

⇩

이소골에 의해서 증폭시킨다.

⇩

달팽이관에 전달(전기신호로)된다.

⇩

중뇌, 시상을 통해 대뇌피질의 청각중추로 전달된다.

⇩

소리의 강약, 시차로 소리의 방향을 인지한다.

⇩

발생지점을 정확히 판단한다.

㉢ 후각

콧구멍(비강)을 통해서 후상피(냄새분자를 잡는다)에 도달된다.

⇩

후상구체를 통해 시상하부에서 인지한다.

⇩

후각세포는 약 2천~5천만 개 존재하고, 그 활동은 각기 폭넓게 작용한다.

㉣ 미각

단맛, 짠맛, 신맛은 음식의 부패(가장 민감), 쓴맛은 해로움 감지(부패물 감지), 미관구(8천만 개)는 혀에 존재한다.

⇩

미세포에서 감지(맛을 캐치)하고, 정보를 전기신호로 바꾼다.

⇩

미각신경은 연수, 교를 통해 전달되고, 대뇌피질(미각중추)**에서 명령한다.**

㉤ 촉각

바깥 세계의 정보를 촉점(감각점)에 도달시킨다.

- 파치니소체에 도달하면 처음으로 반응한다.
- 마이스너소체는 피부의 형태가 변형하는 속도를 파악한다.
- 메르겔 반은 가볍게 놀리는 감각에 반응한다.
- 루피니 종말은 피부를 당기는 감각으로 작용한다.
- 자유신경종말은 통증, 따뜻함, 차가움 등을 각 기관에서 따로 감지한다.

⇩

척수와 시상에 전기신호로 전달한다.

⇩

대뇌피질의 두정엽에서 느낀다.(환상지통이란 아픔을 느끼는 것은 몸이 아니라 뇌 속 감각중추이기 때문에 팔이 없어도 손가락이 아플 수 있다)

⇩

평형감각은 상반규관과 이석기에서 감지한다.(림프액 속에 존재)

⇩

림프액은 털의 움직임으로 세포를 자극 감지한다.

⇩

전기신호로 전달하여 회전, 속도 등을 알게 된다.

⇩

소뇌에 전달(정보 분석)하여 분석한다.

ⓑ 식욕

음식을 먹이려는 기능은 섭식중추(시상하부 바깥쪽)가 한다.
먹는 것을 정지하려는 기능은 포만중추(시상하부 안쪽)가 한다.

⇩

포만중추가 망가지면 먹는 것에 대한 브레이크 고장과 똑같다.

⇩

포만중추, 섭식중추를 움직이는 메커니즘은 혈액 중의 포도당과 몇 가지 호르몬이다.(뇌는 포도당의 농도로 식욕을 조절한다)

7. 뇌세포의 영양학적 기능 및 역할

세밀한 뇌의 구조는 복잡하고 용어들도 많으나, 크게 네 가지의 기본 구조로 나눌 수 있다.

1) 세밀한 뇌의 구조

(1) 뇌간(brain stem)

척수와 직접 연결되어 있고, 파충류의 뇌와 닮았으므로 파충류 뇌라고도 한다. 뇌간은 **생명 유지에 가장 기본이 되는 심장운동과 호흡중추**가 있는데, 기능적으로 나누어 연수와 뇌교로 구분한다. 연수와 뇌교가 연합하여 심장의 박동과 폐의 자율적 기능을 조절하고, 그 윗부분에 있는 청반핵은 비상 신호들을 전달받아 뇌간으로 명령을 전달한다. 공황장애는 이 신경회로망의 이상과 관련 있다고 추정한다.

(2) 대뇌 변연계(limbic system)

뇌간 위쪽에 작은 복합체로서 뇌하수체와 시상하부가 있는 부분이다. **몸의 화학작용과 감정 상태를 제어하는 역할**을 하며, 신경 흥분과 화학적 신호인 호르몬의 작용을 통해 식욕, 성욕, 수면 등 포유류의 **가장 본능적 신호를 전달하여 그 활동을 조절한다**. 이곳에서 발생되는 신호들은 대개 발달된 대뇌(cerebrum)에서 이성적으로 제어한다. 식욕, 성욕, 수면, 각종 탐욕적 욕구 등의 펄스가 이곳에서 발생하고 있는데, 대뇌가 이것을 이성적으로 제어하지 못하면 아무 곳에서나 자고, 아무것이나 붙들고 먹고자 할 것이다. 그렇게 되면 우리는 그 사람을 정신 이상자라고 부를 것이다.

즉, 본능적 신호를 발생시키는 부분과 그것을 제어하는 신경회로망이 고장 나는 것이 정신분열증의 한 형태가 되는 셈이다. 만약 이러한 생존에 필요한 본능적 펄스가 제대로 발생하지 않거나 대뇌에서 이것을 지나치게 억제한다면 우울증을 유발할 수도 있다고 추정한다.

(3) 대뇌(cerebrum)

뇌중에서 가장 큰 부분을 차지하고 있으며, **의식적인 사고, 기억, 언어, 시각, 청각, 미각, 후각 등의 감각 등 아주 정교한 기능을 조절한다**. 바깥 부분인 대뇌피질은 각 부위별로 아주 정밀한 운동까지 명령한다. 좌뇌와 우뇌로 나뉘어 있으며, 뇌량이라는 부위로 연결되어 있다. 좌뇌는 직선적, 현실적, 계산적 기능을 담당하고, 우뇌는 공간적, 상상적, 이상적 기능을 담당한다. 이러한 기능이 뇌량을 통해 연결되고 서로 조화를 이루도록 제어되고 있는데, 그 기능이 통제되지 못하는 것도 일종의 정신분열의 현상이라고 할 수 있다.

(4) 소뇌

정밀 운동기능을 조절하는 주요한 중추로서 신체의 평형과 자세, 골격근의 긴장성, 시각, 청각 및 체성 감각을 feed-back으로 통합하며 조절하고, 무의식 반사의 통로인 추체 중추이다. 신체의 평형과 자세를 정밀 조정하는 동시에 수의 운동을 조정하며, 골격 근육의 긴장도를 상황에 따라 조절해 준다. 시각, 청각, 체성 감각의 feed back 조절기능도 같이 한다.

2) 뇌신경 세포들의 독립적 특성

(1) 산소 소비량

인체의 세포 수는 약 100조 개 정도에 이른다고 한다. 체중의 약 60분의 1에 해당하는 뇌(약 1.3 kg)가 우리가 들이마시는 산소량의 20%를 사용한다. 만약 몸무게가 90 kg인 사람이면 1.5 kg에 해당하는 아주 조그마한 신체기관이 전체 산소 소비량의 20%를 사용하는 셈이 된다. 이러한 놀라운 사실은 전체 필수 영양소의 20%를 소비한다는 의미와 직결된다.

이것은 평상시에 뇌의 산소 소비수준이다. 따라서 뇌세포가 다른 신체 기관에 비해 상대적으로 얼마나 많은 에너지와 산소 및 필수 영양소를 소비시키는지 알 수 있다. 흔히 신경 쓰이는 일, 두뇌 노동, 정신적 스트레스는 뇌세포에 매우 많은 산소 소비를 증가시키는 행동이다. 대단히 흥분하거나 극도로 긴장하여 신경을 쓰고 난 뒤, 뒷머리가 아프거나 두통이 발생하거나 현기증이 발생하는 이유는 뇌세포가 일시적으로 많은 산소와 영양소를 소비시켰기 때문이다.

우리도 종종 극심하게 화를 내거나, 극도로 흥분하는 일을 한 두 시간 하게 되면 몸이 녹초가 되는 경험이 있을 것이다. 그런데 현대의학은 뇌신경 질환인 정신질환을 치료하거나 원인을 규명함에 있어 뇌세포의 산소 소비량과 그에 대응한 필수 영양소의 소비량을 무시하고 있다.

(2) 특이성 영양소의 요구

뇌세포는 그 에너지원으로 단 한 가지 영양소만 사용한다. 바로 포도당이다. **뇌세포는 청정에너지인 포도당만을 사용하면서 산소와 물과 필수 영양소를 같이 소비시킨다.** 뇌세포가 과잉 소비한 산소와 물은 바로 보충이 될 수 있지만, 필수 영양소들은 즉각 보충되지 않으므로 그 부족분이 누적되어 영양소 감소증에 빠진다.

대부분의 정신질환은 뇌세포에서 포도당과 단백질이 대사되는 데 필요한 보조 필수 영양소의 감소증이 원인이다(많은 과학자들은 이 메커니즘을 이해하지 못하고 영양소 감소증 때문에 나타날 수밖에 없는 결과에 대한 원인을 대사 장애설, 면역설, 알레르기설, 바이러스설이라고 주장하기도 한다).

영양소 감소증은 뇌세포의 정상적 펄스 발생기능들을 저하시키거나 노폐물 분해기능을 떨어뜨려 신경 회로망의 신호 전달 기능들을 저하시킨다. 필수 영양소로는 포도당 대사, 단백질 대사, 지방 대사와 관련된 영양소로 구분할 수 있는데, 공통적인 것도 있지만 상당수가 다르므로 정신질환을 예방하거나 치료하려면 포도당과 각 대사에 소비되는 필수 영양소를 집중적으로 투여해야 한다.

(3) 독립적 운영 체제

뇌세포는 신체의 사령부로서의 기능을 유지하기 위해 매우 독립적인 운영 체계를 가지는데, 뇌에는 림프관이 없다. 즉, 면역체계가 다르다. 뇌세포에는 외부의 이물질 분자나 이물질이 아니더라도 몸의 다른 부위에서 합성된 같은 종류의 호르몬이나 단백질이 마구 들어오지 못하도록 필터가 만들어져 존재하는데 이것을 뇌, 혈관관문이라고 한다. 이는 기존의 의학의 정설이 뇌 신경계의 이상을 치료하는 데 있어 이물질 분자를 사용하는 것이 타당하지 않음을 역설적으로 지적해 주고 있다.

뇌세포는 림프관이 없으므로 그것들과 관련한 단백질 합성 원료인 필수 영양소는 필요하지 않을 것이고, 당연히 지방이나 글리코겐 등을 저장하지 않는다. 이런 이유로 뇌세포에서 사용되는 포도당은 인슐린이라는 당뇨 관련 호르몬의 지배하에 있지도 않다. 이러한 뇌 조직 특유의 독립적 운영체제는 뇌세포 특이성 영양소의 범주를 벗어나지 않는다.

3) 정신질환의 치료 원리

세포의 영양과 대사라는 과정에서 보면 정신질환과 피부질환의 치료 원리는 같다고 할 수 있다. 뇌세포나 피부세포나 세포라는 측면은 동일하다. 세포의 구조에 있어서 뇌세포는 많이 세분화되어 있다는 점 외에 산소, 물, 영양소를 이용하여 각 세포가 가진 유전자에 따라 특정한 물질을 만들어 내고 분해하는 작용은 같은 원리이다. 또한 세포가 외부의 자극을 받아들여서 반응하거나 상호간에 신호전달, 세포기능의 발달 또는 저하되는 원리도 같다. 그러므로 기능적 저하로 인한 정신질환도 위장병이나 피부병처럼 이해할 수가 있다.

주위에는 주부습진 환자가 많은데 도대체 어떤 이물질의 연고가 필요하며, 그 연고가 과연 완벽한 새살을 돋아나게 해줄 수 있을까. 피부세포의 기능이 저하 또는 항진되거나 조직이 손상되었을 때 그 수복에는 결정적으로 그와 관련된 영양소로서 복구가 가능하다는 것이다. 뇌세포도 이와 같이 그 어떤 이물질도 원하지 않는다. 산소와 물과 영양소를 균형 있게 공급하면 세포가 알아서 그 고장을 처리한다. 반복된 근육운동으로 근육을 강하고 튼튼하게 만드는 것처럼 심리적 훈련과 영양소의 공급에 의해 뇌세포를 보다 더 튼튼하게 발달시킬 수 있다.

4) 스트레스와 뇌세포와의 관계

우리 몸의 기능을 조절하는 양대 축은 호르몬과 자율신경인데, 그 기능이 정상적으로 작동되지 못하게 되는 주된 원인이 스트레스이다. 자율신경이 정상적으로 작동하지 않으면 각종 기능적 질병들이 발생한다. 그러므로 각종 기능적 질병들이나 병명을 확실하게 말할 수 없는 이상증세는 스트레스가 주범이라고 할 수 있다. 현대는 스트레스의 사회라고 해도 과언이 아니다. 현대인들은 너무나 복잡하게 많은 일을 하면서 부지런히 살아가고 있다.

에디슨 이전의 사람들은 해가 지면 잠자리에 들어야 했으나, 지금은 밤늦게까지 일을 하거나 텔레비전이라도 시청하고 있다. 스트레스라는 말은 너무도 많이 쓰는 말이다. 스트레스란 나를 둘러싼 환경 변화를 말한다. 이것은 다시 정신적 환경과 물질적 환경으로 나눌 수 있다.

일반적으로 신경을 너무 많이 쓰면 신경성 질환이나 그와 관련된 질환이 생긴다고 알고 있다. 왜냐하면 신경을 쓰면 쓸수록 신경계의 영양소가 과잉 소비되고, 그 결과 몸의 기능을 자율적으로 조절하는 자율신경계 세포는 영양소 감소증을 유발하므로 자율신경의 신호전달 기능이 저하되어 다양한 기능저하 현상이 발생한다.

자율신경의 역할은 심장을 규칙적으로 박동시키거나, 혈관의 수축 팽창을 조절하여 위나 장의 운동리듬과 소화를 지배하는 것처럼 모든 기관과 조직의 기능들은 상황에 따라 균형을 유지시켜 주는 것이다. 이는 교감신경과 부교감신경으로 나뉘어져서 상호 조절을 한다.

그런데 이러한 신경도 신경세포에서 신경전달물질이라는 것이 합성되어져서 그 작용을 나타내므로 영양소의 결핍이나 과잉 영향을 주는 것이다. 따라서 **반복된 큰 스트레스는 뇌 신경계와 자율신경계 세포의 영양소 감소증을 일으키고, 정상적 뇌 신경계 세포 및 자율신경계 세포의 물질 환경을 교란시킨 후 각종 신호전달 장애를 가져온다.**

5) 신경 영양소의 섭취

영양소의 충분한 섭취를 위하여 음식을 골고루 먹는 것이 중요한데, 음식을 골고루 먹기란 대단히 어려운 일이거니와 음식을 골고루 먹더라도 요즈음의 곡류와 야채, 과일이 충분한 퇴비로 키워지지 않기 때문에 비타민과 같은 영양소가 충분하다고 볼 수 없다. 또한 많은 가공식품들은 고칼로리로서 에너지는 충분하지만 필수 영양소는 불충분하다. 그러므로 영양제를 구입해서 복용하는 수밖에 없는 것이다. 영양제는 각각의 목적에 맞게 처방되어 있다.

남성과 여성, 음주자와 비음주자, 중년과 노년, 청소년, 각종 질환자에게 맞도록 처방 설계되어 있다. 현대인은 누구나 영양소의 불균형이 있다고 해도 과언이 아니다. 그러므로 평소에 건강한 사람도 적절한 영양소의 균형을 위해 적절한 영양제를 선택하여 복용하는 것이 바람직하다.

신경 영양소 감소증은 모든 기관이나 조직을 지배하는 뇌세포의 최상위 호르몬과 신경전달물질의 합성과 분비기능을 저하시킨다. 뿐만 아니라 뇌세포 내의 대사과정에서 발생한 각종 노폐물을 분해, 배설시키는 데 필요한 효소의 합성 기능도 저하시킨다. 뇌에서 합성, 분비되는 각종 호르몬들은 최상위 호르몬으로서 여러 가지 일을 동시에 한다. 그러므로 영양소가 충분하지 않아 상위 호르몬이나 신경전달물질들이 불충분하게 합성된다면 그 호르몬의 지배하에 있는 모든 기능들은 여러 가지 문제가 발생한다. 그리하여 원인을 알 수 없는 질병을 앓게 될 것이다. 결론적으로 스트레스는 곧 영양소 감소증으로 나타난다.

스트레스를 극복하는 길은 충분한 필수 영양소의 보충, 충분한 휴식과 수면, 적절한 운동이다. 치료나 예방에 있어 이 순서를 지켜야 한다. 이것을 바꾸어 운동만 열심히 하면 오히려 역효과를 가져올 수 있으며, 심리치료 또한 뇌 신경세포 입장에서는 운동일 뿐이다.

6) 정신질환의 뇌세포 상태

뇌세포의 어느 부위가 잘못되어 있는가에 대해 정확히 대답할 수 있다면 정신질환을 보다 더 쉽게 이해하고 치료할 수 있을 것이다.

(1) 뇌세포 및 신경세포의 신호전달 기능

20세기 후반에 접어들면서 신경회로망에 존재하는 세포들의 신호전달 기전에 대해 세포 과학적, 생화학적으로 상당부분 알려졌으며, 신호전달을 방해하는 요인에 관해서도 많은 연구가 진행되었다.

뇌세포나 신경계 세포의 주된 기능은 각종 신호를 전달하는 것이다. 뇌세포 상호간 또는 뇌세포와 자율신경세포, 말초의 감각세포 간에 서로 신호를 전달하는 것은 틀림없는 사실이다. 뇌신경 세포들은 그 기능별로 연결되어 뇌신경 회로망을 구성하고, 신경회로망끼리 서로 연결되어 네트워크를 이루고 있다. 이미 당뇨병과 관련된 중요한 호르몬인 인슐린 분자에 대해서도 그런 신호전달 과정이 상세하게 밝혀져 있다. 위 속으로 음식물이 들어오면 위 점막세포들은 탄수화물중의 포도당의 농도가 대략 어느 정도인지 감지해서 췌장으로 신호를 보낸다.

췌장에서 분비되어 혈액 중으로 방출된 인슐린 분자는 간세포, 근육세포, 지방세포 등에 가서 그 기능을 발현한다. 인슐린이 포도당을 처리하기 위해 어떻게 신호를 세포내로 전달하는가 하면 인슐린 분자가 세포막에 존재하는 인슐린 수용체와 화학적 결합을 함으로써 인슐린의 작용 발현과 분해도 이루어진다.

세포막에 존재하는 인슐린 수용체의 구조가 밝혀지면서 그것의 분자적 변질이 인슐린 비의존성 당뇨병과 관련이 있다는 보고들이 속속 나왔다. 세포막의 인슐린 수용체가 변질되어 있으면 인슐린이 결합되는 위치가 없어지는데, 이러한 현상을 인슐린 저항성이라 한다.

(2) 세포막에 존재하는 스위치의 고장

체세포에서 뿐만 아니라 뇌세포의 뉴런에 대해서도 각종 신경전달물질과 호르몬이 시냅스(뉴런 접합부위)를 통해서 어떻게 신호전달을 하는지 밝혀졌다. 그 결과를 토대로 신경세포의 신호전달 기능들을 보다 더 쉽게 설명하면 뇌신경 세포들의 신호전달 체계는 각 세포 특유의 스위치가 존재한다고 말할 수 있다. 일차적으로 그 스위치는 세포막에 존재한다고 한다.

예를 들어, 멜라토닌이라는 호르몬은 우리 뇌에서 만들어지는 수면제 호르몬이다. 혈액 중에 물질의 농도가 올라가고 주변의 어두움이라는 자극(눈을 감거나 주위가 어두워짐)이 뇌로 전달되면 멜라토닌이 많이 생성되기 시작하고, 그것은 우리들의 표면의식세포들의 메인 스위치를 내린다(표면 의식세포는 파충류 뇌인 연수와 뇌교 등을 제외한 눈 뜨고 활동할 때 작동 가능한 모든 세포 집단들로 구성된 신경회로망 세포들로서 의식적인 활동과 관련 있는 지각, 운동 신경 영역을 일컬음). 그리하여 표면의식세포들은 잠들게 된다. 이때 멜라토닌 분자는 뇌신경 세포막에 있는 수용체 분자와 화학적 결합을 함으로써 그 스위치 역할을 수행하게 되는 것이다.

우울증이나 조울증, 강박증, 정신분열증, 환청, 환시 등등의 정신질환은 뇌 신경계의 신호전달의 이상이라는 개념에서 다시 생각해 보아야 한다.

제 4 장

환경 식생활과 뇌

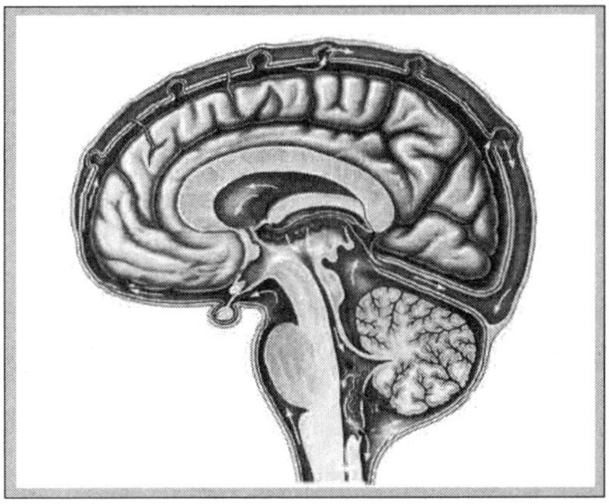

뇌는 인간이 살아갈 수 있는 환경을 감지하여 가능 여부를 판단하고 식품의 탐욕과 욕구를 충동하여 부족한 것은 자꾸 채우려는 기능을 발동시킨다.

1. 환경 식생활이 뇌에 미치는 영향

1) 영양과 뇌(혈액에 포도당이 없으면 뇌는 죽는다)

의욕(A10신경 도파민 분량)에 의해 24시간 일을 한다.
이때 뇌에서는 영양분이 가장 필요하다.

⇩

뇌는 인체에 있는 영양분을 혈액에 운반한다.

⇩

이때 뇌는 심장에서 보내진 혈액의 20%를 차지하여 소모하게 된다. (원활한 혈류량이 중요시 된다)

⇩

뇌의 중량은 몸무게의 약 2.2%에 불과하다.

⇩

뇌는 많은 혈액을 필요로 하며, 이는 혈액 속의 영양분이 필요하기 때문이다.

⇩

뇌의 하루 에너지 소비량은 약 400 kcal **정도이다**.

⇩

뇌 에너지원으로는 주로 혈액 운반에 의해 포도당, 단백질, 비타민 정도일 것이다.

⇩

뇌는 포도당의 저장고이다. (포도당 운반 이상은 생명을 위협한다)

(1) 아침밥과 뇌

뇌는 하루에 400 Kcal의 에너지를 소비한다. 소비량은 1시간당 약 5 g씩 소비한다. (에너지원은 혈액의 포도당)

표 4-1. 뇌의 작용을 좋게 하는 영양소

영양소	효 과	성분이 많이 포함된 식품
포도당	뇌가 필요로 하는 유일한 에너지원 (항상 보급이 필요)	밥, 빵, 국수, 우동, 설탕
단백질	뇌 활동을 돕는 여러 화학물질의 재료	콩, 달걀, 두유, 고기, 생선
DNA 등의 지방질	신경세포의 막 만든다. 정보전달 시그날 분자	정어리 등의 등푸른 생선 뱀장어
각종 비타민과 미네랄	신경세포의 비정상적인 흥분을 억제, 대사 지탱	성분마다 다르다.

⇩

포도당은 글리코겐으로 간장에 저장되며, 글리코겐의 양은 60 g이다.
(뇌가 1시간당 5 g을 소비하면 글리코겐은 12시간 지속된다)

(2) 뇌가 아침밥을 필요로 하는 이유

① 뇌를 움직이는 포도당을 섭취하기 위하여

- 수면 중에도 에너지를 소비하므로 아침에는 에너지가 가장 적다.
- 아침밥으로 에너지를 충분히 섭취해야 된다.

② 뇌의 체온을 올린다.

- 잠을 잘 때는 체온이 떨어지고 활동도 조용하여 평온상태의 체온을 유지한다.
- **뇌의 체온을 올리려면 꼭 아침식사가 필요하다.**

2) 식품과 뇌

(1) DHA 등은 뇌를 활성화시키고 머리를 좋게 한다.

필수 지방산(성량, 생리기능 유지) 등은 음식으로만 섭취가 가능하다.

⇩

필수 지방산 DHA(Dehydroep : androsterone)는 뇌 기억력을 증가시킨다.
(DHA는 등푸른 생선에 많이 함유)

⇩

뇌는 지방질(약 10%의 DNA 물질 포함)도 필요로 한다.

⇩

지방질이 부족하면 세포막 작용을 유지할 수 없다.

(2) 아라키돈산의 작용

세포막(약 성분 세포로 방출)을 형성한다.

⇩

바깥 세계로부터의 자극에서도 잘 반응하여 시그널을 작동한다.
통증의 시그널은 프로스타그란딘이 작동한다.

⇩

시냅스에 사건과 정보를 반복적으로 받으면 시냅스 뒤쪽 신경세포에서 아라키돈산이 만들어진다. (아라키돈산은 지방으로 세포막 통과)

⇩

시냅스 앞쪽 신경세포(정보출력 증가)는 특히 간 기능의 증진과 기억에 유효한 신경세포이다.

⇩

DHA(생선)는 뱀장어, 정어리, 꽁치, 고등어, 방어, 다랑어 등에 풍부하다. **생선을 먹으면 기억력이 상승한다**.

(3) 야채, 콩, 계란, 우유 등은 뇌를 좋게 한다.

야채는 뇌의 활성화에 직접적으로 작용한다. (야채의 비타민이 담당)

⇩

이때 비타민은 보효소로 작용한다.

⇩

체내 효소작용을 촉진시킨다.

⇩

야채는 비타민뿐만 아니라 필수 지방산(알파 리놀산 함유)도 풍부하다.

⇩

체내에서는 DHA로 바뀐다.

⇩

리놀산(신경세포 속 시그널 물질로 작용하여 흥분을 조절한다)이 만들어진다. (녹황색 야채 당근, 시금치 등에 포함)

(4) 콩

콩(대두)

⇩

레시틴을 많이 포함(기억력 상승효과)하고 있다.

⇩

아세틸콜린 신경전달물질의 원료로 쓰인다.

⇩

콩 먹고 레시틴 섭취하면 기억력을 높인다.

⇩

청국장에는 대량의 레시틴이 포함되어 있다.

(5) 계란, 우유, 멸치

계란은 노른자 안에 아세틸콜린을 만드는 콜린을 함유한다. 우유, 멸치, 미역 등은 칼슘, 무기 영양소를 다량 포함한다. Ca도 풍부하다.
(칼슘이 없으면 세포막에서 아라키돈산 떼어내지 못한다)

⇩

Mg(마그네슘)은 칼슘이 없으면 작용하지 못한다.

⇩

칼슘과 마그네슘에 의해 신경과민 상태를 억제한다.
(머리를 좋아지게 하는 직접적인 특효약은 없고, 간접적으로 균형 잡힌 식사가 중요하다)

(6) 커피와 뇌(머리가 상쾌해지고, 과음은 금물이다)

카페인은 감기약에 35～75 mg 정도 함유되어 있고, 진통제에는 100 mg 정도 함유되어 있다. 각성제(수면방지)에는 150～200 mg의 카페인을 함유하고 있다. 보통 1일 섭취 가능한 카페인 양은 약 200 mg 정도이며, 커피 2~3잔에는 카페인 양이 200 mg 정도 함유하고 있어 뇌를 상쾌하게 한다.

⇩

카페인은 대뇌피질을 자극한다.

⇩

잠을 통해 피로감을 회복(기분 쾌적, 집중력 향상)시키고, 카페인 양이 지나치면 중독성으로 오히려 초조, 불안을 유발한다. 카페인은 비교적 안정된 물질이지만 중독이 되면 공황장애를 일으키기도 하는데, 먹지 않으면 원상태로 되돌아간다. 최근에는 하루 적당량의 카페인 섭취는 암 세포의 발생을 억제한다는 보고가 있다.

3) 술, 담배와 뇌

담배와 술을 먹으면 머리가 나빠질까

⇩

담배 피우면 아세틸콜린 강도가 저하된다.

⇩

다량의 술 섭취는 뇌세포를 죽인다. 알코올 벤조디아제핀류는 가바수용체에 작용하여 만취되면 운동장애를 유발하고, 최악의 경우 호흡장애에 의해 사망에 이른다.

⇩

니코틴 섭취는 뇌 아드레날린 분비 자극으로 뇌 경계 시스템을 흥분시키고, 흥분 억제 유도체의 효과를 악화시킨다.

표 4-2. 각종 음료수에 포함된 카페인 양

원두커피	100 ~150 mg/컵
인스턴트커피	86 ~ 99 mg/컵
홍 차	60 ~ 75 mg/컵
카페인 없는 커피	2 ~ 4 mg/컵
콜 라	40 ~ 60 mg/컵
코코아	약 20 mg/컵

4) 염분과 뇌

염분은 뇌에 중요한 역할을 하는데, 이는 신경세포와 이온교환에 관여하기 때문이다. 정보를 전기신호로 바뀌는 작용에는 이온이 존재해야 바꿀 수 있다.

세포막에는 이온채널이 존재한다.

⇩

이온채널은 평상시에는 닫혀 있고, 필요에 따라 열리고 닫힌다.

⇩

세포막은 전기적 성질에 의해 신호를 발생한다.
(전기신호는 신경섬유를 통해 정보를 전달한다)

⇩

이 작용은 염분과 이온에 의해 일어난다. 강한 전기신호는 신경세포를 흥분시키고, 전기신호 억제는 신경세포 흥분을 억제시킨다.

⇩

나트륨이 들어가면 신경세포를 흥분시키고, 염소이온 클로라이드가 들어가면 흥분을 억제시킨다.

⇩

염분은 이온으로 바깥정보를 뇌에 전달하는 중요한 역할을 한다.

⇩

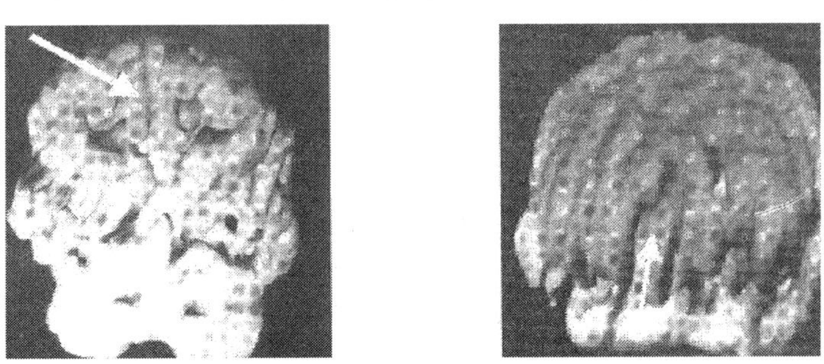

그림 4-1. 알코올 중독 뇌

염분이 없으면 뇌 활성이 불가능하다. 등산에서 소금섭취는 고산병을 예방할 수 있다.(탈수는 위험)

5) **유해물질**(다이옥신과 뇌)

다이옥신(폴리 염화 디벤조라이신)은 간접적으로 섭취하게 된다.

⇩

다이옥신은 간장장애, 생식장애, 갑상선장애 등을 유발한다.

⇩

세포 내에 다이옥신이 다량 축적되면 생식기능에 작용하는 뇌 기능을 파괴시킨다. 다이옥신은 어패류에 가장 많고, 다음으로 수산가공품, 육류 순이다

2. 현대인의 뇌질환의 메카니즘

현대 사회는 뇌의 부담을 크게 한다.

① 스트레스성 정신 신체증
② 노이로제와 우울병
③ 약물에의 도피, 의존성 등에 의한 뇌 자극 등이 있다.

1) 정신 분열증

(1) 스트레스가 뇌의 약점을 공격하여 우울병을 유발시킨다.

정상적인 뇌가 스트레스에 의해 망상적 기분을 유발한다.

⇩

평상시 뇌의 다른 이상이 발생되었다는 딜레마를 일으킨다.

⇩

표현 불가한 망상적 기분에 빠진다.

⇩

자신이 말하는 능력을 잃었다는 망상을 일으켜 자신이 언어 위기에 대한 불안감에 빠진다.

⇩

타인의 시선에 민감하고, 자신의 일에 대한 자가 감시에 빠진다.

⇩

환청상태(자신에게만 들리는 소리)와 정신 분열증상을 유발하기도 한다.

① 사고탄취 : 자신의 머리에서 생각이 빠져 나가는 것을 말한다.
② 사고흡입 : 타인의 죄악이 끊임없이 자신 머릿속에 들어오는 감각을 느낀다.
③ 사고찰지 : 자신 생각이 타인에게 알려지는 것처럼 느껴진다.
④ 사고전파 : 자신 생각이 TV, 라디오를 통해 방영되는 느낌이 든다.
⑤ 명령받는 체험 : 자신이 타인에게 조종되고 있다는 생각이 든다.

(2) 도파민과 우울증

정신분열증 환자의 범죄는 주로 누군가에 의해 명령받았다고 착각한다.

⇩

정신분열증 환자는 외부환경에 민감하고, 자신에 대한 주체성을 상실한다.

⇩

자신의 생각에 대한 정리에 실패한다.

⇩

외부환경과 내적 요인으로는 도파민설이 있다.(정신분열증은 뇌에 도파민이 지나치게 많이 분비되어 균형이 깨져서 비정상적 상태가 발생되는 것을 말한다)

① 전두엽 : 도파민이 부족하면 정상적 이성이 작용하지 않아 주체성을 잃고 망상과 환상에 빠진 우울증 증상을 나타낸다.
② 변연계 : 도파민이 집중된 장소이다.

이렇게 **전두엽, 변연계에서의 도파민 분비의 양에 따라 정신분열증과 우울증의 증**

상을 보이기도 한다.

2) 스트레스는 만병의 근원이다
(감기 면역력 떨어지는 것은 정신적 스트레스)

(1) 정신적, 육체적 스트레스

① 정신적 스트레스 : 좌절이나 절망감, 실연의 상처를 말한다. 부모나 형제 등 가까운 사람의 죽음 등으로 인한 스트레스도 이에 속한다.

② 육체적 스트레스 : 더위나 추위, 육체적 고통, 화상, 출혈 등 몸에 이변이 일어났을 때 스트레스를 입기도 한다. 정신적 스트레스는 감기 환자에게 면역력 결핍증상을 유도하여 감기에 더 걸리기 쉬워진다.

(2) 스트레스의 정신계와 내분비계 반응(부신이 반응)

스트레스를 받는다.

⇩

뇌신경에 도착한다. (스트레스 정보)

⇩

부신수질에 반응하여 아드레날린을 분비한다.

⇩

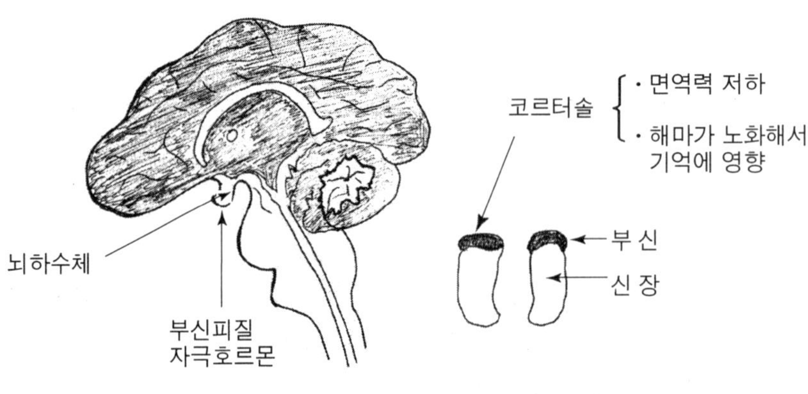

그림 4-2. 부신피질 자극호르몬

전달되는 지령에 의해 부신이 반응한다(뇌 신경성). 시상하부에서 ACTH(부신피질자극호르몬)을 분비한다.

⇩

부신피질에서 코르티졸(당질 스테로이드)을 방출한다.

⇩

내분비계를 통해 부신의 반응을 유발한다.

(3) 스트레스 받으면 혈압, 심박수가 올라가고 동공이 열린다.

스트레스에 의해 신경계에서는 아드레날린을 분비한다.

⇩

혈압, 혈당치를 상승시킨다. 심박이 높아지고, 동공이 열린다.

⇩

코르티졸을 분비한다. (몸속의 물질대사 촉진)

⇩

스트레스, 도피, 원인에 노련한 에너지 공급(아드레날린, 코르티졸)은 스트레스에 대응하여 분비된다. 지나치게 분비되면 신체에 나쁜 영향을 주기도 한다.

⇩

뇌하수체(부신피질자극호르몬) 부신에 도달하여 코르티졸을 분비한다.

⇩

스트레스를 받으면 부신에서 코르티졸을 과분비하여 면역력 저하와 기억력 저하를 유발한다.

3) 스트레스(뇌를 쉬게 하는 시간 필요)

(1) 스트레스가 불러일으키는 정신 실체증

정신적 스트레스를 방치하면 노이로제, 히스테리가 발생된다.

⇩

스트레스성 궤양(위장 약화)을 유발한다.

⇩

스트레스성 고혈압, 심부전, 천식 등은 정신 실체증을 유발한다. 특히 스트레스는 위궤양을 유발하는 원인이 된다.

(2) 정신적 스트레스에 의한 자율신경계 이상

스트레스가 자율신경계에 반응한다.

⇩

미주신경을 자극한다.

⇩

내장에서 소화액이나 위액을 지나치게 분비한다.

⇩

위궤양, 십이지장궤양, 심부전 등을 유발한다.

⇩

교감신경의 비정상적 흥분에 의해 혈관 수축을(고혈압) 초래한다. 정신적 스트레스는 고혈압을 초래하기도 하기 때문에 마음을 항상 편안하게 유지시켜야 된다.

표 4-3. 스트레스에 의한 정신 신체증(증상)

기 관	병 명	증 상
순환기계	고혈압, 저혈압, 노이로제, 협심증, 심근경색	부정맥과 심장신경증
호흡기계	기관지천식, 호흡곤란증, 기침	심한 기침, 딱국질
소화기계	궤양, 위염, 위하수, 대장염, 췌장염, 담낭증	식도 경련, 구역질
뼈, 근육계	류머티스, 근육병, 외상성 경부증후군	관절염, 등허리통, 요통
신경계	편두통, 자율신경 실조증	어지러움, 냉증, 지각미시

4) 수면과 뇌(잠 잘 때 뇌의 작용)

(1) 잠이 들면 동시에 뇌도 수면상태를 취한다.

잠의 조절(뇌에서)에 의해 심장과 폐를 조절한다.

⇩

뇌는 편안하지 못하면 잠을 못 잔다.

⇩

수면조절 중추(뇌간)작용에 의해 청반핵을 분비한다(아드레날린 분비).
램 수면은 솔기핵 시상하부에서 잠 조절이 가능하다.

① 램 수면 : 얕은 잠(잠들어도 눈동자가 움직이고, 손발 근육이 미묘한 움직임을 보이기도 한다)

② 논램 수면 : 깊은 잠(눈동자가 느슨해지고, 혈압, 심박수가 안정된 상태를 말한다)

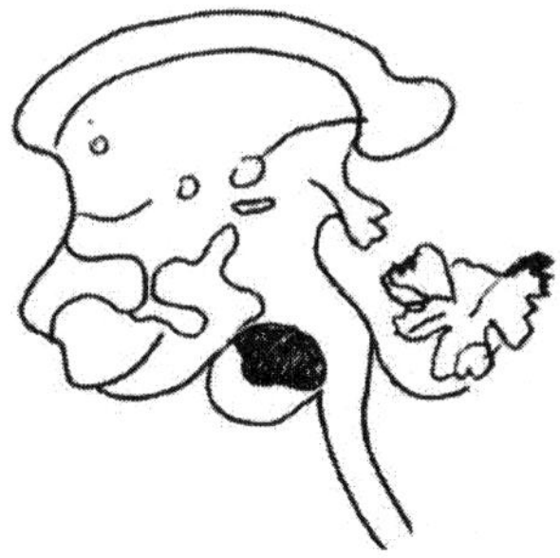

그림 4-3. 램 수면을 제거하는 병변부위

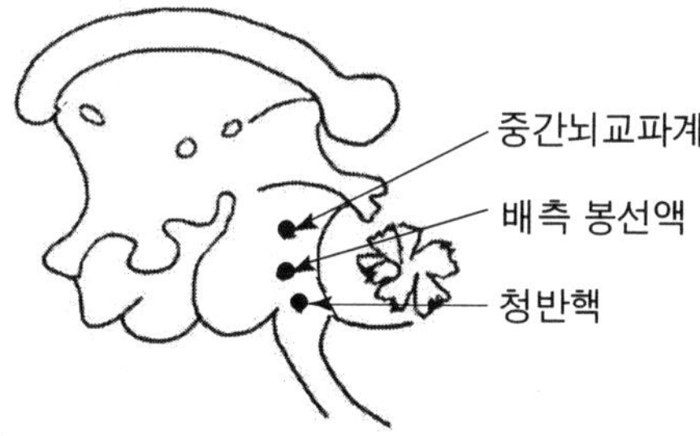

그림 4-4. 꿈(상태 발생기)

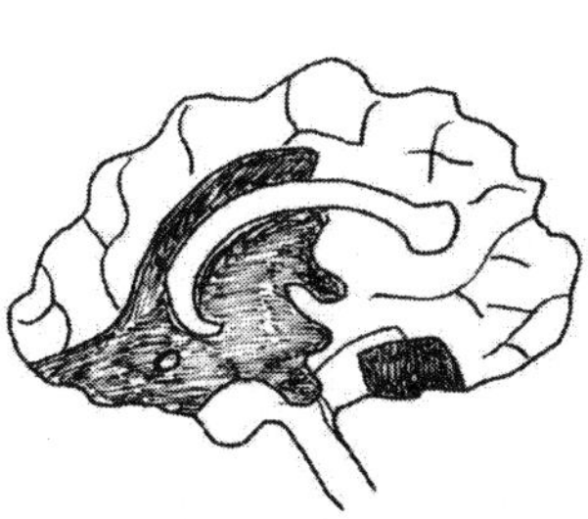

그림 4-5. 꿈꾸는 뇌

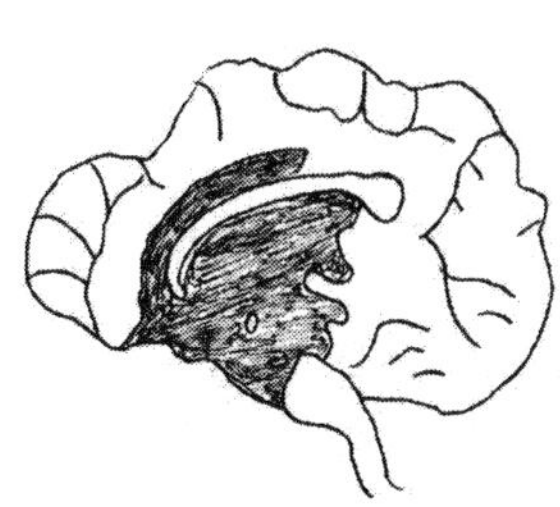

그림 4-6. 감정적인 뇌

(2) 왜 잠을 자는가

몸과 뇌에서 의식을 낳는 부분을 쉬게 하기 위해서 잠이 필요하다.

⇩

뇌 다운되면 모든 기능이 정지된다. (잠으로 쉬게 해준다)

⇩

수면은 식욕, 성욕과 함께 본능적 욕구에 속한다.

⇩

잠은 생명을 유지(체내 시계)하기 위하여 체내 몸의 리듬을 유지하도록 한다. (낮과 밤의 시간 설정)

⇩

체내 시계의 리듬을 잘 맞추면 램 수면과 논램 수면을 교대로 반복(충분한 수면)하여 휴식이 가능하다. (사람의 정상 수면은 개인차가 있다)

평균 잠자는 시간
- 성인 : 6～8시간
- 유아 : 12～14시간
- 초등생 : 10～12시간

(성인이 되면 점점 잠자는 시간이 짧아진다)

⇩

불규칙적 수면은 체내 시계의 정상조절 치료에 의해 가능하다.

⇩

잠을 잘 잘 수 있도록 생체리듬을 조절한다(수면제 복용, 빛 치료)

5) 아연과 뇌

아연이 부족하면 뇌에 악영향을 끼쳐 폭력적 행위를 하기도 한다.

(1) 아연 부족(성욕 감퇴)

인체는 금속은 아주 소량 필요하고, 아연은 효소작용에 있어서 필수적이다.

⇩

아연은 우유, 계란, 콩 등 미네랄 성분에 포함되어 있다.

⇩

아연이 부족하면 성장지연과 성욕 감퇴를 나타낸다.
(독신이나 학생들 아연 부족)

⇩

빵과 인스턴트식품(핀치라는 물질) 섭취가 많아지면 핀치는 체내에서 아연과 결합한다.

⇩

그래서 아연이 체내에 흡수되어 생리활성물질로 사용되는 것을 방해하게된다.

(2) 아연과 폭력행위

아연이 부족하면 스트레스 대응능력이 어려워진다.

⇩

정신적 피로를 느낀다.

⇩

우울증을 유발하기도 한다.

⇩

아연을 다량 섭취하면 폭력 행위를 유발하기도 한다.
(아연의 하루 소요량은 성인이 9～12 mg, 허용 상한치 30 mg이다)

⇩

표 4-4. 각 식자재에서의 아연의 양

귤 : 9.2 mg/70 g	오징어 : 2.7 mg/50 g
쇠고기로 살코기 : 4.6 mg/80 g	뱀장어구이 : 2.8 mg/100 g
램(어린양)로스 : 4.0 mg/80 g	돼지소스, 살코기 : 2.6 mg/80 g
돼지간소스 : 3.5 mg/50 g	

보통식사로 충분하며, 과다 섭취에 의해 요산치를 상승시키기도 한다. 뱀장어에는 아연이 너무 많아 고지혈증을 유발하기도 한다. 여름을 이기는 복날에 빈번히 뱀장어의 소비가 늘고 있다. 과다 섭취는 폭력적이고 고지혈증을 유발하기도 하기 때문에 복날 음식으로 권장하고 싶지 않다.

(3) 알루미늄(비)과 치매

알루미늄 과다 섭취는 알츠하이머병을 유발한다. 양은냄비의 과다 사용도 문제가 된다.

6) 약물 의존

(1) 사회 불안

① 코카인은 도파민의 회수를 방해(비정상적 증강)하여 흥분상태를 유지함으로서 폭력적일 수도 있다.

② 암페타민, 메탄헤타민은 오피오이드 작용에 의해 신경계 활동을 활성화 시킨다.

③ LSD는 세레토닌과 유사하며, 환각이나 망상을 유발한다.

④ 모르핀은 오피오이드류의 대역으로 환각상태를 유지한다.

⑤ 아난다민은 지방질, 신경전달물질의 유사품 약물 과다사용에 의해 우울증을 유발하기도 한다.

⑥ **약물중독은 성감대를 잃어 무감각 상태가 된다.**

표 4-5. 뇌에 강하게 작용하는 약물과 효과

약 물 명	효 과
마리화나	아난다민이라는 지방으로 이루어진 뇌속 물질을 가장해서 쾌감신경을 자극한다.
코카인	시냅스가 먼 도파민의 재흡수를 억제하는 작용을 한다. 도파민이 회수되지 않으므로 흥분상태를 유지한다.
모르핀	신경계를 조절하는 가바신경의 오피오이드 수용체에 작용 신경계의 활동을 활성화 시킨다.
LSD	세토로닌의 수용체에 들어가 평상시에는 없는 환각이나 망상을 본다.

⑦ 사고처리 하는 힘이 약해진다.
⑧ 통증을 억제하는데 과대한 약물 의존성에 의해 통증 억제제로의 역할을 상실하게 된다.
⑨ 바코틴은 아세틸콜린의 보조품으로 별 지장 없다. (뇌 작용에 큰 영향 없음)
⑩ 약물 의존증은 사회적 문제를 일으키기도 한다.

7) 뇌사와 뇌파

① 심장박동의 정지
② 호흡정지
③ 동공 확대와 대광반사의 소실
④ 뇌파의 정지된 상태를 뇌사(대뇌나 뇌간의 기능 정지)라 한다.
⑤ 장기이식을 필요로 하는 죽음을 맞이한 사람에게 신장, 간장, 심장 장기이식이 가능하다.

뇌파는 뇌 속에 날아다니는 무수한 전기신호를 통틀어 총칭한 말이다. 마음을 움직이면 뇌파도 바뀐다.

뇌파 (뇌의 전기적 활동)

⇩

사람이 눈 뜨고 활동할 수 있는 뇌파는 뇌 주파수가 14～34 Hz의 베타파이다.

⇩

안정된 상태의 뇌파는 8～13 Hz의 감마파이다.

⇩

표 4-6. 뇌파는 뇌의 상태에 따라 바뀐다.

명 칭	파 장	뇌의 상태
델타파	6.5～3.5 Hz	수면 중 거의 의식이 없는 상태
세타파	4～7 Hz	졸고 있는 상태
알파파	8～13 Hz	편안한 상태
베타파	14～34 Hz	긴장하고 집중하고 있는 상태

얕은 잠을 잘 때의 뇌파수는 4～7 Hz 정도이며, 깊은 잠을 잘 때는 뇌파는 더 떨어진다. 활동파(베타파, 감마파)는 각성파라고 한다.
(뇌파의 정지는 죽음을 의미한다)

⇩

마음의 움직임으로 뇌파도 바꿀 수 있다.
(마음의 안정도는 뇌파가 결정한다)

8) 마인드 컨트롤(마약)

극한 상태에서의 뇌는 판단력을 소실하기도 한다.

⇩

환각제의 복용에 의해 광신적 행동을 일으킨다.

⇩

뇌 패턴을 회피하기 위한 회로가 자동적으로 열려 있어 컨트롤이 되지 않은 상태이다.

⇩

뇌는 마약류 오피오이드(아난다민 작용) 작동에 민감하다.

⇩

마약은 쾌감신경으로의 전달물질 매개체가 된다.

⇩

도파민의 과다 분비는 정신 흥분제(세라토닌)를 과다 분비한다.

표 4-7. 인간을 바꾸는 세뇌 메커니즘

제1관계	어두운 밤에 가두어 수시간 방치하고, 최저한의 불과 식량만을 공급해서 쇠약하게 만든다.
제2관계	채찍으로 때리고 고문한다. 죽음의 공포에 떤다.
제3관계	자신의 목숨을 상대가 쥐고 있다고 생각하고 주체성이 망가진다. 이 시기에 새로운 사고를 불어 넣어서 간단하게 받아들인다.

⇩

환각, 고통이 쾌감으로 전환되어 도취상태에 빠진다.(무아지경)

⇩

판단이 불가(판단 정지)하게 된다.

⇩

코카인, 각성제 등의 약물중독 의존 상태에 빠진다. 심할 경우 정신적 중독과 정신분열, 우울증을 유발한다.

⇩

마인드 컨트롤(광적 종교집단)에 사로잡히기 쉽다.

⇩

기억력, 판단력 감퇴, 뇌의 기능 혼란 상태를 유발한다.
(약물에 의한 환각작용과 달리 마인드컨트롤 집단적 행위는 기억력, 판단력을 흐리게 하여 뇌 기능을 혼란하게 한다)

9) 유전과 뇌

인격 형성은 유전자에 의한 것인가 환경적인가는 선천성, 후천성 환경조건에서 선택적으로 결정된다.(인격 형성과 유전자의 관계는 뇌의 신경세포가 환경적 상태에서 정보를 습득하여 자기실현을 하는 것을 말하는데, 유전에 의한 선천성 뇌는 존재하지만 인격 형성과는 무관하다. 즉 후천성 환경에 지배된다고 볼 수 있다)

이 장에서는 뇌의 부분적인 뇌 질환의 메카니즘에 대해 논하였으며, 다음 장에서 더욱 상세한 뇌 질환의 원인과 치료에 대해 논하기로 한다.

제 5 장

뇌의 질환별 특징

(의학적 측면)

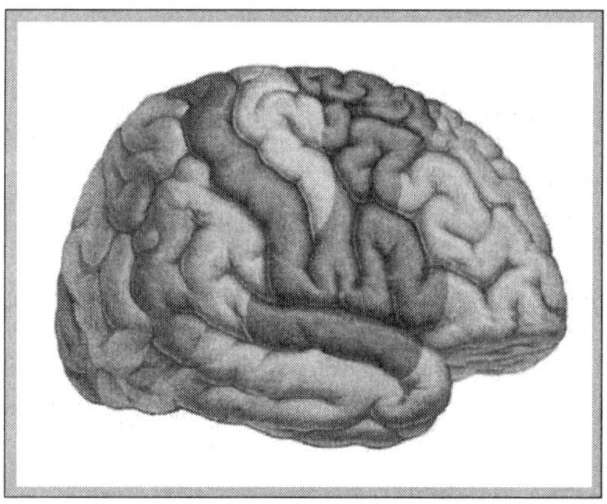

뇌는 각 부분에 따라 인체의 움직임을 분배해서 지배할 줄 안다.

1. 두통(Headache)

① 안와(orbits)에서 후두(occiput)에 이르는 모든 통증을 말한다.
② 예민 부위에서 유래되는 통증, 불쾌감 등 모두를 말한다.

1) 통증 예민 조직

(1) 두개 내 부위

① 정맥

② 피질정맥
③ 기저동맥
④ 경막 등에 통증을 예민하게 느낀다.

(2) 두개 외 부위

① 두피의 현관 및 근
② 안와조직
③ 피 또는 부피조직의 점막
④ 외이 및 중이
⑤ 치아 및 잇몸 부위 등에서 통증에 민감하다.

2. 간질(Epilepsy)

간질 발작 또는 중추신경계의 이상으로 제어되지 않는 전기적 활동성이 방사되기 때문에 나타나는 현상으로 발작 증세를 전후하여 전구증세 또는 전조가 선행되거나 발작 후 증세가 뒤따른다.

발생기전은 흥분성 신경전달물질(exitatory neurotransmitter)인 글루탐산의 이상이 대두되고 있다. 글루탐산은 Na^{+}, K^{+}, Ca^{2+}의 세포내 유입을 촉진시키는 수용체들을 활성화시킴으로써 탈분극 변위를 유도하며, 정신적 발작의 진행을 방지하고 억제한다. 간질은 유전적 성향을 보이나 채널의 유전자 변이가 확인되어 채널병증으로 구분된다.

3. 치매(Pementia)

치매는 대뇌 반구 특히 대뇌피질 및 해마를 침범하는 미만성 질환에 의해 나타나는 지능, 행동 및 성격 등의 점진적 황폐화를 의미한다.

1) 치매의 진전과정

점차 내성적(introspective)으로 변하여 자기 자신을
확신하지 못한다.(치매현상은 우울증과 구별하기 어렵다)

⇩

직장생활, 일상생활이 어렵다.

⇩

병식(insight) 상실과 행동의 변화에 의해 억제력을 상실한다.

⇩

장기적 간호가 필요하다.(항상 보호)

⇩

무언어 증상과 소·대변 실금현상이 심해지면 사망에 이른다.

2) 치매를 일으키는 각종 질환

(1) 알츠하이머씨 병(Alzheimer's desease)

① 신경반 중심 부위에는 아밀로이드 물질이 특징적으로 많이 모여 있어 마치 필라멘트들이 밀착한 것과 같은 현상이 일어나는 질환이다.

② 서서히 기억력을 상실하고 판단력 악화, 지적기능 이상을 일으키는 퇴행성 질환이다.

(2) 필씨병(Pick's disease)

① 40~60세의 여성에서 빈번이 발병한다.

② 전두엽 기능 이상으로 무감정과 주도력 상실, 성격변화 등으로 인해 특징적으로 2~3년 이내에 사망한다.

(3) 정상뇌압 수두증

① 치매, 보행 장애, 요실금 등이 특징이다.

② 뇌 척수액 흐름에 장애를 받아 뇌실압력이 상승한다는 것이 특징이다.

③ 뇌실이 확장되는 과정이 진행된다.

3) 치매의 진단적 접근

신경심리검사 실시에 의한 치매 진단의 목적은

① 초기 치매를 진단하기 위함이다.

② 비특이적 치매를 평가하기 위함이다.

③ 치매와 감별이 필요한 우울증을 감별하기 위함이다.

④ 치매의 치료 경과를 추시하기 위함이다.

주로 치매 진단의 초기 증세를 나타낼 때 제일 먼저 신경심리검사를 한다.

4. 뇌사(Brain death)

(1) 전제조건

① 뇌기능 저하가 약물에 의한 가능성을 항상 인지하고 확인한다.
② 저온증에 의한 결과가 아니어야 한다(체온 35℃ 이하).
③ 심한 대사성, 내분비성 장애에 의한 뇌기능 장애의 가능성이 전제조건이다.
④ 호흡정지 상태와 신경근 전달 차단 약물에 의한 경우는 뇌사에서 고려되어야 한다.

(2) 뇌사검사법

① 동공검사를 한다.
② 각막반사를 한다.
③ 전정막반사(4℃ 물에서 전정기관 자극 움직임 유발) 검사를 한다.
④ 구역반사(기침반응)를 한다.
⑤ 운동반응을 한다.
⑥ 호흡운동(인공호흡기 제거 시 무호흡인가) 검사를 한다.

이러한 뇌사검사에 의해서 무반응일 때 뇌사라 판정할 수 있다.

5. 뇌혈관 질환의 원인

① 패색(Occlusion)의 증상에 의해 50% 정도의 뇌혈관 질환을 유발한다.
② 색전(Embolisation)에 의해 25% 정도의 뇌혈관 질환을 유발한다.
③ 혈액 질환(응고, 철색소병) 등에 의해 뇌혈관 질환을 유발한다.
④ 정맥 혈전증(감염, 탈수)에 의해 뇌혈관 질환을 유발한다.
⑤ 뇌관류 감소에 의해 뇌혈관 질환을 유발한다.
⑥ 출혈에 의한 질환은 발병의 20% 정도로 뇌혈관 질환을 일으킨다.

1) 뇌경색(뇌졸증 검사)

(1) 검사

① 흉부 X선 검사를 한다.
② 심전도(고혈압, 색전성 질환) 검사를 한다.

③ 혈당치와 당뇨검사를 한다.
④ 소변검사와 혈소판 감소증 검사를 한다.
⑤ 혈구계산에 의한 적혈구 증가 수 검사를 한다.
⑥ VDRL-TPHA에 의한 뇌매독 증후군 검사를 한다.
⑦ 경추 X선에 의한 환추측선 아안구 검사를 한다.
⑧ 약물 복통력에 의한 경구 피임제 경혈과 아편 복용 등에 대한 검사를 한다.
⑨ 심애코도에 의해 심원성 색전검사를 한다.
⑩ 혈액배양에 의해 아급성 세균성 심내막염 검사를 한다.
⑪ HIV선별의 세포배양을 통해 AIDS 검사를 한다.
⑫ 겸상 적혈구 검사를 한다.
⑬ 혈장을 채취하여 전기영동에 의한 로딩을 시켜본다.
⑭ 혈액 점도검사를 통해 혈액 질환 검사를 한다.
⑮ 항 cardiolipin 항체검사를 한다.
⑯ 근조직의 생물검사를 통해 미토콘드리아 질환 검사를 한다.

주로 이러한 검사 모두를 종합하여 뇌경색 소견을 알아낼 수가 있다.

(2) 치료법

① 항응고제 요법을 사용한다(피가 굳지 않는 약물).
② 혈전 용해 약물(재결합 조직 플라스미드전 활성제)로 피를 용해시키는 아스피린 등을 사용한다.
③ 혈액점도 감소방법(뇌 혈류량 증대)에 의한 뇌 혈류량의 정상화를 꾀한다.
④ 신경세포 구출을 위해 손상된 신경세포에 칼슘을 유입시킨다.
⑤ 부종의 치료를 서두른다.

(3) 향후 뇌경색의 예방

① 고혈압의 치료에 의해 예방이 가능하다.
② 금연이 뇌경색 예방의 최상이다.
③ 고지혈증 교정에 의해 피를 맑게 만든다.
④ 항 혈소판 제제(아스피린) 등을 복용함으로써 향후 뇌경색 예방이 가능할 것이다.

2) 뇌출혈

(1) 원인

① 고혈압
② 뇌 아밀로이드 혈관병증
③ 혈관염
④ 약물 남용과 코카인 과다 복용
⑤ 외상
⑥ 출혈성 경색
⑦ 항응고제 치료
⑧ 뇌동맥류
⑨ 동정막 기형
⑩ 종양
⑪ 혈액응고 질환
⑫ 원인 미상

이러한 원인에 의해 주로 뇌출혈 질환을 유발할 수 있다고 본다. 이러한 질환의 조기치료에 의해서 뇌출혈 예방이 가능할 것이다.

3) 뇌종양

(1) 유전적 요인

① 종양 유전자 발현 변화가 악성상태로 되어 종양을 유발한다.
② 종양억제 유전자의 활동성 저하에 의한 예를 들어 p53 단백질의 생산억제 유전자에 의해 발병될 수도 있다.
③ 성장인자 조절유전자 이상에 의한 유전적 요인을 들 수 있다.

(2) 뇌종양 감별 진단

① 혈관, 혈종

- 거대동맥류의 혈관 부전증이 일어난다.
- 동정맥 기형에 의한 혈류 비정상 작용이 있다.
- 부종을 동반하는 뇌경색을 유발한다.
- 정맥혈전증을 유발한다.

② 감염(infection)

- 뇌종양(바이러스 감염)
- 사르코이드종의 감염에 의할 수 있다.
- 결핵종에 의한 감염을 들 수 있다.
- 뇌염에 의한 감염으로 나타날 수도 있다.

③ 외상성 병변

- 혈종이 생겨 덩어리를 형성하여 외부에서도 분별 가능하다.
- 뇌좌상에 의한 상처 등에 의한 2차 감염에 의해 종양을 유발할 수도 있다.

④ 남성병변

- 지주막낭이 생기기도 한다.
- 기생충성 및 표충성낭을 일으키기도 한다.

4) 뇌종양의 치료

(1) 스테로이드 요법

스테로이드 주사요법으로 덱사에타존 12 mg을 1회 6시간마다 4 mg씩을 혈관에 주사함으로써 어느 정도 뇌종양의 진전을 예방할 수가 있다.

(2) 수술적 치료

CT와 MRI의 소견에 의해 종양의 정확한 부분을 확인하고 수술에 의해 치료한다.

(3) 방사전 치료

① 고전압 X선을 쏘인다.
② 직선 가속기를 이용 전자선 치료를 한다.
③ 사이크로트론에 의한 가속기 치료를 한다.
④ 코발트로부터의 감마선 치료를 한다.
⑤ 치료 중 부종발생(부작용)을 유발할 수도 있다.
⑥ 탈수초현상에 의해 치료한다.
⑦ 방사선에 의한 종양 괴사치료를 한다.
⑧ 지적기증 손상(치매, 실조, 요실금 유발)을 유발하는데 약물치료를 병행한다.
⑨ 방사전 촉발성 종양이 유발될 수 있으므로 화학요법, 약물치료법을 병행한다.

(4) 화학요법

니트로소 유레아, 프르카바진, 빈크리스틴, 메소드렉세이트 등의 약물에 의한 치료를 한다.

화학요법의 문제성으로는

① 약제의 독성문제(세포독성)에 의해 골수 억제 현상을 유발하기도 한다.
② 약제의 신경계 접근 문제가 있어 다른 신경계를 파손시킬 우려가 있다.

③ 내인성 저항문제(돌연변이 문제) 등이 있다.

(5) 유전자 치료

바이러스 등을 이용한 매개체 응용 종양세포 유전자 응용에 의한 유전자 재조합법을 이용하여 암을 유발하는 유전자를 파괴시키고, 종양 단백질 생성을 억제한다.

① 종양억제 유전자 등과 같은 상실 유전자를 대체 가능하다.
② 유해 과다 활용성 유전자 기능 억제를 할 수 있다.
③ 세포 자연사 촉진, 혈관 생성, 침투 차단을 막을 수 있다.
④ 종양세포 자체 사멸을 유도한다.

5) 파킨슨 병(Pakinsen's diease)

(1) 발병 원인

① Synuclein parkin의 유전자 돌연변이에 의해 일어난 질환이다.
② 흡연과 제초제 노출이 주원인이 되기도 한다.
③ 약물중독(메페리딘 계통) 등에 의해서 발병한다.

(2) 파킨슨병 병리 소견

뇌측질에는 실견 멜라닌이 있을 때 검게 보이나 세포소실이 일어나 측질이 창백하게 보인다.

(3) 임상증세

① Pill・rolling현상을 유발한다.
② 표정 없는(mask-like) 얼굴 표정, 침 흘리는 증상을 감지하지 못한다.
③ 뻣뻣하고 아장거리는 걸음걸이를 한다.
④ 굴곡성 체위로 변한다.
⑤ 운동을 할 수 없는 무척추동물과 같은 증상을 보인다.
⑥ 체위 불안정을 느낀다.
⑦ 안구운동장애를 유발한다.
⑧ 자율신경장애를 일으킨다.
⑨ 기면성 뇌염을 동반한다.

(4) 치료법

① 도파(L- dopel)은 카르복실억제제(마도파, 시에메트)를 투여한다.
② 도파민 효현제(페르폴리드, 프라이페솔, 로피니롤 등)를 사용한다.
③ COMT 억제제인 톨카폰, 엔타카폰 등의 약물을 이용한다(레보도파의 대사 감소).
④ MAD 억제제인 단아민 옥시테이즈(도파민 분해에 중요)를 복용한다.
⑤ 아만타틴을 복용하여 경직완화 약제에 의한 치료법을 주로 병행한다.

6. 정신적 질환의 수술법

(1) 미상하 신경로 절단술

① 내인성 우울증
② 만성 불안상태 또는 공포증
③ 강박신경증
④ 감정요소가 뚜렷한 정신분열증은 신경로를 절단하여 정신질환을 축소시킨다.

(2) 변연 뇌백질적 절단술

① 강박신경증
② 감정요소가 뚜렷한 정신분열증에는 변연계의 뇌백질 부분을 절단함으로써 어느 정도 증상을 완화시킬 수 있다.

(3) 편도 절개술

정신질환 공격성 반응을 일으킬 경우에는 편도 뇌신경을 절단함으로써 목적을 달성할 수도 있다.

(4) 전방 뇌속 절단술

강박신경증의 치료를 위해 전방 뇌속을 절단한다.

7. 알코올성 연관 질환

(1) 알코올성 근병종

미토콘드리아 기능장해, 칼륨이용의 고장, 경련 및 근육압박을 일으킨다.

① 술잔치 이후(급성 괴사성 근병증 유발) 발병률이 높다.
② 미오글로빈 근뇨증을 유발한다.
③ 알코올 금단증상(섬망증상)을 나타낸다.
④ 비대칭적 관계를 일으킨다.
⑤ 장딴지 근육, 팽대에 압통을 느낀다.
⑥ 미이오글로빈뇨증으로 인한 신부전을 유발한다.
⑦ 혈청 K^+의 상승(심부정맥 유발)에 의해 심부전을 일으킨다.

치료로서는 알코올 중단, 비타민 보충, 생리식염수 정맥주사 등에 의해 알코올의 혈액 내 청소 또는 알코올 농도 저하를 꾀한다.

(2) 알코올성 치매

중독성 알코올 중독에 의해 뇌세포의 파괴가 심하여 치매현상을 일으킨다.

(3) 알코올성 소뇌 변성(충분한 비타민 보충, 균형 있는 식이)

① 소외 피질 신경세포 침범
② Parkinje 세포 소실
③ 티아민 부족
④ 알코올 독성효과
⑤ 전해질 장애 등에 의해 뇌 심리학적인 측면으로 볼 때 소뇌 변성을 유발한다.

8. 언어적 인지(뇌 손상에 의한)

1) 청각 언어장애

뇌 손상 환자는 청각 언어능력을 상실하기도 한다.

(1) 실어증(브로카)은 언어 산출 장애

① 대화 내용의 빈곤
② 성대근의 마비
③ 전보어(명사, 동사만을 사용)
④ 언어의 이해는 유지되나 언어를 사용하는데 장애를 갖는다.

⇩

중대뇌동맥에서의 혈액순환 장애를 일으켜 발생한다.

⇩

베르니케 실어증은 소리 이미지에 타격을 준다.
(억양이 불안정하고, 청각 영역인 상측두엽의 이상에 의해 병변을 유발한다)

2) 심리학적 과정

(1) 음운

음소의 정확한 이음 산출이 어려워지고, 조음근육 통제에 의해 음운 불발의 원인이 된다.

(2) 통사

문장에서 단어들이 어떻게 결합 되는지 규칙적(문법 통제 불안전)인 문장의 구성이 불가능하다.

(3) 의미

단어와 단어 결합의 의미를 모르고, 문법의 서열을 이해하지 못한다.

(4) 언어의 대뇌 조직화에 대한 뇌 영상 연구

① 좌반구 전측, 후측 부위들이 언어에 관여하여 서로 다른 역할을 주도한다.
② 언어처리에 관여한 활성화 양상이 경험이나 연습에 의존한다.
③ 대뇌피질 영역에 대한 불완전성이 언어이해 능력을 떨어뜨린다.
④ 특성 언어 기능과 이를 통제하는 뇌 조직 사이의 관계에 대한 지식을 통제

표 5-1. 뇌의 언어적 영역에 의한 손상

실어증 유형	자발적 언어	착어증	이 해	복 창	명 칭
브로카	비유창	흔하지 않음	유지	손상	손상
베르니케	유창	흔함(언어)	손상	손상	손상
전도	유창	흔함(문자)	유지	손상	손상
초피질성 운동	비유창	흔하지 않음	유지	유지	손상
초피질성 감각	유창	흔함	손상	유지	손상
전실어증	비유창	다양함	손상	유지	손상

하지 못한다.

⑤ 언어 영역은 음운, 동사 및 의미체계를 조직화 할 수 있어야 되지만 대뇌 조직화의 이상으로 일어나는 현상 등을 말한다.

3) 시각 언어과정의 신경학적 이해

- **읽기 능력 상실을 실독증**이라 부른다.
- **쓰기 능력 상실을 실서증**이라 부른다.

각회(두정엽의 북측 영역 손상)의 손상에 의해서 읽기, 쓰기 능력을 상실한다.

(1) 읽기

① 읽기의 음운경로: 시각적으로 제시된 단어를 의미와 연결시키는 매개체 역할을 한다.

② 읽기의 직접경로: 인쇄된 글이 음운의 매개 없이 직접적으로 의미와 연합되기 때문이다.

③ 음운 실독증으로 음운경로는 손상되지만 직접경로는 정신적으로 기능하지 않는다.(단어의 시각 형태와 의미 사이의 연합이 존재하지 않기 때문)

(2) 쓰기

① 음운 실서증(비단어의 철자 글로 쓸 수 없고, 말을 못함)

② 어휘 실서증(규칙단어, 비단어 철자는 인식하나 불규칙 철자는 반응 못한다)

③ 두정엽 후측 부위와 후두 경계 부위에 위치한 장소에서 읽기, 쓰기의 뇌가 작동하는데 무엇인가 문제를 일으켰을 때 일어나는 현상이다.

(3) 음악

언어와 같이 음악도 추상적인 상징체계이다.

(4) 좌반구에 언어처리가 특성화 되어 있다

① 상징의 모든 표현과 이해가 좌반구에서 이루어진다.

② 언어가 구강 조음기관의 정확한 순차적 운동 통제에 의존하기 때문에 좌반구에서 처리한다.

③ 언어정보가 말이나 수화처럼 손 모양으로 전달되는가는 상관없이 좌반구가 언어처리의 전문화 기관이다.

④ 언어기능에 있어 좌반구는 우반구에 비해 정교하고 세련된 언어체계는 가지나 우반구도 중요하다.

4) 청각과 시각에서의 언어 신경학

(1) 청각

① 뇌 손상 이후 언어기능 장애를 실어증이라 한다.
② 좌반구브로카 영역은 언어 산출 장소이다.
③ 좌반구 우측 베르나게 영역은 언어 이해 장소이다.
④ 음운의 손상은 음소 발음능력을 유발하는데, 전측 실어증으로 심한 장애라고 할 수 있다.
⑤ 통사(단어의 결합문장 만들기는 전측 실어증 장애이다)
⑥ 의미(단어와 문장의 뜻은 좌반구 추측영역 손상)
⑦ 뇌 영상, 전기 생리적 기법은 뇌의 전측, 후측 부위 통사와 의미에 전문화 시킬 수 있는 지속적 요법에 의해 치유가 가능하다.

(2) 시각

① 실독증은 뇌 손상(읽기 능력 상실)에 의해서이다.
② 실서증은 뇌 손상(쓰기 능력 상실)에 의해서이다.
③ 음운경로는 단어의 문자 형태를 음운과 연결시킨 다음 의미와 연결, 이 경로는 개인이 알지 못하는 단어, 비 단어 읽기에 필요하지만 음운 실독증에서는 이 경로를 상실한다.
④ 직접경로는 문자 형태를 의미와 직접적으로 연결시켜 준다.
⑤ 음운 실서증 환자는 음소, 표기소 대응법칙 등의 철자는 사용하지 못한다.
⑥ 음운을 의미와 연결하는 체계는 측두엽과 경계에 위치하는 연상회와 각회에서 작용한다.

5) 언어와 우반구

① 운율, 말의 어조, 시각의 지각(우반구 수행)을 수행한다.
② 이야기하는 것, 추론 만들기, 주체 추출(우반구)도 여기에서 수행한다.
③ 좌반구에 비해 우반구는 운유법을 이해 가능하도록 돕는다.

④ 언어 발달의 초기단계 활성화에는 우반구의 뇌의 활동이 중요하다.

6) 기억의 인지

기억이란 경험을 통한 개인을 형성하게 하는 개인의 뇌와 행동을 변화시키는 과정이다.

(1) 기억 상실증(뇌가 기억과정을 어떻게 통제하는가)

발병 원인은 해마 영역(해마, 치상회, 해마지각, 비주위 피질)이 손상될 경우 일어난다.

① 외상 후 기억 상실증(시간이 지나면 회복)이 생긴다. 전기충격요법을 사용하면 효과적일 수도 있다.
② 간뇌 영역에 성장하는 종양, 알츠하이머병의 치매에 의해서 발병할 수 있다.
③ 순행성 기억 상실증은 학습의 장애를 의미한다.
④ 역행성 기억 상실증은 기억이 장애를 받는 시간과 범위를 가지고 있으며, 과거보다 최근 경험한 사건들에 영향을 끼친다.
⑤ 정보의 감각유형은 정보의 특성과 무관하다.
⑥ 새로운 기술이나 습관을 학습하는 능력은 유지된다.

(2) 동물의 기억 상실증

① **해마를 손상 입을 경우 경험을 기억하지 못한다.**
② 장기 종강과 위치장의 역할은 해마에서 이루어지나 장기 기억의 형성에는 해마가 중요한 역할을 하게 된다.

(3) 작업기억

① 장기 기억은 유지하나 작업기억 장애를 유발한다.
② 이중 해리현상은 작업기억과 장기기억이 다른 신경체계에 의존한다.
③ 특정 영역처리 체계는 청각 언어 작업기억, 시공간 작업기억 등과 밀접한 연관성이 있다.

(4) 기술학습

① 반복을 통해서 정신적으로 운동, 지각 및 인지 조작이 향상된다.

② 선조체에 손상을 입은 환자는 학습경험의 장기기억은 유지되나 기술학습 능력에 장애를 유발한다.

③ 기억장애에서는 기술학습, 장기기억과는 독립적 기능을 가진다는 것을 알 수 있다.

(5) 다중 기억 체계

① 유형에 따른 장애에 대한 기술은 뇌에 여러 기억체계가 존재한다.

② **서술기억은 해마 영역에서 경험이나 사건을 구성하는 관련성 기억을 담당**하지만, **절차기억은** 해마체계에 의존하지 않고 **학습을 통하여 기술습득과 표현이 가능하다**.

③ 서술기억은 정보를 처음으로 처리한 영역들에 분산되어 저장되며, 회상할 동안 재활성화 된다.

④ 절차기억은 특정 영역의 신경과정의 변화에 의존하여 손가락 순서에 의하여 과제의 학습 운동영역에 관여한다.

(6) 부호화, 응고와 인출의 영역

① 해마는 기억의 부호를 인식하고, 응고와 인출에 모두 관여한다.

② 북외측 전전두엽 영역은 새로운 장기기억을 부호화시킨다.

③ 좌반구 두정엽의 활성화는 기억으로부터 정보를 성공적으로 인출하는데 중요한 역할을 한다.

(7) 편도체

기억과 정서의 인터페이스로

① 공포에 대한 조건화에 중요한 역할을 담당한다.(사건과 자극을 공포스러운 경험과 연결)

② 자주 보상연합의 학습에 의하여 정서적 기억을 조율한다.

(8) 기억과 의식

해마는 학습상황의 의식적 회상에 필요하지만, 의식은 해마에 의존하지 않는다.

7) 집행 인지기능

(1) 집행 기능적 행동

① 목표 달성을 위해 선택한 전략을 분석한다.
② 뇌 영역이 손상되어도 전두엽의 손상에 의해 영향을 끼친다.
③ 집행 기능적 장애는 행동의 시작, 변화 및 종결의 장애를 의미한다.
④ 집행 장애자는 추상적 법주나 규칙에 따른 정보 조작화 능력이 어렵다.
⑤ 장애자는 세상의 이성적 추론, 거주지의 빈도 추정이 어렵다.
⑥ 신기하거나 융통성을 상실한다.
⑦ 장애자는 전략 수정, 전략문제 해결이 미숙하게 된다.
⑧ 인지적 영역과 사회적 영역에서 자신의 수행력을 평가하지 못한다.

(2) 집행 통제에 의한 전두엽 이론

① 작업기억의 장애로 과제 수행정보 수집이 불가하게 된다.
② 집행기능의 장애가 비 관습적 상황에서 해동 통제능력 상실과 자극 반응 수반성에 의존한다.
③ 스크립의 집행가능을 상실한다.
④ 집행기능의 장애는 목표, 목록을 기억하지 못하거나 목표 달성의 자극 행동에 대한 선택에 반응을 하지 못한다.
⑤ 집행기능은 전전두엽의 여러 영역들의 활성화에 의해 초래된다.

8) 정서 인지

(1) 정서란

① 내장, 운동반응 뿐만 아니라 지각, 주의, 평가 및 감정을 포함하는 과정이다.
② 의식에 대한 접근 가능성 과정이 정서이다.

(2) 정서에 관여한 뇌의 피질

① 편도체는 정보의 정서적 중요성을 학습을 통해 빠르고 본능적인 반응을 제공한다.
② 해마는 맥락정보를 제공한다.
③ 시상하부는 전투의 연합 신경계로 내분비기능 변화와 같은 정서적 상태를 연

합된 생리적 현상으로 중재한다.

④ 전측 대상회는 인지와 정서 간의 공유영역에 작용하여 일회 기억과 정서적 경험의 평가를 통합한다.

(3) 정서에 관여하는 피질영역

① 전두피질은 보상과 처벌의 연관성을 평가한다.

② 복내측 전전두피질은 긍정적, 부정적 정서 상태의 표상에 관여한다.

③ 긍정적 정서는 우측보다 좌측 전전두피질의 활동과 연합하여 나타내고, 부정적 정서는 그 반대부분에서 작용한다.

④ 후각, 미각, 자율신경계의 기능에도 관여한다.

⑤ 좌반구는 언어적 의미와 연결해서 정서를 이해하는 역할을 한다.

9) 발달 인지

(1) 과학적 의미

① 신경세포는 임신기간 중에 만들어지고, 신경교세포는 출생 후에 종식된다.

② 아동기 생리적 변화는 뇌 대사율, 전기적 활동에 영향을 끼친다.

③ 뇌조직의 발달적 변화와 인지력 기술은 정해진 순서에 의해 발생한다.

④ 환경은 뇌의 발달에 영향을 끼치고 민감하게 작용한다.

(2) 발달장애

① 신경계가 특정 기술을 습득하는데 불가하게 하는 증후군을 말한다.

② 단독증은 읽지 못하는 좌반구 언어영역 장애라 할 수 있다.

③ 우반구 기능장애는 비언어적 학습장애, 또래들 간의 어려움, 공간적 관계에 어려움을 유발한다.

④ 자폐증 발달장애는 욕구의 심각한 결여와 인지기능의 심각한 지체를 나타내고, 이 장애는 측두엽, 전두엽 변연계의 일부, 소뇌 등의 많은 영역과 관련성이 크다.

⑤ 정신지체는 감염, 유전적 장애, 독소, 무산소증 및 영양실조를 포함한 요인에 의해 비롯된다고 볼 수 있다.

(3) 기능의 회복

① 두뇌 손상에 의한 신경세포의 퇴행, 상실 등 생리적 기능을 유발한다.
② 대사율, 신경전달물질의 분비와 산소소비 기능을 상실하게 된다.
③ 신경 손상은 신경전달물질에 민감성을 나타낸다.
④ 환경적으로 극단적 변화 손상은 기능적 지도를 재구성하여 습득하도록 한다.
⑤ 재활 프로그램은 인지적, 정서적, 사회적, 직업적 쟁점을 동시에 나타낼 수 있는 다원적 접근방법을 이용하여야 된다.

(4) 노화에 따른 뇌 변화

① 능력의 감소, 인지능력 변화는 특정적으로 변한다.
② 노화는 전두엽, 두정엽 등 측두엽 영역에서 일어난다.
③ 노화에 따른 뇌는 상실된 뇌 기능을 사용하려 시도하기 때문에 문제가 있다는 사실을 알게 된다.
④ 유산소운동이 좋으며, 환경 노화를 일으키는 강한 운동은 피한다. 성인은 새로운 뉴런이 형성되는 것을 산소가 돕기 때문이다.

10) 전반적 인지 장애(심리학적 소견)

(1) 탈수초성 질환

① 다발성 경화증은 환경적 병원균 노출, 유전적 취약성이 결합되어 생긴다.
② 기억, 기업적 추론, 주의력의 장애로 감각과 운동장애를 유발한다.
③ 손상되는 뇌 조직 영역은 개인에 따라 다르기 때문에 인지기능 장애의 다양성을 보인다.

(2) 물질 남용과 독소 노출로 인한 증후군

① 알코올 남용에 의해 시공간 기능, 학습, 기억 집행기능의 장애를 유발한다.
② 금속, 유기용매, 농약독소는 우울증과 성담유발 주의력, 기억력 장애, 정신운동 속도 저하 증상 등을 유발한다.

(3) 간질

① 신경세포의 동시적 변형, 약 독소에 의한 노출, 두부 손상, 물질대사 장애로 발생한다.

② 인지적 장애는 발작이 시작하는 때에 의해 성격 변화를 유발할 수도 있다.
③ 신경계 활동을 저하시키는 약으로 치료하고, 심한 경우는 발작의 초점부위를 수술 시행한다.

(4) 치매 질환

① 기억, 언어, 공간능력, 광범위한 정신기능 손상에 의해 발병한다.
② 알츠하이머병은 기억장애, 인지기능 손상에 의해 발병한다.
③ 알츠하이머병은 뇌 조직에 소명섬유 매듭과 아밀로이드 판에서 나타난다.
④ 알츠하이머병은 유전적 요인과 환경적 요인의 영향을 받는다.
⑤ 알츠하이머병은 아세틸콜린량의 증가에서 유발한다.
⑥ 전두측부 치매는 언어장애, 성격변화를 일으킨다.
⑦ 피질하 치매는 운동기능, 주의력, 집행적 통제 장애를 일으킨다.
⑧ 전틴덴병은 집행기능, 공간적 처리, 인지기능 장애, 우울증, 화작범, 충동성, 공격성(정서적 증상 유도)을 나타낸다.
⑨ 파킨슨병은 운동기능 사고가 느리고, 기억, 무감도적 우울증을 동반한다.
⑩ 파킨슨병은 도파민의 상실을 개선해야 된다.
⑪ 혈관성 치매는 경미한 뇌졸중 누적, 신경심리학적 기능장애를 유발한다.
⑫ 에이즈 치매환자는 주의력, 문제해결 기억력 장애, 정신과적 증상을 유발한다.
⑬ 에이즈 보균자는 경미한 심리학적 기능장애를 유발한다.

(5) 폐쇄성 두부 손상

① 교통사고, 추락 등 머리 충격에 의한 의식 상실을 일으킨다.
② 급성장애는 주의집중의 장애, 외상 후 기억상실, 장기적 효과는 추상적 사고의 장애, 불안, 우울, 분노 등이 유발하기도 한다.
③ 두부 손상 안전 라인의 수칙을 지키면 예방이 가능하다.
(헤드기어, 안전벨트, 에어백, 위험한 곳 불참 등)

9. 뇌의 활성화가 노화를 방지한다

1) 노화의 기작

(1) 생체물질론

종이나 개체의 수명은 출생 시 가지고 태어나는 생체물질에 차이가 있다.

(2) 유전인 돌연변이설

자연 상태의 방사선이 노화과정을 촉진시킬 수도 있다.

(3) 노화의 프로그램 설

종마다 나름의 평균 수명을 가진다. 노화를 결정짓는 시계가 뇌의 기저, 시상하부에 있다.

(4) 유전 인자설

노화는 유해한 유전인자에 달려 있다. 변경된 유전인자들은 기능적 감소와 노화와 관련된 변화를 유발한다.

(5) 교차 연관설

단백질은 작은 펩타이드 분자로 구성되어 교차 연관에 의해 변성이 일어난다. 노화로 인해 발생하는 콜라겐의 축적은 기관의 기능적 조직의 소모로 인한 것으로 생각된다.

(6) 프리라디컬 이론

산소를 이용하는 생물체에서 정상적 세포내 대사과정 중 생기는 유독물질(활성산소)에 의해 노화와 관련된다는 설이다.

(7) 소모이론

에너지율, 대사율에 의해 에너지가 고갈된다는 이론이다. 물질대사에서 해로운 물질에 의한 축적 노화로 와전되었다.

(8) 세포의 오물

노화로 제거되지 않는 물질대사에 의해 물질 축적이 된다는 설이다.

(9) 자가면역설

면역시스템이 신체 내 이물질과의 반응을 수행할 수 없다.

(10) 신경내분비설

호르몬 분비는 노화과정을 촉진시킨다.

2) 노화관련 기능장애

(1) 검은 사마귀는 멜라닌 세포 수 증가에 의해 생긴다.
(2) 노인성 혈관증은 신체의 붉은 반점으로 모세혈관, 팽창혈관의 망상구조에 형성되는 모반이다.
(3) 유경소양증은 호르몬의 불균형에 의해 생긴다.
(4) 노인성 소양증은 피부에 작은 균열과 혈액 유출에 의해 생긴다.
(5) 노인성 각화증은 융기, 사마귀와 같이 각질 증식 피각에 의해 형성된다.
(6) 대상포진은 수두에 걸리면 장기간 척추신경과 바이러스가 감염된 곳이 신경섬유를 공격하여 일어난 증상에 의해 생긴다.
(7) 피부암은 악성 색소증과 표피변절(악성 종양)에 의해 생긴다.
(8) 관절염은 탈 증식의 과정이나 부종의 여러 형태로 나타난다.
(9) 고혈압은 유전적인 요인과 환경적 요인, 식사요법에 의해 생긴다.
(10) 관상동맥 질환은 심장병(동맥경화로 인해 일어나는 질환)을 유발한다.
(11) 심근경색은 급성 심장동맥의 폐쇄 동맥혈관 내 혈액이 멈춘다.
(12) 협심증은 심근의 산소결핍으로 인해 일어난다.
(13) 후천성 면역결핍증후군은 세포매개성 면역의 결손에 의해 생긴다.
(14) 폐기종은 폐가 통기할 수 있는 능력 상실로 폐 내에 과도한 공기가 축척되어 생긴다.(만성 기관지염, 흡연, 폐의 자극문제 야기)
(15) 만성 기관지염은 감기 등 오랜 담배의 흡입에서 생긴다.
(16) 폐렴은 바이러스의 감염에 의해 생긴다.
(17) 위암은 불규칙한 식생활에서 생긴다.
(18) 변비는 노화가 오면 소화기관의 기능 저하에 의해 생긴다.
(19) 치질은 소화기능의 저하에 의한 변비의 다발종에 의해 발생한다.
(20) 전립선염은 정자의 수송이 정지되어 원활한 성적관계의 정지에서 생긴다.
(21) 암도 노화에 의해 생긴다.
(22) 위축성 질염은 폐경 후 에스트로겐 분비 결핍과 질 주위 가려움증을 유발한다.
(23) 자궁탈출증은 생식기 조직의 기능장애(질 보호 인대가 약해져서)에 의해

생긴다.

(24) 발기부전은 성 능력 결여, 콤플렉스, 스트레스에 의해 생긴다.

(25) 성기능 감소는 체내 호르몬 변화에 의해 생긴다.

(26) 당뇨병은 당분 양의 부적절과 과잉의 오줌 배설에 의해 생긴다.

(27) 갑성선 기능부전증은 기초대사율의 감소와 권태 및 무력감, 월경이상에서 생긴다.

3) 항노화의 건강지표

(1) 혈액 지방의 혈액 콜레스테롤량을 줄인다.

(2) 비만은 심장병 유발, 수명을 단축시킬 우려가 있다.

(3) 혈압, 심장박동률 및 최대 산소 소모량은 최대 산소 소모량과 스트레스에 반응하는 심장과 심혈관계의 능력이 노화됨에 따라 감소한다.

(4) 폐활량은 인간 노화의 생체지표이다.

(5) 자가 항체는 백신주사 시 생성되는 일종의 단백질을 말하며, 잘 생성되지 않는다.

(6) 정지상태의 평형을 유지한다.

(7) 탄식상태의 혈액 당분

(8) 백혈구 세포의 수 등이 항노화의 지표가 된다.

4) 항노화 건강 프로그램

(1) 항노화 플랜으로는 칼로리 제한에 의한 체중 손실과 칼로리 성분 조절을 들 수 있다.

(2) 칼로리 섭취 제한을 연구한다.

(3) 항노화 계획 핵심요인으로 영양분 요구량(칼로리 섭취, 하루권장량)을 지킨다.

(4) 항노화 식욕 감퇴증상, 정신력, 정서력 장애 치료를 꾸준히 한다.

(5) 체중 감소 프로그램으로 비만으로부터 탈퇴를 한다.

(6) 항산화제 멜라토닌, DHEA, 비타민 C, E, A, 유비퀴논(심장병에 특효), 플라보노이드(염증반응 시 효소활성 억제) 등을 많이 섭취한다.

(7) 포도씨 추출물(항산화제)을 섭취하면 뇌혈관 관통, 중금속 방어, 히스타민 생성 방어, 알러지 감소, 혈액순환을 원활하게 할 수 있다.

(8) 본초 항산화제

① 녹차는 폴리페놀 함유, 마그네슘, Mn, K를 다량 함유한다.

② 은행추출물은 phophatidyserine(PS) 항노화제가 들어 있다.

③ 마늘은 항산화제, 혈압강하, 면역신장을 돕는다.

④ 녹색식품

⑤ 허브(산사나무, 엉겅퀴, 콩)를 충분히 복용, 사용한다.

⑥ 미네랄 등의 한방약재 근원물질을 많이 섭취한다.

5) 항노화 호르몬 요법

(1) 성장호르몬 주입

① 젊어짐, 피부가 두꺼워짐, 뼈가 강해짐, 면역능력 재생, 에너지 유지, 성 강화, 신장기능 증진, 주름을 없앨 수 있다.

② 기억력 등에 효과가 있다.

(2) 에스트로겐과 프로게스트론 주입

① 에스테로겐 발정 스테로이드 물질을 증진시킨다.

② 프로게스테론, 태반분비 수정란 발육 등에 사용한다.

(3) 테스토스테론

고환, 성 충동, 성욕 증가와 정자생성에 사용된다.

6) 노화와 수명조절

(1) 적당한 운동

(2) 항노화 식품의 섭취

(3) 칼로리 제한

(4) 이상적 체중과 수명

(5) 자외선의 오랜 방출은 생식선 발달의 지연과 피부의 노화를 일으킨다.

(6) 수혈(무관)

7) 장수 식이요법

(1) 비독성 음식을 섭취

(2) 충분한 영양분 섭취

(3) 음식분해가 용이한 물질 섭취

(4) 천연과일 섭취
(5) 채소의 싹 섭취
(6) 지방섭취는 전체 칼로리의 30% 이하로 섭취
(7) 포화지방산은 전체 칼로리의 10% 이하로 섭취
(8) 불포화지방은 전체 칼로리의 10% 초과하면 안 된다.
(9) 음주는 적당량 섭취
(10) 소금은 하루 3 g 이하로 조절
(11) 탄수화물은 하루 50% 이상 섭취
(12) 콜레스테롤은 하루 300 mg 이상 초과하지 않는다.
(13) 개인 체중과 칼로리 유지
(14) 편식 금지
(15) 콩, 견과류, 씨앗 섭취
(16) 유제품, 효소식품 섭취
(17) 고기, 생선(일주일에 두 번) 섭취
(18) 올리브 오일 사용
(19) 시리얼, 과일, 채소 다량 섭취
(20) 육류, 우유제품은 적게 섭취

이러한 식습관 규정을 지키면 100세 이상 장수 만수무강을 누릴 수 있다.

8) 간을 혹사시키는 요소

(1) 흡연
(2) 과도한 음주
(3) 시든 채소 먹지 않기
(4) 독성약물 복용
(5) 영양분이 불충분한 음식
(6) 스트레스
(7) 나이를 인식하라.
(8) 유전자간 문제 등 가족력 주의

이러한 요소를 해소하면 간을 튼튼하게 유지할 수 있다.

9) 뇌를 맑게 하는 걷기 지침

(1) 매일 걷는다.

(2) 음악을 들으며 빠르게 멀리 자주 걷는다.
(3) 어디든 어디에서든 걷는다.
(4) 메모지에 걷기계획 메모 습관을 갖는다.
(5) 걷기 장단기 프로그램을 세운다.
(6) 자신 보상
(7) 적당량의 훈련, 운동을 즐긴다.
(8) 친구와 함께 걷는다.
(9) 긍정적 생각으로 걷는다.

10) 뇌를 맑게 하는 스트레스 교정 전략

(1) 정규적인 의사의 진단을 받는다.
(2) 결혼한다.
(3) 낮잠을 잔다.
(4) 친구와의 교류를 갖는다.
(5) 종교와 명상(정신단련)시간을 갖는다.
(6) 애완동물 기르기
(7) 자녀의 인생은 본인에게 맡긴다.
(8) 시간관리 기술
(9) 취미생활
(10) 고정관념 벗어나기
(11) 명상 여유, 예술활동 즐기기
(12) 미소 띠우기
(13) 분명한 대화
(14) 움직이기
(15) 음주 줄이기
(16) 식생활 컨트롤
(17) 금연
(18) 카페인 줄이기
(19) 긍정적 생각
(20) 자신 만족

이러한 방법이 스트레스를 생기지 않게 하는 교정적 요인이 되며, 따라서 뇌를 튼튼하게 하고 노화를 방지하는 비결이 될 것이다.

제 6 장

뇌 심리치료법

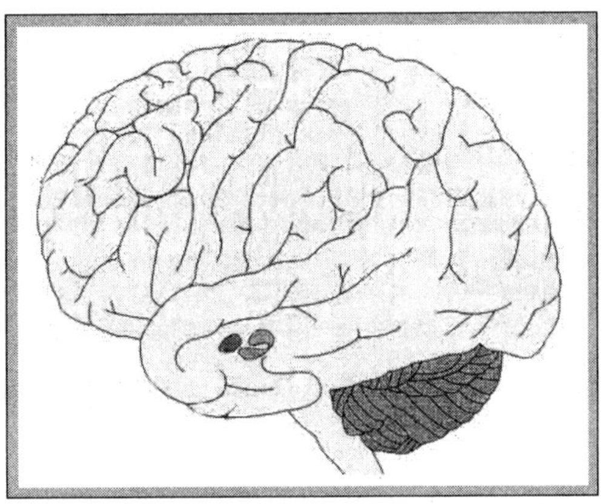

뇌는 리락스, 놀이와 휴식, 편안함 유지에 의해 치료가 가능하지만
오늘날 여러 가지 스트레스 해소 방법 등은 각양각색이다.

1. 미술치료법

1.1 미술치료의 정의

미술치료는 통합 의학의 한 분야로 선진국의 의료현장에서는 보편화되어 있는 심리 치료법이다. **미술치료는 미술을 매개로 환자를 치료하는 것이다**. 하지만 미술을 아름답게, 보기 좋게 잘 그려야 한다는 부담감을 가질 필요는 없다. 심리치료를 위한 과정으로 미술을 활용하지만 반드시 미술을 잘 해야 효과가 있는 것은 아니며, 미술 표현을 잘 하는 것보다 미술활동을 즐기고 몰입할 수 있으면 효과적이다.

그림, 조소, 공예 등의 미술이란 도구를 통해 환자의 심신을 안정시키고, 긍정적인 에너지를 능동적으로 미술활동을 통해 자신의 마음을 자연스럽게 드러내도록 도와주는 치료법이다. 오감을 이용한 자기표현의 한 형태를 통해서 존재를 인정받고 싶은 욕구를 충족시켜 자체 치유능력을 발휘할 수 있도록 도와준다. 그러므로 천부적으로 주어진 인간 본연의 치유능력을 이용한 미술치료를 통해 자연 면역성을 높일 수 있다.

미술치료는 심리치료의 한 유형으로 심리적 문제를 지닌 내담자와 상담할 때 내담자의 마음 상태에 따라서 단순히 대화로만 이해하기에는 어려운 경우가 많다.

상담 도중에 내담자의 상태를 보아가며 여러 가지 미술 창작활동, 그림, 조소, 디자인, 서예 등 미술 전 영역이 포함된 내담자의 마음을 정확하게 읽고 내담자의 마음이 진정되게 하여 내담자 스스로 자신의 마음을 알고 문제를 느끼게 돌보아 주는 것이다. 내담자들의 객관적이고 의식적인 서술만으로는 파악하기 어려운 무의식의 세계를 탐구해 가는 효과적인 치료기법이다.

미술을 중시하는 입장이고, 다른 하나는 치료를 중시하는 입장이다. 미술을 중시하는 입장은 예술을 창조하는 행위 그 자체가 치료적이라고 보는 것으로 대표적인 학자는 크래머(Kramer)이다. 치료를 중시하는 입장은 미술작품을 치료자와 내담자 사이에서 전달된 상징적 회화라고 보는 입장으로써 대표적인 학자는 나움버그(Naumberg)이다.

나움버그는 초기에는 미술 교육자로 활동하였고, 후기에는 정신분석학을 공부하여 왈던(Walden)에 정신분석적 원리를 토대로 특수 미술교육기관을 설립하였다. 나움버그는 정신분석학자로서 자신의 자유로운 표현과 자신의 꿈이나 환상을 그림으로 그리는 작업을 통하여 자유로움을 느끼게 되며, 창작활동을 통해서 무의식을 의식화하게 되고 상징을 발견하는 것이 치료적이라는 것을 알게 되었다. 그리고 자기가 설립한 학교의 모든 교사들에게 교육분석을 받게 하였으며, 어린이들이 자유롭게 그림을 표현할 수 있게 교사들이 지도하도록 권유하였다.

특히 **프로이드**(Freud)**의 정신분석 이론뿐만 아니라 융**(Jung)**학파의 우주적인 상징 개발의 치료성과 집단무의식의 치료적 현상 등에 관심**을 가졌으며, **설리반**(Sullivan) **등 창작활동에 관계되는 분야의 학자들과 연대감을 가지고 미술치료 연구**를 위해 많은 노력을 했다.

나움버그는 치료자와 환자 사이의 치료적 관계 형성과 전이와 역전이의 해결, 자유연상, 자발적 그림의 표현과 해석, 그림의 상징성 등을 중시하였다. 그리고 그림은 그린 사람 고유의 표현으로서 어떤 공식이나 원칙에 따라서 분석할 수 없다고 하였으며, 그림 해석을 프로이드의 꿈의 분석과 같은 다원적인 분석에 비유하였다. 그래서 학자들은 나움버그의 이론을 그림을 매체로 이용하는 심리치료(Art in Therapy)로 구분하기도 한다.

또한 크래머는 주로 비엔나에서 성장하였으며, 아동미술 치료에 대해 많은 연구를 했다. 그녀는 그림의 치료적 속성은 그림에 대한 환자의 연상을 통해 자기표현과 승화작용을 함으로써 자아가 성숙하는데 있다고 보았다. 즉 미술작업을 통하여 환자 자신의 파괴적, 반사회적 에너지를 분출함으로써 그것이 감소되거나 전환된다고 주장했다. 내담자는 미술작업 과정에서 자신의 원시적 충동이나 갈등을 재 경험하면서 그 갈등을 해결하고 통합한다는 것이다.

크래머는 나움버그의 견해와 달리 치료자의 역할은 환자가 만든 작품을 해석하는 것이 아니라 승화와 통합과정을 도와주는 것이라고 하였으며, 창작활동 과정 그 자체가 치료(Art as Therapy)라고 보았다.

1.2 미술치료의 실제

미술치료는 다양한 상황에서 여러 가지 목적을 위해 미술표현을 활용하는 것을 말한다. **미술작업을 통해서 환자로 하여금 통찰을 할 수 있게 도와주는 것이 미술치료의 목적이다.** 따라서 위기치료와 같은 특정의 목적을 위해서도 활용될 수 있고, 양로원의 노인들을 대상으로 하여 그들의 삶을 정리하는 데에도 미술치료는 도입될 수 있다. 약물이나 알콜중독 환자, 심신장애인 등에게도 확대되는 경향이다.

미술치료는 교육, 재활, 정신치료 등 다양한 분야에서 널리 사용되고 있으며, 어떤 영역에서 활용되고 있든 간에 공통된 의미는 시각예술이라는 수단을 이용하여 인격의 통합 혹은 재통합을 돕기 위한 시도라고 할 수 있다. 병원이나 치료센터에 그치지 않고 각종 교육기관에서도 활용이 증가되고 있다. 사회부적응이나 발달장애아동의 기관에서는 치료보다는 인격적 표현으로서의 미술을 활용하고 있으나, 사실상 교육과 치료의 거리는 가깝다.

성인들을 대상으로 한 미술치료에 있어서도 자기탐색과 창조라는 인격적 성장을 추구하고 있다. 물론, 전통적 미술교육에서 강조하는 미술표현과는 다른 것으로서, 작품 그 자체보다는 과정에 중점을 둔다. 치료라는 관점에서 시행하는 것과 교육 및 인격적 성장이라는 관점에서 사용되는 미술이 제각기 다른 것처럼 보이지만, 사실은 용어의 차이에 지나지 않는 면이 많다. 이것은 상담과 심리치료의 구분과도 비슷한 성격을 지니고 있다. 모든 훌륭한 치료들은 교육과 성장을 유도하고 있고, 훌륭한 교육 또한 개인의 성장을 도모하고 있기 때문이다.

① 발달 상담인은 정상인이어야 된다.

② 치료적 입장인 자는 신체장애인, 정서 및 행동장애인, 정신질환자(우울증), 성폭행자, 나홀로 가족, 섭식장애, 시험불안을 지닌 입시생, 언어장애자, 비행청소년, 학습장애자, 등교거부증자, 약물중독(알코올 중독)자, 노인치매자 등을 들 수 있다.

③ 미술치료 방법은 주 1~2회 정도 실시한다. 연필, 크레파스, 수채물감, 색종이, 점토 등을 사용한다.

1.3 다양한 재료와 기법

미술치료를 실시해 나가는 과정에서 미술표현을 도울 수 있는 방법과 미술치료에 활용되는 기법들을 몇 가지 살펴보자.

1) 테두리법

내담자에게 치료자가 도화지를 제시하면서 테두리를 그어 건네주는 방법이다. 조형활동을 자극하고 동기를 부여할 수 있다.

2) 그림 완성하기

치료사가 종이에 잡지에서 오린 얼굴사진이나 사람의 눈만을 붙여주어 그림을 완성하게 하는 방법이다. 그림을 그리는데 저항이 있거나 의욕이 없는 아동의 미술표현을 자극하고 촉진한다.

3) 난화 그리기

내담자가 긁적거리기를 통해 숨어 있는 이미지를 표출시키도록 하는 방법이다. 누구든지 난화는 쉽게 그릴 수 있기 때문에 그림 그리기를 어려워하는 환자들에게 그리도록 한다.

4) 자유화와 주제화의 제시

자유화는 내담자가 제재나 방법을 스스로 결정하여 그리게 하는 방법으로 진단과 치료에 모두 활용한다. 주제화는 내담자가 무언가 느끼고 있을 때 느낌을 그리도록 하거나 산, 길, 집과 같은 특정의 과제를 부여할 수도 있다.

5) 꿈의 활용

말로 표현하는 것보다 그림으로 자기 의사를 잘 전달할 수 있는 경우에 꿈을 그리도록 하는 방법이다. 꿈을 그리게 함으로써 악몽을 통한 경험을 명료화하고 이야기를 함으로써 꿈에서 상징화된 분노와 충돌들을 잘 이해하도록 도울 수 있다.

6) 자신 표현하기

인물화를 그리거나 잡지 꼴라쥬를 시행하여 토의하며, 피드백을 통해 타인과의 비교방법을 통해 통찰한다. 자신의 표현은 자아감각을 발달시키기 위한 수단으로 많이 활용된다.

7) 가족화 그리기

가족화(DAF)와 동적가족화(KFD)는 가족을 그리게 하여 내담자의 심리나 가족의 체계 및 가족 지각을 파악한다. 진단에도 활용하고 가족치료에도 사용할 수 있다.

8) 학교생활 그림 그리기

교사, 친구, 본인을 포함해서 그리게 하는 방법으로 내담자의 학교생활을 파악하는데 좋으며, 치료에 활용한다.

9) 풍경 구성하기

도화지에 강, 산, 밭, 길, 집, 나무, 사람, 꽃, 동물, 돌 등을 먼저 그린 후 더 그려 넣고 싶은 것을 순서대로 그려 넣게 하고 하나의 풍경이 되게 채색하도록 한 다음, 그림 내용에 대해서 이야기한다.

10) 협동화 및 그림 대화하기

최근에 가장 많이 사용되는 미술치료 기법이다. 표현이 쉽고, 그리기보다 정확한 감정 전달이 우수하나 선택할 수 있는 사진 매체가 많아야 한다.

11) 조소로 표현하기

촉지각과 관계하는 조형 활동이다. 그리기가 중심이 되는 미술치료 영역에서 매체의 연구에 중요한 대상이 된다. 조소 활동법은 점토로 인물상을 만들거나 자기의 느낌을 표현하게 하여 해석하게 한다.

12) 동그라미 기법

동그라미를 도화지에 미리 그려주고 그림을 그리게 하는 방법이다. 동그라미를 그린 후 그 안에 점을 하나 찍어 주어 표현을 촉진할 수 있다. 심리적으로 허약한 내담자를 위한 기법이다.

13) 손과 신체 본뜨기

자기의 손을 도화지에 놓고 본을 떠서 각 손가락에 자기가 하고 싶은 말을 적어 표현하게 하거나 큰 종이를 벽에 붙여놓고 내담자의 신체와 같은 크기로 본을 떠 준 후에 스스로 장식하게 하는 방법이다. 긍정적인 신체 이미지나 자기 존중감을 갖게 할 수 있다.

14) 감정사전 만들기

도화지에 몇 개의 칸을 구분하고 최근의 감정을 그리거나 색종이로 나타내게 하는 방법이다. 감정을 표현한 후에 모든 인간은 불편한 감정을 가지고 있음을 확인시킨다. 또한 칸 없이 한 장의 종이에 표현할 수 있다.

15) 9분할 통합 회화법

도화지를 9등분하여 그리게 하는 방법이다.

16) 난화(계란화)와 동굴화

치료자에 의해 그려진 타원형의 곡선과 형태가 내담자와의 커뮤니케이션에 적극적으로 이용되는 방법이다.

1.4 기타 방법

미술치료 과정에서 가면을 만들어 쓰고 게임을 할 수도 있고, 자신의 작품에 대해서 자유롭게 표현할 수 있도록 녹음기나 마이크를 사용하여 자신을 표출케 한다. 구체적인 치료기법으로 동물 가족화, 동물 자화상, 만화그림 방식으로 대화하기 등을 활용한다.

미술치료는 심리치료의 한 유형이다. 심리적 문제를 지닌 내담자와 상담할 때 내담자의 마음 상태에 따라서 단순히 대화로만 이해하기에는 어려운 경우가 많다. 상담 도중에 내담자의 상태를 보아가며 여러 가지 미술 창작활동 그림, 조소, 디자인, 서예 등 미술 전 영역이 포함된다. 내담자의 마음을 정확하게 읽고 내담자 스스로 자신의 마음을 알고 문제를 느끼게 돌보아 주는 것이다. 내담자들의 객관적이고 의식적인 서술만으로는 파악하기 어려운 무의식의 세계를 탐구해 가는 효과적인 치료기법이다.

미술치료는 궁극적으로 심신의 어려움을 겪고 있는 사람들을 대상으로 하여 그들의 미술작업, 다시 말하면 그림이나 조소, 디자인 기법 등과 같은 미술활동을 통해서 그들의 심리를 진단하고 치료하는 데 목적이 있다. 회화요법, 묘화요법, 그림요법 등으로 불리기도 하며, 음악이나 놀이, 무용, 레크레이션, 심리극, 시 등을 이용한 예술치료의 한 영역이라고 말할 수 있다.

미술치료를 연구해 온 사람들은 미술치료의 이론에 대한 몇 가지 입장을 지지해 왔으며, 한편으로는 논쟁을 하기도 하였다. 이를테면 **나움버그**(Naumburg) **등은 심리치료과정에서 미술을 매개체로서 이용하는 방법**이라고 주장하고 있다. 그러나 **크래머**(Kramer) 등과 같은 학자는 **치료자의 역할을 환자가 만든 작품을 해석하는 것이 아니라 승화와 통합과정을 도와주는 것이라고 주장**하고 있다. 나아가서 한편에서는 미술심리치료와 치료로서의 미술이라는 입장을 통합하는 견해를 취하고 있다.

어떤 입장을 취하든 간에 미술치료는 인간의 조형 활동을 통해서 개인의 갈등을 조정하고 동시에 자기표현과 승화작용을 통해서 자아성장을 촉진시킬 수 있다. 또한 자발적인 미술활동을 통해서 개인의 내적 세계와 외적 세계간의 조화를 잘 이룰 수 있도록 도와주기도 한다.

즉, 학자에 따라서 여러 가지 의견이 있을 수 있고, 접근방법이나 적용대상에 따라 정신요법적 미술치료, 재활적 미술치료, 레크레이션적 미술치료 등으로 나누기도 하지만, **미술치료는 결국 이미지 표출과정에 있어서 비언어적인 커뮤니케이션 기법으로서 표출되는 방법이다**. 이 기법을 반복적으로 시행함에 따라 언어성 이미지와 시각적 이미지에서 지금까지 상실, 왜곡, 방어적 억제되어 있는 상황에서 보다 명확한 자기상, 자기 자신의 세계관을 재발견하여 자기 동일화, 자기실현을 꾀하게 된다고 보는 것이다.

1) 미술의 장점

(1) 미술은 심상의 표현이다.

(2) 비언어적 수단이므로 통제를 적게 받아 환자의 방어를 감소시킬 수 있는 이점을 지니고 있다.

(3) 구체적인 유형의 자료를 즉시 얻을 수 있다.

(4) 자료의 영속성을 들 수 있다.

(5) 미술은 공간성을 지니고 있다는 점이다.

(6) 미술은 창조성이 있으며 에너지를 유발시킨다.

2) 미술치료 대상

생리적·심리적 발달 원인으로 인해 언어를 통한 의사소통이 어려운 사람들을 위해 미술치료는 시작되었다. 이후 미술의 다음 특징들, 즉 창의력이나 상상력, 내면의 표현 및 구체화 등이 또한 치료적 효과가 있음이 증명되어 인격의 성숙, 자아실현, 사고 또는 행동양식의 변화 등을 필요로 하는 사람들이 미술치료를 통해 도움을 받을 수 있다.

3) 미술치료 효과

미술치료를 받으면 자발적 표현, 놀이능력, 집중력, 상호작용의 증대, 분노조절, 경험 및 사고의 확장 등을 꾀할 수 있다. 또 필연적으로 미술활동을 포함하고 있기 때문에 소근육 조절, 눈손협응력, 시지각능력의 향상 등을 통한 치유법을 말한다.

4) 일반 미술과의 차이

미술교육이 재료를 활용한 표현력의 증대, 즉 기술적 측면을 중시한다면 미술치료는 재료를 활동하는 능력, 즉 창의성이나 놀이능력 등을 중시한다고 하겠다. 미술교육과 미술치료는 미술활동을 중심으로 이루어진다.

5) 미술치료의 방법

미술치료의 방법은 치료사가 어떤 이론적 접근을 택했는가에 따라 달라질 수 있지만, 가장 큰 영향은 치료 대상자에 달려 있다. 즉 미술치료에서는 치료 대상자를 분석하고 판단해서 필요한 각 상황마다 필요할 때 개입을 하게 된다. 다시 얘기를 전개해 보면 발달장애 아동들을 위해서는 발달 미술치료법에 근거한 아동들의 발달에서 손상되어진 부분을 위해 작업한다.

6) 가정에서 미술치료의 응용

재료와 치료사 그리고 대상자 또한 과정을 중요하게 생각한다. 특히 치료라는 어휘를 사용한 것은 그만큼 전문가적인 시각에 의미를 말한다. 집에서는 아동의 성향 또는 기호 등에 대한 자세하고 객관적인 시각을 갖고 아동을 잘 이해하는 것이 우선 중요한 부분이기 때문에 그에 근거한 작업을 한다.

1.5 미술치료는 밖으로 나를 표현하는 방법이다

미술치료는 문제해결의 연습이고 카타르시스를 유발하는 것일 수도 있다. 모든 상징적인 미술활동은 말로 표현하기 힘든 의사소통의 또 다른 출구이며 표현이다. 따라서 창작과정 자체에서 최고의 치료효과를 끌어낼 수도 있다.

미술치료는 본인이 스스로 창작을 하면서 자신을 치유하는 것이다. 이것은 미술을 통해 자기 자신을 만나고 자발적으로 스스로를 치유할 수 있는 기회를 높임으로써 치료가 이루어지는 것을 말한다. 따라서 가르치려고 하고 재능을 개발하기 위해서 힘쓰는 것이 아니라 참여자의 작업과정 결과를 두고 일어나는 역동적인 심리적 상황에 귀를 기울인다. 그러므로 미술치료 과정에서 미술에 대한 잘 그렸다는 판단이나 분석은 있을 수 없는 일이다.

우리는 심상으로 생각을 한다고 볼 수 있다. 삶에 있어서 초기의 경험이 중요한 심상의 요소가 되며, 그 심상은 성격형성에 중요한 역할을 하게 된다. 미술치료에서는 꿈이나 환상, 경험이 순수한 언어적 치료법에서처럼 말로 해석하기보다는 심상으로 그려진다. 눈으로 볼 수 있고, 만져볼 수 있는 자료가 내담자로부터 생산되는 것이다. 이것을 통해 치료자와 내담자 사이에 하나의 다리가 놓여진다. 저항적인 내담자들의 경우는 내담자의 감정이나 사고 등이 그림이나 조소와 같은 하나의 사물로 구체화되기 때문에 언젠가는 자신도 모르게 자신이 만든 작품을 보고 각 개인의 실존을 깨닫게 된다.

미술작업을 진행하고, 토론하며 감상하고, 정리하는 시간에는 대체로 활기찬 모습을 띈다. 체내의 에너지 정도가 변화한다는 것을 느낀 사람이 많다. 그것은 단순히 신체적인 운동이라기보다는 창조적 에너지의 발산이라고 해석된다.

1) 미술의 치료적 측면

미술치료는 그림이나 조소, 디자인의 기법 등과 같은 미술활동을 통해서 심리적 행동적 문제를 겪고 있는 사람들의 정서적 안정을 돕는 데 목적을 두고 있다. 미술치료는 음악이나 놀이, 무용, 레크리에이션, 심리극, 시 등을 이용한 예술치료의 한 영역이며, 회화요법, 표현요법 등으로 부르기도 한다.

미술치료는 인간의 조형 활동을 통해서 개인의 갈등을 조정하고 동시에 자기표현과 승화작용을 통해서 자아성장을 촉진시킬 수 있다. 또한 자발적인 미술활동을 통해서 개인의 내적 세계와 외적 세계간의 조화를 잘 이룰 수 있도록 도와주기도 한다.

우리는 엄마라는 말을 하기 전에 어머니의 심상을 먼저 떠올린다. 미술은 심상의 표현이며, 그 심상은 성격형성에 중요한 역할을 하게 된다. 또한 미술은 비언어적 수단이므로 통제를 적게 받으며, 자신의 작품을 통해서 자신도 모르게 자신의 감정을 느낀다. 개인이 만든 작품의 변화를 직접 눈으로 확인함으로써 자신의 감정을 회상하거나 새로운 통찰이 일어나기도 한다.

특히, **미술에서는 공간 속에서의 연관성들이 발생하기 때문에 개인의 경험을 이해하기 쉽다**. 결국 미술작업은 단순한 신체운동이 아니라 창조적 에너지를 발산하는 것이라 할 수 있다. 그래서 교육이나 재활, 심리치료 과정에서 미술을 매개체로 이용하기도 하고, 미술작업 자체를 중요시하여 창작활동을 통해 치료해 나가게 된다. 즉, 작품을 만드는 과정 자체를 치료라 보고 치료로서의 미술로 생각하고 있다. 또 한편에서는 미술 심리치료와 치료로서의 미술이라는 입장을 통합하는 견해를 취하고 있다.

2) 미술을 통한 심리진단

클라이언트에 대한 치료를 하기 전에 그의 미술작품을 통해서 심리를 진단하기도 하고, 치료과정 중 필요할 때 그의 심리상태를 확인해 보아야 한다. 그림을 통해서 클라이언트를 진단하는 방법에는 여러 가지가 있다.

예를 들면, 사선을 많이 쓰면 불안감이 많다고 보며, 그림의 내용에서 등불을 많이 그리면 애정욕구와 내성적 성격으로 해석한다. 태양은 아버지를 상징하며, 오렌지색의 태양은 아버지의 애정부족으로 본다. 태양의 후광은 중요한 의미를 가지는데 길게 그린 후광은 성가신 아버지를 나타낸다.

특히, 인물화를 통한 심리진단이 많이 사용되고 있는데, 남자상과 여자상을 그리게 하여 진단한다. 여기에는 진단 기준이 있으므로 기준표를 보고 진단한다. 예컨대, 남성이 여성상을 먼저 그리면 성에 혼란이 있거나 이성에 대한 부모의 의존이나 집착이 있다고 해석하며, 뒤로 향한 머리를 그리면 분열증적 편집성을 의심하게 한다. 눈동자가 생략되면 무엇인가의 죄책감을 나타내는 것으로서 이것은 감추어진 팔이나 손의 모습과도 관련지어 해석한다. 코와 입은 성 과 관계하며, 큰 입은 성적인 이상을 나타낸다. 길이가 다른 다리와 발의 그림은 충동과 자기통제와의 갈등이 있다고 본다.

나무그림을 그리게 하며 진단할 때는 나무그림 검사기준을 참조하여야 한다. 대체로 줄기, 가지, 뿌리, 열매, 잎, 전체 인상 등을 기준으로 분석한다. 우울한 사람들은 도화지의 한쪽에 작은 줄기를 그리고 색채도 연하며 뿌리는 가늘다. 가지나 잎의 수도 적고, 색조 전체가 어둡고 음울하며, 몇 번이고 지웠다 그리기도 한다. 반대로 조증의 경우는 굵은 줄기, 굵은 뿌리, 정열적인 색조, 거친 터치 등으로 공격성도 찾아볼 수 있다. 예컨대, 나무 그림자를 강조할 때는 부모의 문제, 친구간의 트러블, 형제간의 갈등에서 고통 받고 있음을 표시하며, 가지의 묘사는 대인관계의 증가와 일치한다.

또한 가족화를 그리게 하여 가족의 역동성과 개인의 심리를 파악할 수 있다. 가족의 그림이 선이나 나무, 벽 등으로 구분되어 있는지, 그네나 책상 등으로 가족 구성원을 포위하고 있는지, 인물 위나 밑에 선이 있는지, 그림의 위에 구름 등을 그리면서 진한 선을 그어 나타내고 있는지, 가족 중에 누가 생략되었는지, 누구를 가장 먼저 그렸고 크게 그렸는지, 인물들이 어느 방향으로 보고 있는지, 가족 간의 거리는 누가 가깝고, 누가 멀리 떨어져 있는지 등을 분석하여 임상적 의미를 찾아낸다.

아버지의 폭행을 방어하기 위하여 도화지를 접거나 선을 그어 구분하여 그리기도 하고, 엄마가 싫은 아동이 술래잡기 놀이를 그리면서 술래인 엄마를 나무로 구분하기도 한다. 가족 전체의 불안과 공포를 느끼는 사람들은 도화지의 윗부분에 구름과 나뭇가지 등을 그리면서 철조망과 같은 잡다한 선으로 표현한다. 더욱이 가족의 역할을 하지 못하는 할머니와 어머니를 그림에서 생략하기도 하고, 가족에게 애정을 못 느끼는 사람은 자기 친구를 가족화 속에 삽입하기도 한다.

3) 미술을 통한 심리치료

미술치료는 정상인들에게는 발달 상담적 입장에서 사용될 수 있고, 신체 장애인이나 정서 및 행동장애인, 정신질환자, 성 폭행자, 이혼가족, 섭식장애, 죽음을 앞둔 노인, 시험불안을 지닌 입시생, 언어장애, 비행청소년 등 심신의 문제를 가진 사람들에게는 치료적 입장에서 적용하고 있다.

이를테면, 내담자가 좋아하는 색을 골라 받아 그림을 그리게 하는 색채선택법이 있으며, 한 장의 종이에 적당한 선을 그어주어 그 공간에 좋아하는 색을 칠하는 것으로서 치료자와 내담자가 교대로 실시하는 방법이 있다. 또한 갈겨 그리는 법으로서 사인펜으로 갈겨 그린 후에 선을 따라가며 어디가 어떻게 보이는가, 어디가 어떻게 되어 있는가에 대해 얘기하고 색칠을 하게 한다.

도화지에 산이나 냇물, 밭, 길, 집, 나무, 꽃, 동물, 돌 등을 차례로 그려 넣게 하고 채색한 다음에 그 그림에서 느끼는 계절, 시각, 기후, 내의 흐르는 방향, 물체들의 관계 등에 대해 얘기하는 풍경 구성법도 있다. 아울러 내담자가 보는 앞에서 도화지에 테두리를 그려 주어 불안과 방어를 감소시키기도 하고, 현재의 기분을 화살표로 그리게 하여 내면의 감정을 파악하기도 한다.

또한 그림을 내담자와 치료자 사이에 두고 그 그림이 표출하는 이미지를 서로 얘기해 나가는 이미지 기법도 있다. 나무, 산, 길, 집, 가족화 등의 테마를 하나의 사이클로 사용하여 그려 나가면서 치료하기도 하고, 가족을 동그라미로 나타내게 하여 가족관계의 인식을 높이기도 한다. 자유화와 과제화를 번갈아 가며 그리게 하는 방법도 사용하며, 가족 모두를 참가하여 합동 가족화를 그리게 함으로써 가족의 체계를 파악하고 치료해 나간다.

지금까지, 미술치료에 대한 기초적인 내용을 몇 가지 살펴보았다. 어떤 내담자에게, 어떤 시기에, 어떤 기법을 사용하여 심리문제를 도울 것이냐 하는 것은 결국 교사나 치료사에게 달려 있다. 개인차를 고려하고 개인치료이냐, 집단치료이냐 등을 잘 파악해서 응용해 나가면 될 것이다. 특히, 미술활동에 사용하는 매체는 큰 변수이므로 내담자의 흥미, 관심, 태도, 특성 등을 잘 파악하여 활용해야 한다.

4) 미술치료의 본질

(1) 미술치료란

미술치료는 인간의 조형 활동을 통해서 개인의 갈등을 조정하고 동시에 자기표현과 승화작용을 통하여 자아성장을 촉진시킬 수 있다. 또한 자발적인 조형 활동을 통해서 개인의 내적 세계와 외적 세계간의 조화를 이룰 수 있도록 도와준다. 비언어적 커뮤니케이션 기법으로서, 이 기법을 반복 시행함에 따라 언어성 이미지와 시각적 이미지를 통해 지금까지의 자기의 상실, 왜곡, 방어, 억제 등의 상황에서 보다 명확한 자기 동일시, 자기실현을 꾀하게 한다. 따라서 미술활동은 내담자의 무의식을 의식화하는 데 매우 유용한 장르이다.

(2) 심리적 미술치료의 장점

지금까지 전술한 바와 같이 미술활동의 심리 치료적 특성에 비추어 볼 때 몇 가지 입장과 장점을 요약해 볼 수 있다.

① 나움버그(Naumburg)의 미술(Art in Therapy) 치료

치료자와 환자 사이의 치료적 관계 형성과 전이와 역전이의 해결, 자유연상, 자발적 그림 표현과 해석, 그림의 상징성 등을 중시하는 입장은 심리치료의 과정에서 미술을 매개체로서 이용하는 방법이라고 주장한다.

나움버그(Naumburg)는 정신분석 지향적 미술치료에 있어서 미술의 장점을 다음과 같이 주장하고 있다.

첫째, 말보다는 그림으로써 자신에게 일어나는 내적 욕망이나 꿈, 환상을 직접적으로 표현하도록 한다.

둘째, 무의식을 그림으로 투사하면 언어적 표현보다는 검열기능을 약화시키기 때문에 치료과정이 촉진된다.

셋째, 그림으로 나타난 것은 영속성이 있어서 내용 자체가 망각에 의해 지워지지 않으며, 그 내용을 부정하기 힘들다.

넷째, 전이문제가 더 쉽게 해결된다. 즉 환자의 자율성은 자신의 그림을 해석할 수 있는 능력에 의해 고무된다.

② 크래머(Kramer)의 미술치료법(창조와 자아성장)

그림의 치료적 속성은 그림에 대한 환자의 연상을 통하여 자기표현과 승화작용을 함으로써 자아가 성숙하는데 있다고 보았다. 즉 **미술작업을 통하여 환자 자신의 파괴적, 반사회적 에너지를 분출함으로써 그것을 감소시키거나 전환시킨다고 주장**하고 있다. 또한 환자는 미술작업 과정에서 자신의 원시적 충동이나 환상에 접근하면서 갈등을 재경험하고, 자기훈련과 인내를 배우는 과정 속에서 그 갈등을 해결하고 통합한다는 것이다.

③ 울만(Ulman)의 치료법(창조)

미술과정은 가장 광범위한 인간능력의 범위를 필요로 한다. 일반적인 성숙과정에서처럼 그것은 충동과 통제, 공격과 사랑, 환상과 실제, 무의식과 의식 사이에서 필연적으로 갈등하는 요소들의 통합을 요구한다. 미술의 기능은 수많은 이론에서 찾아볼 수 있다. 이러한 많은 관점을 통합하는데 따르는 일반적인 위협은 미술의 통합적인 특징을 인정하는 것이다. 즉 성격 내에서 반대하는 힘을 단합시키거나 개인의 욕구와 외부 세계의 욕구를 화해시키는 힘이다. 삶의 과제의 진정한 미스터리는 훈육된 자유에 있으며, 이 모델이 미술과정에서 나타난다.

그러나 미술치료 실행에 있어서는 두 측면의 적용 타당성을 인정한다. 미술심리치료와 치료로서의 미술은 같은 시점에 같은 방에 있는 두 측면이거나 다른 시기에 같은 치료자가 일을 하는 것과 같다고 했다. 그녀는 환자의 작품이 예술이냐 아니냐를 논하는 것보다는 대상에 따라서 상동적인 표현이나 강박적 표현도 허용되어야 한다고 했다. 다시 말하면, 때로는 예술적 성취감을 중시해야 하며, 미술치료는 치료적 측면과 창조적 측면을 모두 내포하고 있다는 것이다. 이상과 같은 입장에서 보면 미술치료의 입장이나 성격에 논쟁이 있을 수 있으나 대체로 다음과 같은 효과적 측면에서의 미술치료의 장점을 지니고 있다.

㉠ 미술은 심상의 표현이다.

우리는 심상(image)으로 생각을 한다고 볼 수 있다. 즉, 말이란 형태를 취하기 전에 심상으로 사고한다. 즉, 엄마라는 말을 하기 전에 어머니의 심상을 떠올릴 것이다. 삶의 초기의 경험이 중요한 심상의 요소가 되며, 그 심상이 성격형성에 중요한 역할을 하게 된다. 미술치료에서는 꿈이나 환상, 경험이 순수한 언어적 치료법에서처럼 말로 해석하기보다는 심상으로 그려진다. 예술 매체는 종종 심상의 표출을 자극하는 즉, 일차적 과정의 매체를 자극하여 창조적 과정으로 나아가게 한다.

㉡ 비언어적 수단이므로 통제를 적게 받아 내담자의 방어를 감소시킬 수 있는 이점을 지니고 있다.

심상과 밀접한 관련이 있는 것이 방어이다. 우리는 어떤 다른 의사소통 양식보다 언어화시키는 작업에 숙달되어 있다. 미술은 비언어적 수단이므로 통제를 적게 받는다. 예상치 않았던 작품이 그림이나 조소에서 제작될 수 있는데 가끔 창작자의 의도와는 완전히 반대가 되기도 한다. 이러한 것은 미술치료의 가장 흥미 있는 잠재성 중의 하나이다. 예상치 않았던 인식은 가끔 환자의 통찰, 학습, 성장으로 유도되기도 한다.

㉢ 구체적인 유형의 자료를 즉시 얻을 수 있다.

즉, 눈으로 볼 수 있고 만져 볼 수 있는 자료가 환자로부터 생산되는 것이다. 미술의 바로 이런 측면이 많은 의미를 가지는데, 예컨대 환자가 만든 어떤 유형의 대상화를 통해서 치료자와 환자 사이에 하나의 다리가 놓여진다. 저항적인 환자들의 경우는 환자를 직접 다루는 것보다 그들의 그림을 통해 접근하는 것이 더 쉽다고 할 수 있다. 또한 환자들의 감정이나 사고 등이 그림이나 조소와 같은 하나의 사물로 구체화되기 때문에 언젠가는 자신도 모르게 자신이 만든 작품을 보고 개인의 실존을 깨닫게 된다. 어떤 환자는 단 한 번의 작품에서도 자신의 감정을 느끼기도 하며, 저항이 강한 사람은 더 오랜 시간이 걸린다.

㉣ 자료의 영속성을 들 수 있다.

미술 작품은 보관이 가능하기 때문에 환자가 만든 작품을 필요한 시기에 재검토하여 치료효과를 높일 수 있다. 때로는 새로운 통찰이 일어나기도 하며, 환자 자신도 이전에 만든 작품을 다시 보면서 당시의 자신의 감정을 회상하기도 한다. 즉, 그림이나 조소가 주관적인 기억의 왜곡을 방지할 수 있다는 것이다. 또한 환자의 작품 변화를 통하여 치료의 과정을 한 눈으로 이해할 수 있으며, 치료팀의 회의에서도 작품을 통해 그 환자의 생생한 목소리를 들을 수 있다.

㉤ 미술은 공간성을 지니고 있다는 것이다.

언어는 일차원적인 의사소통 방식이다. 대체로 한 가지씩 순서대로 나간다. 미술표현은 문법, 통사론, 논법 등의 언어 규칙을 따를 필요가 없다. 즉, 본질적으로 공간적인 것이며 시간적인 요소도 없다.

미술에서는 공간 속에서의 연관성들이 발생한다. 이를테면, 우리가 가족을 소개할 때에도 먼저 아버지, 어머니를 소개하면서 두 분의 관계를 얘기하고, 그리고 형제들과 그들의 관계 그리고 나서 이 모든 식구들과 나와의 관계를 말할 것이다. 그러나 분명한 것은 우리는 이 모든 것을 동시에 경험하고 있다. 미술의 공간성은 바로 경험을 복제한 것이다. 우리는 가족을 말로 소개하고 그림으로 그것을 동시에 나타낼 수 있다. 가깝고 먼 곳이나 결합과 분리, 유사점과 차이점, 감정, 특정한 속성, 가족의 생활환경 등을 표현하게 되므로 개인과 집단의 성격을 이해하기가 쉽다.

ⓑ 미술은 창조성이 있으며 에너지를 유발시킨다.

미술작업을 시작하기 전의 개인의 신체적 에너지는 다소 떨어져 있지만, 미술작업을 진행하고 토론하며, 감상하고 정리하는 시간에는 대체로 활기찬 모습을 띤다. 체내의 에너지 정도가 변화한다는 것을 느낀 사람이 많다. 그것은 단순히 신체적인 운동이라기보다는 창조적 에너지의 발산이라고 해석된다. 연극이나 영화에서 역할을 맡은 배우처럼 미술치료는 하나의 작업이라기보다는 놀이와 레크리에이션과 음악과 열정이 있는 창조의 에너지를 발산하는 것이라고 할 수 있다.

1.6 미술치료의 개념적 모형

미술치료의 속성이나 장점에 따라 실제 치료사들이 시행할 수 있는 이론이나 기법은 무엇이 있는가.

1) 접근 이론 중심

(1) 정신 역동적 접근의 미술치료 모형

① 정신분석적 미술치료

정신분석적 미술치료는 Freud를 중심으로 한 정신 분석가들이 사용하는 **자유연상법이나 꿈의 해석, 저항과 전이의 분석과 해석 등을 기법으로 사용하는 것**이다. 특히, 자유연상의 경우나 꿈의 내용을 전달하는데 있어서 그림이나 창조적 매체를 통해서 표현케 한다.

아동의 경우는 성인에 비해 자유연상의 준비성이 결여되어 있어서 그림의 사용이 언어의 사용보다는 의사소통을 용이하게 해준다. 또한 어떤 환자의 경우는 무의식적 동기를 각성시켜 의식수준으로 전환시키는 방법에서 꿈보다는 미술작품의 분석이 더 효율적이라는 학자들의 연구도 있다.

성인의 경우에도 난화나 핑거페인팅 등을 그려 자유연상을 하게 하거나 연상되는 것을 그리게 하는 방법을 적용하는 치료사들이 늘어나고 있다. 나움버그(Naumburg)가 오래 전에 발견했듯이 자발적인 미술표현을 통하여 이미지를 표출(무의식을 의식화하기)하는 것이 치료나 정화, 원활한 의사소통의 효과를 거둘 수 있다는 것이다.

정신분석적 미술치료는 내담자가 표현한 작품의 소재를 분석하여 미술을 상징적 언어의 형태로 보고 자유롭게 자신을 표현케 한다. 미술치료에서의 승화문제, 자아 심리학적 접근도 프로이드의 이론을 기초로 하고 있다.

이러한 정신분석적 치료모형은 음악치료의 모형으로도 활용하며 내담자에게 음악을 10분 정도 들려주고, 음악이 끝나면 자유연상을 하게 한다. 이때도 시각적 언어인 그림을 사용할 수 있을 것이다. 놀이치료에서도 초기에는 친화관계 형성을 위해 놀이를 사용했으며, 놀이도구를 통해 아동의 현재 세계를 만들게 하여 힘을 표현하게 하고 있다.

② 융학파의 분석적 미술치료

Jung학파의 치료자들은 내담자들에게 꿈이나 환상을 시각적으로 표상하도록 하였다. 특히 Jung은 자신의 개인적 위기를 그림이나 조소활동을 통해 생동감 있는 통찰을 얻었으며, Naumburg도 초기에는 Jung의 사상에 많이 공감했었다. Jung은 무의식으로부터 나온 심상을 그려내고 채색하는 데 중요한 역할을 했던 능동적 심상화 기법에 대해서 많이 논의하고 있으며, 내담자의 그림은 종합적으로 해석되어야 한다고 지적하고 그림을 지적, 감정적으로 이해해야 한다고 했다.

Jung의 분석적 미술치료는 Freud와는 달리 인간의 심상을 임상적 자료로 사용하기보다는 내담자의 개인적 요소와 원형적 요소를 종합하는 방식으로 내담자와 치료자 간의 상호통찰과 이해의 자료로서 사용하였다. Freud의 정신분석학적 미술치료보다는 접근의 어려운 점이 있어 활용의 정도가 낮았다고 할 수 있다.

Jung학파는 미술이 추구하는 낭만적 작업이 임상적 정보자료원도 아니며, 그리고 원형적 형상화를 알고자 하는 흥미위주의 지적 탐구도 아닌 내적 및 외적 실체에 대한 잠재적 통찰을 불러일으키는 합성물로써 또한 그 상징으로서 심상을 다루고 있다. Jung은 심상을 강조하면서 능동적 심상이란 방법을 창안하였다. 그는 능동적인 심상을 내적인 심상의 흐름을 관찰하는 내성법이라고 정의하면서 무의식적 심상은 인간에게 위대한 책임을 지우고 있다고 했다.

Jung은 미술과 능동적 심상을 구분하고 있으며, 심상을 그린 후에 이것을 미술이라고 한다면 그것은 Jung이 목표하는 심상의 의미를 알고 이해하며, 결과를 받아들이는 것과는 상반되는 것이기 때문이다.

미술치료의 목표는 미술을 증진시키는 데 있는 것이 아니라 **미술이라는 매체를 통해서 숨겨진 자원(근원)을 찾고, 이해와 성장과 변형을 증진하고자** 하는 데 있다. 우리는 정신, 영혼 혹은 생의 더 깊은 의미를 찾는 미술가로부터 배워야 할 점이 분명히 있다.

2) 현상학적 미술치료 모형

현상학은 어떤 것 그 자체, 그리고 어떤 것들에 대한 선입관이나 추론적인 이론과는 달리 충분히 주관적인 경험을 강조하는 철학으로서 미술치료에 적합한 이론이다. 현상학의 기본 개념은 의도성이다. 의도성은 내가 보고 있는 것에 열중하는 것이며, 우리들의 의식은 어떤 대상과 항상 관계하고 있다는 것을 의미한다. 그래서 내담자들은 의도성을 통해서 새로운 세계를 의식하고, 생활 속에서 자기와 관계하는 대상들을 찾으려 한다. 의도성은 신체와 더불어 존재하기 때문에 신체는 의도성으로 가득 차 있다. 예컨대 우리는 신체를 통해서 세상을 지각하고 있다. 또한 많은 학자들은 의도성이 정서에도 있다고 한다. 특히 대상과 관련된 정서의 의도성에 있어서는 하나의 추가적 요소가 나타난다.

또한 의식의 현상학은 존재의 숨겨진 차원(무의식의 현상학)을 밝혀낸다는 점에서 미술치료와 가장 가까울지도 모른다. 내담자가 자유롭게 선택한 미술매체를 가지고 자유롭게 표현하는 과정이나 자신의 미술작품을 감상하고 고찰하는 과정을 통해서 현상학적 목표를 달성할 수 있을 것이기 때문이다. 현상학적 미술치료의 방법을 간단히 요약하면 다음과 같다.

현상학적 미술치료의 첫째 단계는 내담자가 미술재료를 선택하는 것이다. 둘째 단계는 미술작업을 통해 현상을 창조하는 것이다. 그리고 셋째 단계는 현상학적 직관단계로서 인지를 촉진시키는 것과 현상학적 묘사를 하는 것 등의 두 하위단계를 포함한다.

인지과정은 내담자가 전시된 자기의 완성된 작품을 적절한 거리를 조절하여 의도적으로 관찰하는 과정이다. 그리고 나서 치료자가 당신은 무엇을 봅니까 라는 질문에 내담자는 그림 속에 있는 것을 정확하게 묘사하여 답을 하게 되는데, 이것이 현상학적 묘사에 해당한다. 이때 치료자가 내담자의 마음을 열도록 도와주고, 미술작품에 나타난 요소와 대상들을 설명하면서 토론할 점을 지적해 주게 되는데 이것이 현상학적 논의의 단계이다.

끝으로 현상학적 통합이다. 여기서는 내담자가 만든 작품의 결과를 놓고 원래 의도와 실제 표현간의 관계를 파악하여 자기를 발견하게 된다. 그리고 나서 내담자가 만든 동일한 미술작품을 통해서 유사점과 차이점을 찾는다. 즉, 이전의 작품과 지금의 작품을 비교해서 내담자는 자신의 작품 속에서 되풀이되는 요소와 주제를 발견할 수 있다. 이것은 내담자의 행동양식을 인식하도록 도와주는 데 있다. 끝으로 내담자의 미술표현 과정에서의 노력과 실제 생활 경험에 대처하기 위한 노력 사이의 유사점을 찾게 함으로써 미래의 대처능력과 설계능력을 기른다.

3) 게슈탈트 미술치료 모형

실존주의 철학이 현상학적 방법에 기초를 두고 있다고 한다면, 게슈탈트치료는 현상학을 실존주의의 영향과 정신분석, 게슈탈트 심리학의 영향을 받아 정립된 것이다. 그래서 게슈탈트치료의 인간관은 실존적인 삶을 통한 성숙한 인간에 두며, 치료의 목적은 분석이 아니라 자아의 통합에 있다. 특히 지금과 여기를 강조하며, 미해결 과제를 완성하게 하고, 순수자아의 표출과 의식 훈련의 기법을 사용한다. 즉, 여러 가지 연습에 의해 내담자가 도형과 배경을 자연스럽게 변화시킬 수 있도록 돕는다. 때문에 치료자와 내담자의 실존적인 만남이 중시되며 주로 워크샵 형태의 치료법을 사용하는데, 이때 치료자는 연출가의 역할을 하게 된다. 결국 게슈탈트치료는 개인의 생활과정에 대한 개인의 책임을 강조한다.

게슈탈트 미술치료와 관련된 게슈탈트기법을 보면, 게슈탈트 꿈 작업 기법은 미술치료기법과 유사하며, 그들의 시각적 심상에서 자발적으로 표현된 의미에 대한 내담자의 의식을 불러일으킨다. 즉, 꿈의 형태를 그들 자신이 만들어 냈다는 것을 인식하게 한다. 즉, 꿈을 현실화하고 재연시켜서 지금 일어나고 있는 것처럼 재생시키는 것이 목적이므로 미술매체를 통해 생생하게 끌어낼 수 있다. 또한 점토작업 게임이나 느낌에 대한 그림그리기 기법, 선 게임 등도 게슈탈트 미술치료 방법이 될 수 있다. 때로는 역할놀이, 연주 등과 함께 사용해도 좋을 것이다.

Arnheim은 내담자가 만들어 낸 심상은 행동 패턴과 동일 구조라고 가정하여 그림에서 인지된 구조의 역동성은 행동패턴의 인지로 바꾸어질 수 있다고 보았다. 구조화된 게슈탈트 미술치료에서는 내담자에게 정서적으로 괴로움을 겪고 있는 일련의 단어에 대한 추상화를 그리게 하고(예컨대, 분노, 공포, 슬픔, 놀람 등), 그린 그림을 동시에 볼 수 있게 정리하여 토의한다. 치료사는 선과 형에 포함된 방향성에 유의하여 주목을 끄는 형태를 확인하고, 시각적 도형이 내담자의 실제 생활에서의 현재의 관심과 어떻게 관련되는지를 질문하여 내담자가 설명하게 한다.

게슈탈트 미술치료는 내담자와 치료자 사이에 책임 있고 정직하며, 직접적인 의사소통을 이끌어 나가게 하고자 한다. 시각적으로 묘사된 진술을 상호간에 탐구하면서 두 사람이 접촉하게 되며 상호작용하는 것이다. 게슈탈트 미술치료사는 모든 내담자가 그들 자신의 시각적 메시지로 그들의 욕구와 자원을 인지하기 위해 최대한으로 잠재력을 활성화시키는 방향으로 노력해 나가야 한다.

4) 인간중심 미술치료 모형

미술치료에서 인간중심 치료 모형은 그 출발에서 몇 가지 철학적 신념을 지니고 있다. 예컨대, 한 개인은 총체적으로 연구되어야 하고, 적응과 편안함보다는 의미와 주체성을 제공하는 자기실현과 성취가 인간 존재의 기본목표라는 것이다.

인간중심 미술치료에서는 치료자가 내담자를 정신질환자로 인식하지 않고 삶의 적응과정에서 특정의 문제에 당면한 것으로 본다. 그래서 **삶의 의지와 삶의 형태를 창출하는 가운데서 주체성과 의미를 갖게 하는 능력을 발달시키고 강화하는 것이 치료의 하나**이다. 또한 내담자가 여러 가지 주체성 위기를 창조적이고 표현적 생활양식으로 통합하고 조절하도록 하며, 한층 더 변화의 경험으로 나갈 준비를 하도록 돕는다. 인간중심 미술치료는 정신의 깊은 곳까지 탐색할 수 있는 의지와 힘을 길러주며, 상반되는 양극성(선과 악)의 태도보다는 인간이 사랑할 수도 미워할 수도 있는 존재라는 신념을 확신케 한다.

인간중심 미술치료에서 강조하는 전인격적 통합은 몸과 마음, 영의 조화로운 협력을 말한다. 그래서 내담자가 두려움이나 불행, 불안에서 탈피하려는 것보다는 진정한 표현의 성취로부터 나오는 기쁨, 유쾌한 흥분을 얻고 이들 느낌들을 어떤 창조적 양상으로서의 정직한 표현으로 변화시키는 것이다.

인간중심치료에서는 창조성을 보는 시각도 다르다. 이들은 창조성을 선천적 인간 충동이라고 보는 이차적 현상의 정의를 수용하지 않는다. 즉 결핍보상 이론보다는 역동적이고 총체적 이론을 지지하고 있다.

5) 행동적, 인지적, 발달적 미술치료 모형

미술치료에서 행동주의적 접근은 행동치료기법을 미술치료에 실제로 적용시킨다는 것을 의미한다. 정신역동적 관점과 행동주의적 관점이 상호 상반되는 이론으로 널리 알려져 왔으나, 사실상 정신역동적 미술치료사들은 내담자의 특성에 따라 행동치료기법을 활용하고 있다. 때문에 심리치료와 행동치료는 상호 공유하는 점이 많음을 우리는 인식할 필요가 있다. 예컨대, 두 치료가 강화를 이용하는 점이나 전이현상의 의존, 통찰의 적용 등 유사점이 많기 때문이다.

행동주의적 미술치료 모형은 발달장애아동(예컨대 정신지체아, 정서장애아 등)이나 행동문제를 지닌 성인에게 유용하다고 한다. 특히 이 모형에서 실제로 유용한 기법은 실체적 행동형성법이다. 이 기법은 미술치료 기법과 행동치료 원리를 결합한 것이며, 교육적 조치도 포함되어 치료교육의 의미가 크다. 그 외에도 촉구, 정적 강화, 모델링 등도 유용하다.

미술치료에서 인지적 접근은 인지가 외부세계의 자극을 조절하는 수단이며, 인지는 언어와 관련이 있고, 인지와 언어는 미술의 상징성과 관련이 있다는 기본적인 이론을 바탕으로 하고 있다. 또한 인지는 창의성과 분리될 수 없으며, 생각을 표현하고 받아들이는 중요한 매체로서 미술을 사용하는 것이 유용하다는 것을 전제로 한다.

미술을 통해서 인지나 창조적 기능을 사정할 수 있을 것이며, 또한 인지나 창조적 기능을 개발할 수 있을 것이다. 이미 Piaget와 Inhelder의 연구를 통해 우리는 인지발달에 대한 지식을 가지고 있다. 언어를 통해 발달된 개념들은 미술형태를 통해 비언어적으로 발달될 수 있을 것이며, 이들 개념에 대한 이해는 스케치나 채색화, 조소와 같은 미술작품의 형태에서 추론되어질 수 있다. 색채의 농담(유채색＋흰색)을 혼합해가면서 계열성 개념을 개발하거나 관찰화를 통한 공간개념의 개발, 찰흙으로 모양꾸미기를 통한 공간, 순서 부류의 개념을 발달시킨다면 이것을 인지적 미술치료 기법이라 할 수 있을 것이다.

미술치료의 발달적 접근은 Freud와 Erikson, Piaget 등의 발달이론을 기초로 하고 있다. 발달적 미술치료라는 용어를 처음 사용한 Williams & Woods는 인지와 운동능력은 정상이나 정서장애가 있는 아동에게 그들의 기법을 적용하여 효과를 거둔 바 있다. 또한 발달적 미술치료는 아동의 발달과업에 맞추어 각 발달단계에 따라 미술활동 내용이 달라질 수 있다.

예컨대, 어떤 내담자는 생활연령은 6세이나 정신연령은 0～2세(감각운동기)의 수준에 머물고 있는 경우도 있다. 이를테면 감각운동기에 있는 내담자의 경우는 미술매체에 있어서 비정형매체(모래, 물, 밀가루 등)들이 중심을 이루게 될 것이고, 자기와 타인, 사물의 애착과 분화를 촉진시키기(점토활동 등), 긍정적인 감각정향과 단순한 운동도식을 습득하기(때리기, 흔들기 등), 인과관계를 발견하기(색 조합 활동 등) 등을 치료의 목표로 할 수 있을 것이다. 전조작기(2～7세)의 경우는 폭넓은 미술매체가 요구되며, 자율성 증진, 감정표현과 분화의 촉진, 감각분화의 발달, 상징화 능력발달에 중점을 두어야 할 것이다.

1.7 미술치료의 실제

1) 미술치료의 적용대상

미술치료가 모든 사람에게 적합한 것은 아니다. 그러나 발달적 상담 입장이나 심리진단, 부적응자를 상담하거나 치료할 필요가 있는 경우 등에 유용하다. 선행연구나 연구자의 임상경험 등을 종합하여 적용대상의 예를 제시하면 다음과 같다.

적용대상은 정신질환자(정신분열증, 우울증 등), 심신장애인(시각장애, 청각장애, 지체부자유, 정신지체, 정서장애 및 행동장애, 자폐성장애, 학습장애, 중복장애, 언어장애 등), 비행청소년(폭력, 절도), 이혼(별거)부부, 가족관계 개선, 근친상간, 성폭행, 섭식장애(대식증, 신경성 식욕부진 등), 학업부진, 입시 및 시험불안, 교우관계 및 인

간관계 개선, 자아성장 프로그램, 산업상담, 주의력 결핍장애, 등교 거부증, 노인치매, 노인상담, 신체 질병자의 심리안정 등에 적용된다.

2) 치료의 물리적 환경

미술치료사들은 다양한 매체들을 사용할 수 있다. 치료시간의 구성 및 다른 요소들에 따라서 그 매체는 목적이 부합되도록 선택한다. 미술과제는 자유연상이나 가족 혹은 집단 간의 의사소통의 매개체이며, 파스텔이나 크레용, 붓 등의 비교적 간편한 매체가 적절할 것이다.

매체의 선택에서 두 가지 중요한 고려점은 촉진과 통제이다. 내담자의 자발성을 촉진하기 위해서는 충분한 작업 공간과 아울러 다양한 색상과 충분한 크기의 종이와 점토 등이 제공되어야 한다. 환자에 따라 서로 다르므로 치료사는 개인의 욕구에 따라 민감하게 반응할 줄 알아야 한다. 낱낱으로 된 매체가 그렇지 않은 매체보다는 다루기가 용이하다. 연필은 조작하기에 보다 쉽지만 물감이나 점토는 조작에 있어서 기술적인 문제가 있다. 미술매체들의 특성에 따라 어떤 효과를 낼 수 있느냐를 고려하여 선택해야 한다.

다시 말하면, 미술작업의 본질적인 요소는 매체의 사용이다. 창조적 기능과는 별개로 미술매체는 부가적인 목적을 제공한다. 예컨대, 그것은 내담자의 애정적인 상태를 강화시키거나 소멸시킬 수도 있고, 자기표현의 자유에 영향을 줄 수 있으며, 또한 왜곡된 방어에 영향을 미칠 수도 있다.

3) 클라이언트의 저항과 대처기법

치료기법의 적용에서 치료자로서 늘 관심을 가져야 할 점은 기법의 적용 문제이다. 치료사는 미술치료를 적용함에 있어서 다음과 같은 세 가지 저항을 유의할 필요가 있다.

(1) 내담자가 과도한 언어화를 나타내는 경우

과도한 언어화는 하나의 저항으로 간주할 수 있다. 그것은 위협적인 자료, 특히 심상적인 형태로서의 자료에 대한 억압을 암시할 수 있다. 만약 이러한 저항이 발생할 경우에는 오른쪽 뇌의 기능으로의 전환이 바람직하다. 만약 과도한 언어화가 주지화나 합리화와 같은 방어기제에 의한 경우에는 미술치료 경험에서 감각적 구성요소와의 재확립이 쉽게 이루어진다.

(2) 내담자가 언어화의 결핍이 심할 경우

반면에 언어화의 결핍은 또 하나의 저항일 수 있다. 이 경우에는 인물사진을 오려

낸 꼴라쥬나 글이 적힌 풍선에 매달린 물체에 대한 심상을 그리게 하고, 이러한 심상에 대한 언어적 인지요소를 결합함으로써 저항을 감소할 수 있을 것이다. 또는 내담자로 하여금 이미 떠오른 심상을 선택하도록 하고, 그 심상에 대한 한 단어적인 연상을 글로 적게 함으로써 오른쪽 뇌와 왼쪽 뇌의 기능을 통합할 수 있을 것이다.

언어화의 결핍은 때로는 개인과 성격의 새로운 부분이 발생되고 있으나 그 자신이 그에 대한 언어적 명칭을 명확하게 인식하지 못하고 있음을 암시할 수 있다. 이때 심상에 대한 세련화나 심상과 관련된 정서에 대한 세련화는 새로 발생하고 있는(그러나 어느 정도는 애매모호한) 심상에 대하여 점차적인 탐구를 허용할 수 있을 것이다. 액체 도구(예, 수채화, 묽은 점토)의 자유스러움은 새롭게 나타나고 있는 구조에 대하여 시행착오를 통하여 구체적인 형성의 기회를 제공한다.

(3) 내담자가 과도한 운동적 요소를 보일 경우

만약 과도한 운동적 요소가 나타날 경우에는 바로 시각적 표현을 하지 말아야 하는 단서를 제공한다. 일반적으로 시각적 표현은 과도한 정서적 또는 운동적 활동이 나타날 경우에는 금해야 한다. 때로 과도한 정보의 흐름을 통제하기 위하여 암석이나 나무 또는 플라스틱과 같은 매우 저항적인 재료를 미술 치료에서 사용할 수 있을 것이다. 과도한 정서적 또는 운동적 활동이 보다 극단적으로 나타날 경우에는 매 치료 회기마다 일정한 구조적인 미술치료를 제공함으로써 이러한 저항을 감소시킬 수 있을 것이다.

4) 개인 미술치료와 집단 미술치료의 실행

(1) 개인 미술치료의 실행

심리 상담이나 치료에서 행하고 있는 방법을 대상의 구성에 따라 구분한다면 개인 및 집단치료로 나눌 수 있다. 미술치료도 개인치료와 집단치료로 나누어 실시할 수 있을 것이며, 어떤 심리치료의 이론을 기본 관점으로 하느냐에 따라 그 진행절차에 차이가 있을 것이다. 다만, 정신분석적 미술치료를 도입하는 경우는 내담자가 부정적 감정을 나타내는 것을 시작으로 하여 미술치료사가 자유연상, 꿈의 분석, 최면 등을 통해 내담자의 갈등을 탐색할 것이다. 이어서 치료사는 내담자의 그림과 언어내용에서 갈등의 핵심, 주제 내용과 관련된 행동을 추리하게 되고, 치료사는 전이현상에서 내담자의 갈등이 표면화 되도록 한다.

또한 내담자의 저항적인 작품의 활동이나 언어 반응을 해석하게 되며, 그러한 해석에 대한 내담자의 반응 및 수용을 격려함으로써 종결단계에 접어들게 된다. 따라서 내담자는 부정적 감정이 감소 및 제거되고, 정신에너지가 해방되며, 자아 통정력 및 통찰이 생기게 된다. 또한 인간중심의 미술치료일 경우는 상담이나 심리치료를 의뢰해온 내담자와 치료자간에 먼저 치료관계가 정립될 것이다. 즉, 미술활동을 통해서 어떻게 내담자를 도와주며, 그 절차는 어떻게 할 것인가 등에 대해 관계를 정립한다. 이어서 치료자는 정서반응에 대해 반영, 수용, 인정, 명료화 등의 기법을 사용하게 될 것이고, 내담자는 문제행동에 대한 대안적 선택과정을 탐색하고, 긍정적 사고를 하기 시작할 것이며, 통정, 문제행동의 증상 감소 등을 거쳐 지각된 자신과 이상적 자신간의 조화를 얻게 될 것이다.

(2) 집단 미술치료의 실행

집단 미술치료는 집단 심리치료에 미술을 도입한 것이다. 여기에서 그림은 내면세계에 간직된 인간 감정을 자유롭게 꺼내는 것과 동시에 언어로서 서로 부딪치는 감정의 위기의 완충제가 되며, 카타르시스 효과를 가지는 것과 함께 감정 교류의 조정 역할을 한다. 따라서 집단 미술치료를 목적으로 하는 것은 집단의 한 일원으로서의 개인적 체험이며, 치료자와 환자, 환자와 환자 상호간의 교류 가운데서의 자기통찰이고, 나아가 자신의 이미지를 시각화한다는 회화의 특수성에 의해서 치료자는 환자의 정신세계를 좀 더 정확하게 파악할 수 있다.

집단 심리치료에 미술을 도입하는 시도는 비언어적인 표현이 중심이 되는 아동정신과 영역에서 행할 수 있는 것이 많았다.

(3) 집단 심리치료법

① 내담자의 자발성을 향상시키는 것이나 사회 참여에의 능력을 높이는 것을 주된 목적으로 한다.
② 집단을 가족에 한정한다.
③ 집단 구성원의 자유로운 상호 교류를 촉진하여 환자의 자기통찰, 왜곡된 인간관계의 교정을 목적으로 하는 것 등이다.

(4) 집단 심리치료에 미술을 도입하는 이유

① 회화의 개입으로 언어적 표현이 쉽게 된다. 한편 회화라는 완충제를 둠으로써 발언 내용이 약해지는 결점이 있으나, 이때 치료자는 환자의 심리상태를 정확히 파악하여 지적으로 보완할 수 있기 때문이다.
② 환자의 무의식적인 정신세계를 표출하기가 보다 용이하다. 한편, 회화에 대한 어떤 지적이 환자의 혼란을 초래하기 쉽다. 이것이 유기적 상황으로 이어질

수 있으므로 치료자는 신중히 언어화해야 한다.

③ 치료자도 함께 활동을 행함으로써 치료자를 정점으로 하는 일방적, 지시적 집단 내 계층의 발생을 막을 수 있다. 단지 지시에 개입하지 않는다든가 토론을 흐름에 맡긴다고 하는 것과는 다르다. 환자의 자기통찰이 깊은 때에 다른 발언으로서 화제를 옮긴다든지 위기적 상황 시에는 치료자가 적극적으로 개입해야 한다.

④ 회화는 그 자체가 카타르시스적 효과를 가지는 반면, 회화에 의해 카타르시스가 되어 버리기 때문에 언어에 의한 자기표현의 필요성이 감소해 버리는 단점도 간과해서는 안 된다.

1.8 미술로 말하는 성 치료

미술이란 도구를 통하여, 인간의 내면으로부터 표출되지 못한 감정을 시각화함으로써, 부정적이고 억압된 자신의 문제를 알게 해주며 개선되도록 도와주는 치료의 한 방법이다.

1) 성 미술치료의 유래

미술치료는 2차 대전 때 병원에서 무료함에서 벗어나게 하기 위해 우연히 미술을 접하게 한 것으로부터 유래한다.

2) 미술치료와 미술교육의 차이점

(1) 미술치료는 임상적으로 접근하며 치료과정을 중시한다.

(2) 미술교육은 교육적으로 접근하며 작품 결과를 중시한다.

(3) 미술치료의 개념

조형활동을 통해서 **인간의 갈등을 조정하고, 자기표현과 승화작용을 통해서 자가 성장을 촉진**시킨다.

(4) 미술치료의 특성

미술치료는 정신분석 치료와 가까우므로 여러 가지 갈등적 주제를 다루며, 치료자는 내담자와 상호 연결하여 내담자가 **자유연상과 자발적인 표현**을 하도록 이끌어가며, 종결단계에서는 재창조의 결실을 보게 된다.

(5) 미술치료의 장점

작업과정을 모두가 볼 수 있는 구체적인 형태로 나타난다. 시간 변화에 따른 태도나 관계들의 변화를 역력히 본다. 잃어버린 것이나 지나간 것을 재창출해 낼 수 있다. 자신의 내부 감정을 상징 언어를 통해 나타낸다. 내면세계와 외부현실을 이어 다양한 감정을 표현하게 한다. 금지되거나 인정받지 못하는 행동을 대리만족 시켜준다. 받아들여지지 않는 **잠재적이고 억제된 부분을 표현**하게 한다.

(6) 성에 대한 미술치료의 도입

미술치료는 임상 실제에서 언어를 구사하지 못하는 어린 아동이나 언어적 표현에 어려움을 겪는 장애인, 우울증, 정신질환자 등의 경우에 매우 유용하다. 언어로서 서로 부딪히는 성에 대한 대화를 미술을 매체로써 성에 대한 여러 가지 **감정 표현을 시각화하여 성에 대한 문제점을 구체적으로 파악**하고 개선할 수 있다.

2. 음악치료법

2.1 음악치료의 정의

음악 치료적 역사의 흐름은 주술적인 음악사용에서 현대의 심리학적 음악치료에까지 이르고 있다.

먼저 주술적 음악의 사용은 기원전부터 제사를 드리거나 종교적인 행사를 거행했을 때부터 사용하게 되었다. 이것은 신이나 악마들에게서 자유를 얻고 해를 피하기 위해 음악으로 그들을 달래기 위한 하나의 방편으로 사용되어졌다. 이런 행위는 인류 최초에 이루어진 음악행위의 근본적인 목적은 다르다 하더라도 현대에 와서도 잠재적으로 존재하기도 하는데, 종교행위와 샤머니즘적인 우리의 문화생활 속에서도 찾아볼 수 있다. 계속해서 음악이 인간에게 미치는 영향을 수학적으로 보게 되었다.

이것은 다시 말해서 모든 우주와 삼라만상은 수학적인 비례를 가지고 있으며, 일정한 규칙과 계산적인 법칙에 의해 흘러가고 있다고 보았다. 이것은 그리스의 철학적 사고에도 기인하고 있다. 즉 인간은 소우주라는 개념으로 인간을 이루고 있는 각각의 신체적, 정신적, 환경적인 부분이 수학적인 비례를 이루고 있고, 이런 비례의 균형이 깨어질 때는 고통을 겪는다든지 병에 시달리게 된다는 것이다.

음악은 그 균형을 조화롭게 다시 회복시켜 줄 수 있는 힘을 지닌 것으로 보았으며, 그리하여 피타고라스는 수학과 음악의 연관성에 많은 공헌을 한 학자이기도 하다. 지

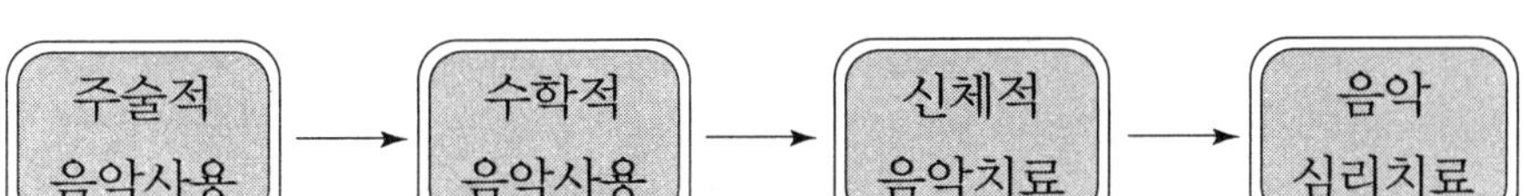

금도 유럽 일대에서 음악치료 악기의 하나로 사용하고 있는 모노코드는 그 당시 연구에 의해 개발된 악기다. 이런 고대 중세의 합리적인 음악치료의 적용에서 더 발단된 음악의 사용은 다음으로 신체에 의학적인 음악사용을 하게 되었다.

이 흐름은 현대에 와서도 음악의학이라는 음악치료의 한 방향성의 모태적인 역할을 하고 있다. 이것은 18, 19세기의 자연과학적 이데올로기의 태동과 맞물려 유전학과 생물학에 방향을 둔 신체 중심적 의학에 음악을 적용해 보았다. 이때는 음악의학에서와 같이 조직적이지는 못했으나 인간 신체의 생리적 변화, 심전도, 호르몬과 같은 분비물의 변화와 더 자세하게 신경세포와 무조건반사 신경 등 여러 신체와 관련된 부분의 연구에 음악을 사용하였다.

현대에 와서 1950년대 2차 세계대전을 중심으로 심리적인 안정을 위해 음악이 사용되어졌다. 미국은 이때를 기준하여 심리음악치료를 학문화하기 시작하였으며, 유럽에서는 서독에서 1962년 베를린에 최초로 연구소가 설립되었다. 구동독이 1970년대에 학문으로 태동하였고, 이후에 기타 여러 나라에서 널리 음악치료의 여러 분야에 관여하게 되었다.

이제 현대로 와서 심리음악치료는 명상음악이나 클래식 음악을 단지 듣기만 하는 음악이 갖고 있는 근본적인 영향력이나 효과에만 의존할 수 없었는데, 음악은 각각의

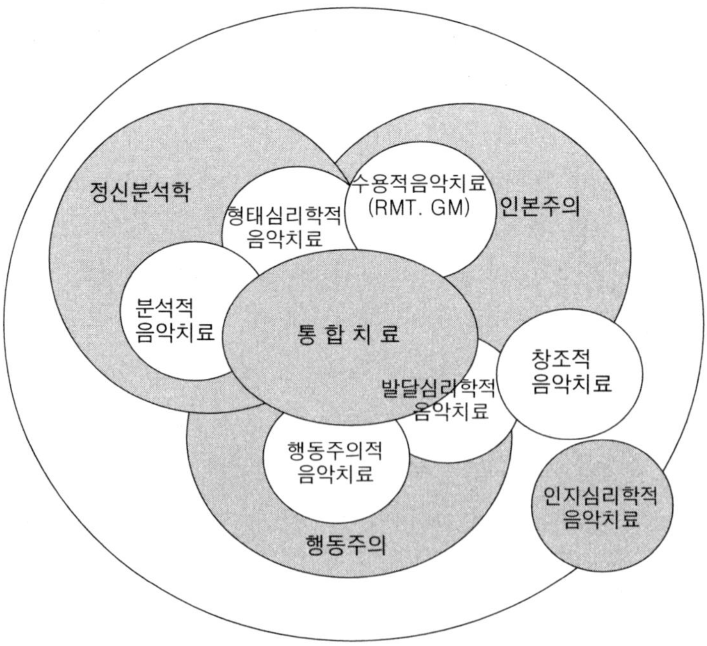

그림 6-1. 음악치료의 배경

내담자에게서 동일한 작용과 기대성과를 얻을 수 없기 때문이다. 음악치료는 내담자가 직접 즉흥연주에 참여하여 음악을 만들어 내거나 또는 함께 음악을 듣는 행위를 통해 대화해 가는 과정으로 치료가 행하여지게 된다. **음악치료에서 중요한 요소는 치료과정 중에 치료사와 내담자의 관계형성과 역동성, 즉 마음과 심리의 교류와 변화**라 할 수 있다.

각각의 음악치료 학자들이 구분하고 있는 음악치료의 방법론은 조금씩 틀에 의해 차이를 보이고 있다. 네덜란드의 음악치료 학자인 Henk Smeijsters는 심리 치료적 음악치료를 크게 분석적 음악치료, 게슈탈트 음악치료, 내담자 중심적 음악치료, 역설적 음악치료, 행동 치료적 음악치료, 인지 음악치료, 형태학적 음악치료, 유사 음악치료, 음악심리치료로 나누었다..

독일의 심리음악치료사인 크리스토프 슈바베는 음악치료의 방법론의 체계를 그룹, 개별치료 및 능동, 수용치료를 기준으로 각각의 방법체계를 확립하였다. 현대 음악치료의 방향성을 개괄적이나마 3대 학파에 근본적 배경을 둔 음악치료의 이론적 예제를 살펴보면, 의학적 배경에서 본 음악치료 초고는 리듬 [X-X-xx-X]의 형태로 내담자의 연주가 행하여진다고 했을 때 음악의학자들은 어떻게 내담자의 신체에 어떠한 물리적, 생리적인 신체의 반응이 오는지에 관심을 갖게 된다. 정신분석적 배경에서 본 음악치료 초고에서는 리듬 [X-X-xx-X]의 형태로 즉흥 연주한 내담자에게 질문이 유도된다.

이 리듬 형태의 연주를 통해 회고되는 일이나 사건이 관건이 되며, 가능하면 어디에서 일어나게 되었는지, 또 상황과 대상자 또한 감정은 어떤지를 유도하게 된다. 분석적 음악치료사는 내담자의 회고된 사항과 함께 연구해 나가게 되는데 얼마만큼 내담자 자신의 내면적 리듬에 적응하고 있는지, 또는 무리하게 요구되는 외부적, 사회적으로 부담스러운 리듬에 자기 삶의 고유리듬을 잃고 있지는 않은가에 관심을 갖게 된다.

인본주의 심리학의 배경에서 본 음악치료 초고는 인본주의 음악치료사와 함께 하는 내담자는 리듬 [X-X-xx-X]의 형태를 연주하거나 듣게 되며, 치료적 동반과 함께 질문으로 초대된다. 어떠한 자유의사가 있으며, 어떠한 정신적인 부담이 있는지 내담자는 스스로 리듬의 형태를 연주하고 감별하며, 치료적 초안을 본질적으로 중요하게 자체적으로 행하게 된다. 치료교육 이론(행동주의) 배경에서 본 음악치료 초고 행동주의의 치료적인 세팅 안에서 내담자는 리듬 [X-X-xx-X]의 형태를 연습 및 반복 훈련 되도록 유도한다.

예를 들면 특수학교의 정신지체 장애자들은 이와 함께 집중의 능력을 키우도록 유도되게 된다. 행동주의적 음악치료사는 다음과 같은 지령으로 유도할 수 있다. 즉 우

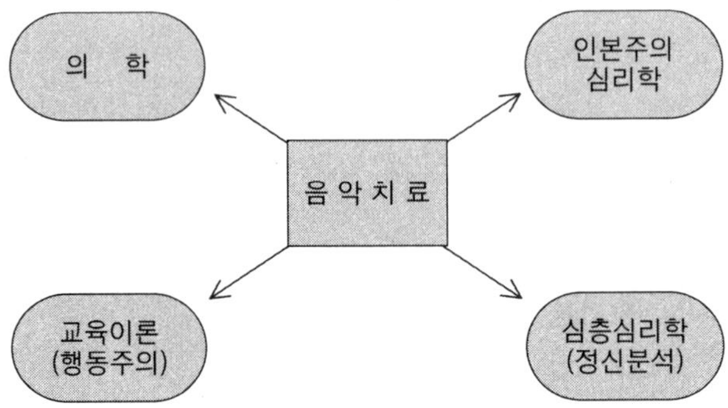

그림 6-2. 음악치료의 연관성

표 6-1. 음악치료의 방향성과 배경

대화(상담) 심리중점	분석적 음악치료 게슈탈트 음악치료 내담자 중심적 음악치료 역설적 음악치료 행동치료적 음악치료
음악 심리중점	인지 음악치료 음악심리치료
심리적 · 음악적인 과정의 유사중점	형태학적 음악치료 유사 음악치료

Henk Smeijsters, 1996

리는 음악과 함께 음악이 보여주는 것처럼 손가락으로 공중의 나만의 공간을 그려본다. 이와 같은 음악놀이를 통해서 의도적인 행위의 목적을 정하여 부적절한 행동과 장애를 철회하고, 저지할 수 있으며, 능력을 계속적으로 확대해 나가게 된다.

2.2 조절음악치료

조절음악 치료법은 증상에 효과적으로 영향을 미치고 능동적인 긴장완화의 도움으로 미세한 경험들을 넓히고자 하는 목적을 갖는 수용적인 그룹음악 치료이다. 여기서 능동적인 긴장완화란 생각, 기분, 신체적 느낌을 자연스럽게 인식하도록 배우며, 음악을 지각함으로 성립한다. 슈바베의 전문용어를 인용하자면 조절음악 치료법의 행위의 시작은 사람의 인격변화에 중점을 두지 않고 증상에 중점을 두고 있다. 다시 말하면 직접적인 증상에 영향을 주도록 치료행위의 방향을 세우며, 인간 자체의 경험이나 행동의 변화에 목표로 두고 있지는 않는다. 이것은 계속적으로 내면과 외면의 현실을 그대로 지각하도록 지향하는 행위의 원리와 행위의 본보기가 되는 행위의 도구의 훈련으로 치료가 이루어진다.

이 그룹치료에서는 구성원들 사이에 이루어지는 상호작용의 역할보다 그룹 안에서 각 개인이 연습을 통해 단련되어지는 면이 중요하게 된다. 그룹 안에서 이루어지는 대화는 각 개인의 증상에 관한 내용만이 포함되며, 갈등과 그에 따른 원인에 관한 것은 다루어지지 않는다. 조절음악치료와 슐츠의 자기암시 요법을 비교하면 자기암시요법은 신체의 긴장완화를 자기암시를 통해(예를 들어 내담자는 스스로 자기의 팔이 무겁다거나 또는 따뜻하다는 상상을 통해) 이루어진다고 볼 때 조절음악치료와는 비중 있는 차이점을 보인다.

조절음악치료는 반대로 신체적인 감각, 생각, 기분, 감정의 받아들여지는 지각과 함께 행하여지게 된다. 긴장상태는 의식적인 긴장완화를 통해 변화하지 않으며, 반대로 긴장상태 그대로를 받아들임으로써 긴장완화에 도달할 수 있게 된다. 자기암시 요법에서는 내담자가 의식적으로 긴장완화를 이끌어내려고 노력하지만, 조절음악치료는 현재 일어나고 있는 과정들을 인식하기 위한 능력을 키우기 위한 노력을 하게 된다. 이 치료의 목적은 증상에 맞춰져 버린 행동방식과 그것과 연관되어 있는 감정에 집중

표 6-2. Christoph Schwabe의 음악치료 방법론 체계

그룹 능동음악치료의 방법 / 개별 능동음악치료의 방법	악기 즉흥연주 그룹 노래치료 고전음악에 따른 동작 즉흥 무용(춤) 그룹 음악치료 자료(그림, 종이, 장난감(레고))에 따른 음악치료
그룹 수용음악치료의 방법	역동 중심적 수용적 그룹 음악치료 반응적 그룹 음악치료 조절음악치료(그룹)
개별 수용음악치료의 방법	의사소통적 개인 음악치료 반응적 개인 음악치료 조절음악치료(개인) 음악을 통한 긴장완화 훈련법(조절음악 훈련법) 비지향적 개인 수용음악치료

하면서 정신과 신체의 잘못된 긴장상태를 원활하게 조절하는 것이다.

여기서 말하는 조절의 의미는 긴장상태를 제거해 버리려는 것이 아니라 긴장상태를 영구적인 혼란으로 이끌어내지 않고 받아드리는 것이다. 내담자는 지각된 것을 받아들일 수 있도록 격려 받으며, 치료사를 통해서 긴장을 완화하도록 지시를 받지는 않는다. 지각되어지는 동안 긍정적이거나 부정적인 모든 반응들은 모두 받아 드려져야 한다. 여기서 음악은 긍정적이고 부정적인 모든 자극들이 원활하게 형성하도록 도와주는 역할을 하게 된다.

모든 감정들이 받아들여지면 두려움은 감소하게 된다. 근본적인 방어기제는 자신의 불편한 부분과 그것과 관련된 두려움을 억압하면서 정복하려고 하는 하나의 시도라 할 수 있다. 강제적으로 긴장을 완화시키려는 방법은 어쨌든 간에 불편한 부분이 계속적으로 나타나게 되고, 긴장의 감소는 이루어지지 않기 때문에 두려움을 야기 시키게 된다. 한 예로서 불면증을 가지고 있는 사람은 불면증이 두려움과 결부되어 있어서 잠을 이루지 못하는 것은 분명한 사실이다. 그렇다고 계속 의지적으로 잠을 청한다는 것은 두려움의 증가와 잠을 더욱 이루지 못하는 결과를 초래하게 되는 것이다.

조절음악치료는 증상에 직접적인 영향을 가하지 않고, 단지 그것에 대항하는 하나의 방식으로 의식적인 시도와 방어기제를 피하기 위한 하나의 방법이라 할 수 있다. 방어는 허용함으로 변하게 되며, 두려움은 사라지게 되고, 증상은 비교적 덜 위협적으로 나타난다. 방어적인 태도가 후퇴되면 문제들은 현실적으로 관찰되어질 수 있게 된다. 받아들여지는 지각이란 각각의 생각, 기분, 신체적 느낌과 음악 사이에서 왕복하는 지각의 상태에 굴복한다는 것을 뜻한다.

이것은 수동적인 단념을 의미하는 것이 아니고 능동적으로 일어나는 일을 의미한다. 즉 내담자는 발생하는 모든 지각에 마음을 열고 대면하며, 자신의 행동에 고의로 영향을 끼치려는 시도를 하지 않고 음악에 애써 집중하지도 않으며, 긴장완화를 위해 애쓰지도 않고, 또 다른 지각된 부분 역시 억압하지 않는 것이다.

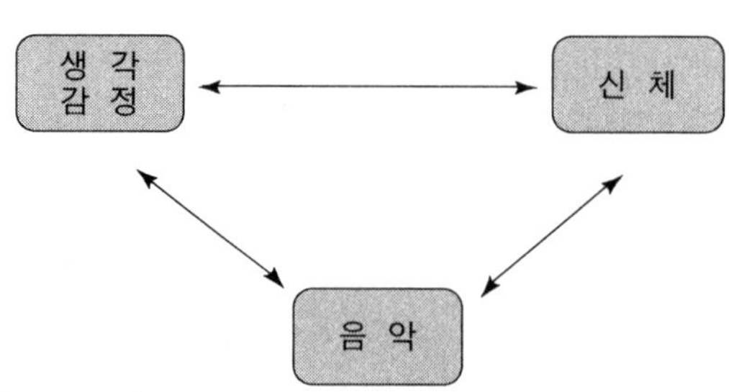

그림 6-3. 조절음악치료(RMT) 인식의 범위

그렇기 때문에 조절음악치료는 자기암시 요법과는 다르게 밖으로부터 소음이 차단된 방인 조용한 공간에서 행하여지지만은 않는다. 반대로 가끔씩 거리의 소음을 그룹 사람들이 들을 수 있도록 창문을 열어놓고 행하기도 한다. 이는 소음과의 관계 또한 받아들일 수 있는 지각에 포함될 수 있기 때문이다. 내담자들은 무엇보다도 긴장완화의 상태에 도달하기를 원하고, 긴장의 억압이 또한 쉽게 작용할 수 있기 때문에 긴장하고 있는 자체를 인정하라는 주문에 주의 깊은 인상을 받게 된다. 그렇기 때문에 치료사는 치료 시작과 함께 직접적인 지각의 수용(예를 들어 긴장상태의 허가)에 대한 언급은 피해야 한다. 왜냐하면 이 주문이 곧 역설적인 주문이 될 수 있기 때문이고, 지각되는 것을 수용할 수 없게 될 수 있기 때문이다.

음악은 자체로 긴장완화를 위한 기능을 갖고 있지 않는다. 음악을 지각한다는 것은 곧 외부에서 오는 것에 각자가 스스로 판단하여 느끼는 지각과 같다고 할 수 있다. 내담자는 음악을 경청함으로 스스로 판단되는 지각을 계속적으로 끌어낼 수 있도록 연습을 할 수 있으며, 음악을 지각함으로써 그의 대상 환경은 넓혀지며, 그것을 통해 계속적으로 지각할 수 있는 능력을 키워 나가게 된다.

슈바베는 음악을 두 가지로 구별하고 있는데, 안정적인 음악과 활동적인 음악이다. 예를 들어 모차르트의 바이올린 협주곡은 안정적인 음악으로 보았고, 브람스의 피아노 협주곡는 활동적인 음악으로 포함시켰다. 첫 번째 음악그룹에서는 내담자들이 긴장완화를 기대하는 바에 보다 접근할 수 있으며, 두 번째 음악그룹은 내담자들이 음악의 도움으로 긴장상태를 그대로 인식할 수 있는 연습이 이루어질 때 음악에 강한 주의력을 갖도록 하며, 자신이 갖고 있는 고유의 인성으로부터 딴 방향으로 돌릴 수 있도록 주도하게 된다.

조절음악치료는 정신적이며 신체적으로 그릇된 긴장상태에 본인 스스로 영향을 줄 수 있으며, 경우에 따라서는 철회할 수 있는 법을 배우는 하나의 치료방법이다. 그릇된 긴장상태의 종류로는 집중력 장애, 자신감의 결여, 내면의 동요와 불균형, 불면증, 근육통, 소화불량, 심장통증, 두통, 어지러움의 형태로 나타난다. 조절음악 치료법의 목적은 근본적인 내부의 갈등을 제거하려는 것이 아니고 그릇된 긴장상태를 인식하고, 이것을 제거할 수 있는 행동양식을 배울 수 있는 상태로 옮겨놓는 것이다. 그릇된 긴장상태는 집중적인 노력으로 극복하려고 할 때 더욱 강화될 수 있다. 예를 들면 정신집중을 하려고 애를 쓸 때나 또는 계속해서 잠을 청하려고 할 때 이와 같은 긴장완화의 바람은 그릇된 긴장상태를 고조시키게 된다.

1) 조절음악 치료과정

이 치료과정은 그룹으로 행하여지며, 그렇기 때문에 교육그룹이나 치료그룹의 구성원의 특성과 개성, 능력과 조화에 따라 조절음악 치료과정의 기간이 다르게 설정되어 진다.

2.3 노인을 위한 음악요법(치료)

1) 고령사회와 성공적인 노화

① 노인의 신체적인 문제는 노화와 함께 오는 만성적 노인성 질환이다.
② 만성적 노인성 질환의 대표적 특징은 질병과의 관계에 이상 복합적 증상, 노인의 신체적, 정신적 건강의 문제와 더불어 좌절과 혼란으로 인한 무기력감과 자기애가 부족한 자아 정체감의 심리적인 부분에 부정적 영향을 끼친다.
③ 노년기를 어떻게 받아들이고 스스로에 대한 인식이 어떠한지 역시 노인들의 건강에 매우 중요한 영향을 끼친다.
④ 자신이 건강하다고 느끼는 노인들은 보다 긍정적인 자아상을 가지고 있고, 더 적극적이고 행동력이 있으며, 인정받고 독립적인 성향이 있다.
⑤ 성공적인 노화와 성공적이지 않은 노화의 차이를 단순히 질병이 있는 상태와 질병이 없는 상태로 구분하는 것만으로 성공적 노화의 개념을 충분히 설명할 수는 없다.

2) 성공적인 노화

① 질병과 장애와 관련된 위험수준이 낮아야 한다.
② 높은 수준의 정신적, 신체적 기능을 유지해야 된다.
③ 적극적인 인생 참여의 태도를 갖는다.

정신적, 신체적 건강을 유지하기 위한 라이프스타일의 중요성이 강조된다(적절한 식습관, 운동 등 신체적 건강을 유지하기 위한 노력과 관심, 정신적 기능을 유지하기 위한 학습과 자기개발, 활발한 사회참여와 사회에 대한 기여 등). 아무리 고령이라도 라이프스타일을 바꾸면 질병에 걸릴 위험요인을 안고 있는 보편적 노화에서 최적의 건강과 활력의 상태인 성공적 노화로의 전환이 가능하다.

현대를 살아가는 노인들은 이전의 의존적이고 만성적인 질환을 가진 부정적인 모습으로 그려진 노인의 삶과는 다른 보다 건강하고 활동적이며, 자신의 삶에 잘 대처하는 긍정적인 모습으로의 변화를 위한 노력이 요구된다.

3) 음악치료의 원리

(1) 우리가 생활에서 접하는 모든 음악은 정서적인 행동과 다양한 감정의 변화를 불러일으킨다. 음악치료에서 음악은 인간의 무의식적 측면과 의식의 측면을 다루며, 자신의 문제를 발견하고 처리함으로서 자신을 더 잘 이해할 수 있도록 돕는다. 즉, 음악은 언어로 표현하기 어려운 무의식의 잠재된 내면의 문제들을 비언어적인 음악으로 표현하도록 도와줌으로써 정서, 사회적으로 반응을 유발하는데, 음악 안에서 이루어지는 다양한 자기표현을 새로운 자아인식과 자기표현을 가지게 함으로써 결국 사회적 교류를 확대시킨다.

(2) 음악활동은 노인들 스스로가 자신이 누구인지, 또 무엇을 할 수 있는지를 알게 함으로써 삶의 직관력 형성에 큰 도움을 주며, 이러한 과정을 통해 평소에 표현하지 못했던 생각이나 감정을 자연스럽게 표출함으로써 불안이나 우울, 분노 등의 부정적 정서에서 벗어나게 한다.

(3) 음악이 인간행동을 변화시킨다는 것은 다양한 음악적 경험이 인간의 내적 동기를 자극하여 음악적 행동을 유발한다는 것을 의미한다.

(4) 음악치료 안에서의 음악은 단순히 즐거운 음악활동으로 그치는 것이 아니라 노인들에게 바람직한 행동변화와 긍정적인 정서경험을 가지도록 도와주는 치료적인 역할을 한다.

4) 음악이 미치는 생리적인 영향력 이해

(1) 음악이 중추신경 기능에 어떻게 연결되어 감정을 불러일으키고 긴장과 이완의 반응을 가져오는지에 대한 이해가 선행되어야 한다.

(2) 운동력에 대한 반응으로 음악이 어떻게 운동력에 영향을 미치며, 신체에 음악이 어떤 역할을 하게 되는지 알아야 한다.

(3) 자율신경의 반응과 신경전달과 관련된 뇌파 파장의 변화를 가져오는 음악과의 상관관계를 알아야 한다.

① 우리의 대뇌는 오른쪽과 왼쪽의 2개의 반구로 나누어져 있다. 일반적으로 왼쪽 뇌는 언어, 읽기, 쓰기 숫자개념이나 논리적인 분석능력과 관련되며, 오른쪽 뇌는 창의적인 활동, 사고나 정서를 담당, 음악은 오른쪽 뇌, 변연계를 자극하여 강한 정서반응을 일으킨다(시상하부와 시상이 외부의 감각기관으로부터 받은 메시지를 자율신경으로 전달 심리적, 생리적인 반응으로 나타낸다).

② 음악치료에서는 감정경험(emotional experience)과 감정교류(emotional communication)의 과정에서 정서변화의 단계를 거쳐 치료 목적을 달성한다.

5) 노인 음악치료의 대상

(1) 정상 노인

① 자기 재발견, 창의적인 활동, 자긍심 회복을 목표로 한다.

② 음악활동 중에서도 성악 레슨이나 기악 레슨은 노인들의 자긍심을 향상시키고 근육 운동기능 향상, 음악과 함께 걷기운동을 하는 것과 에어로빅을 하는 프로그램은 신체적 근육운동 기능을 강화하기 위함이다.

(2) 노인질환을 가졌으나 자신을 돌볼 수 있는 노인

노인질환을 가진 노인들은 의료검사나 규칙적으로 약을 복용하고 치료해야 하기 때문에 환경의 통제를 받게 되며, 무력감을 느낄 수 있다. 환경의 제약을 받는 상황에서도 자기 가치를 알고 자긍심을 회복하여 자신의 역할을 찾는 것이 필요하다.

(3) 장애가 심한 노인환자

① 노인들에게 가장 필요한 것은 이들이 처한 환경에서 재활할 수 있도록 도와주며 창의적인 활동을 통해서 자기 가치를 찾고 우울감에서 벗어나게 해준다.

② 음악치료 프로그램이 효과적으로 적용되기 위해서는 개개인의 능력과 음악성을 고려하고, 창조적으로 활동할 수 있는 프로그램 만드는 것이 중요하다.

(4) 가족이나 간병인을 위한 음악치료

환자에게 맞는 음악치료를 위해 증상에 따른 간병 음악 적용을 위해 교육이 필요하다.

6) 요양원 및 시설 거주 노인

시설에서 거주하는 노인들은 시설에서 일어나는 여러 가지 문제점, 룸메이트와의 관계, 독립적이지 못한 생활 등으로 각자 자신의 문제와 욕구상실로 자존감이 저하되어 정서불안과 기억상실, 수동적인 생활, 사회적 관계 부족으로 나타난 정신적, 신체적인 기능을 유지하고, 삶의 질을 향상시킬 수 있도록 도와주기 위해서 효과적으로 사용되어야 한다.

7) 노인을 위한 음악치료 목적

① 팔, 다리의 힘을 강화시키고 근육운동 범위를 증가시킨다.

② 대인관계를 향상시킨다.
③ 회상을 돕는다.
④ 장기기억을 자극하여 단기 기억력을 향상시킨다.
⑤ 단기기억을 자극하여 정신혼란을 감소시킨다.
⑥ 인지기능을 향상시킨다.
⑦ 현실 소재인식 능력을 향상시킨다.
⑧ 자긍심을 높여 준다.
⑨ 언어능력을 향상시킨다.
⑩ 긴장을 이완시키고 스트레스를 감소시킨다.
⑪ 스스로의 위생관리를 향상시킨다.
⑫ 감각기능을 증진시킨다.
⑬ 불안감과 우울감을 감소시킨다.
⑭ 부적응 행동을 감소시킨다.

8) 음악치료에서의 진단평가

(1) 노인들의 움직임이나 목소리, 또는 악기를 이용한 즉흥연주, 그리고 악기연주나 음악 감상과 같은 활동을 통하여 의사소통 능력, 집중력, 기억력, 감정, 행동, 감각운동 지각능력 등의 영역에서 노인들이 할 수 있는 부분과 할 수 없는 부분들을 진단해야만 된다.

(2) 노래 부르기, 악기 연주, 음악 감상 등의 음악활동을 통해 노인들의 감각 운동기능, 대근육, 소근육 운동능력, 기억력, 집중력, 언어능력, 감정, 현실 소재 인식능력, 동기 유발, 음악 선호도와 음악적 능력 등을 모두 진단결과에 따라 단계적인 과정을 거쳐 치료목적, 목표 설정, 각 사람의 음악 선호도나 음악적 자질 또는 노인들의 욕구나 장단점을 진단평가 과정에서 파악하고, 음악치료사는 이에 따른 음악치료 프로그램 개발에 힘을 쏟아야 한다.

9) 노인을 위한 음악치료

(1) 인지기능의 퇴행이 갑자기 일어나는 노인들에게 음악활동은 현실감각, 순서, 예측성을 가지므로 노인들은 안전한 환경 안에서 함께 참여하고 즐길 수 있으며, 개개인의 기능에 맞는 음악활동을 시행함으로써 치료 목적을 달성한다.

(2) 음악이 노인들의 신체 재활은 물론 심리, 사회적인 영역에서도 유용하게 사

용한다(시설노인, 치매노인, 뇌졸중 노인 등 다양한 영역에서 성공적 임상효과).

(3) 음악치료의 효과

① 음악 안에서 긴장이완이나 리듬 반응과 같은 신체운동기능 조절을 한다.
② 음악적 구조 안에서 제시된 정보를 받아들임으로써 집중력, 기억력과 같은 인지기능을 향상시킨다.
③ 그룹 안에서의 음악활동은 그룹의 구성원들과 관계 형성에 도움이 된다.

(4) 다른 사람과 의사소통할 수 있는 기회

음악치료의 역할은 노인들의 삶의 황혼기에 자신의 삶을 돌아보는 기회를 가지게 하고, 남은 여생을 삶의 질 향상을 위해 적용되어지며, 노년기에 자주 발생하는 신체적 질환을 예방하고 회복하도록 도와주고, 각종 질환으로부터 오는 심리적 불안감과 우울감을 극복하는데 중요한 역할을 해야 된다.

10) 음악치료의 목표

① 노화로 인한 신체적 장애를 유지, 회복이 가능해야 된다.
② 노인의 잔존기능 유지를 도와줄 수 있어야 된다.
③ 삶의 질이 향상되어야 된다.

전문 요양시설에서 거주하는 노인들에게는 감각운동 훈련, 불안 감소, 우울 감소, 팔다리의 힘, 신체운동 기능의 범위 증가, 대인관계 증진, 장기, 단기 기억능력 향상, 인지기능 향상, 언어능력 향상, 현실 소재 인식능력 향상, 자존감 향상, 긴장이완, 스트레스 감소 등을 목표로 치료활동을 한다.

3. 웃음은 정신건강 치료

3.1 웃음치료란

유머치료, 정신건강 상담은 최근 성장 추세이고, 신체적 또는 정서적 통증이나 스트레스를 해소하기 위해 유머를 사용하여야 된다. 심리적 혜택에 대한 유머를 사용하여 웃음이 운동을 하거나 자신의 삶과 상황에 대한 해학적인 관점을 얻기 위해 고객 지원의 절차와 같은 개입이 포함될 수 있다.

웃음 유머치료는 그룹의 연습을 위한 일반적인 방법이다. 유머 치료사에 의해 일반적으로 **삶의 질 향상을 증가시키고 스트레스와 긴장완화**에 사용된다. 웃음의 생리적 과정은 엄청난 혜택을 긍정적, 정신적으로나 육체적으로 건강 향상을 제공하고 있다. 웃음은 실제로 종료 스트레스 호르몬의 흐름이 면역시스템을 억제하여 심장박동 증가, 혈류는 웃음의 프로세스 생화학적 요인을 변경시킬 수 있다.

웃음은 카타르시스다. 그것은 분노, 슬픔과 두려움과 같은 부정적 감정에 대한 릴리스 메커니즘 역할을 한다. 인간의 연결을 강화하고, 대인관계를 접합시키기도 하며, 웃음은 대인관계에 대한 긴장을 줄이는 데 유용하다. 질병에 대한 콤플렉스에 대해서 자주 웃게 하면 불편한 상황을 벗어나기 위한 유머를 사용한다. 유머는 그들을 관리하는 능력을 보유하고, 정신건강 클라이언트 역할을 가르쳐 자신의 감정상태의 질을 향상시킨다. 유머 욕망이 없으면 이상의 활동을 해결하기 어렵겠지만, 웃음은 인간의 어려움을 해소하는 데 중요한 역할을 한다.

웃음을 사용하고자 하는 카운슬러에 대한 좋은 소식 치료방법은 선택 사항이다. 웃음의 혜택에 관계없이 행동에 대한 이유를 적용할 수도 있다. 그래서 웃음은 운동으로 특별한 이유 없이 그 자체가 전염성과 어려운 상황을 충분히 소화시키고, 재미있는 세계로 유지가 가능한 것이다.

1) 웃음치료로 암 예방

웃음은 심장을 튼튼하게 한다. 최근 미국에서는 많이 웃는 사람들에게는 심장병 발병이 적다는 연구 결과가 나왔다. 우리 몸에는 내장을 지배하는 교감신경과 부교감신경 등 두 가지 자율신경이 있다. 놀람, 불안, 초조, 짜증 등은 교감신경을 예민하게 만들어 심장을 상하게 한다.

반면 웃음은 부교감신경을 자극해 심장을 천천히 뛰게 하며, 몸 상태를 편안하게 해준다. 심장병이 적게 생기는 이유다. 웃음은 스트레스와 분노, 긴장을 완화해 심장마비와 같은 돌연사도 예방해 준다.

2) 하루 15초 웃으면 이틀을 더 산다.

미국 인디애나 주의 볼 메모리얼 병원에서 외래환자들을 조사한 결과 하루 15초씩 웃으면 수명이 이틀 더 연장되는 것으로 나타났다고 밝혔다. 미국 UCLA대학병원의 프리드 박사는 하루 45분 웃으면 고혈압이나 스트레스 등 현대적인 질병도 치료가 가능하다고 소개했다.

스웨덴의 노먼 커즌즈 박사는 환자가 10분간 통쾌하게 웃으면 두 시간 동안 고통 없이 편안한 잠을 잘 수 있다고 밝혔다. 미국의 존스홉킨스 병원은 환자들에게 나눠주는 「정신건강」이라는 책자에서 웃음은 내적 조깅이라는 서양 속담을 인용해 웃음은 순환기를 깨끗이 하고, 소화기관을 자극하며, 혈압을 내려준다 라고 보고했다.

3) 웃음은 암도 물리친다.

웃음은 병균을 막는 항체인 인터페론 감마의 분비를 증가시켜 바이러스에 대한 저항력을 키워주며, 세포조직의 증식에 도움을 주는 것으로 밝혀졌다. 이는 사람이 웃을 때 통증을 진정시키는 엔돌핀이라는 호르몬이 분비되기 때문이다. 18년간 웃음의 의학적 효과를 연구해 온 미국의 리버트 박사는 웃음을 터뜨리는 사람에게서 피를 뽑아 분석해 보면 암을 일으키는 종양세포를 공격하는 킬러세포가 많이 생성되어 있음을 알 수 있다고 밝혔다. 웃음이 인체의 면역력을 높여 감기와 같은 감염질환은 물론 암과 성인병을 예방해 준다는 것이다.

4) 한 번 웃음은 에어로빅 5분 효과

웃음요법 치료사들은 사람이 한 번 웃을 때의 운동효과는 에어로빅 5분의 운동량과 같다고 주장한다. 미국 스탠포드대학의 윌리엄 프라이 박사는 사람이 한바탕 크게 웃을 때 몸속의 650개 근육 중 231개 근육이 움직여 많은 에너지를 소모한다고 설명한다. 크게 웃으면 상체는 물론 위장, 가슴, 근육, 심장까지 움직이게 만들어 상당한 운동효과가 있다는 분석이다. 따라서 웃을 때는 배꼽을 잡고 크게 웃는 게 좋다.

5) 1분을 웃으면 10분의 운동효과가 있다.

몇 년 전 영국에서 발표된 한 통계자료에 따르면 어린이들은 하루에 대강 4백 번을 웃는다고 한다. 이 숫자는 어른이 되면서 하루 6번 정도로 줄어든다. 왜 이렇게 어른들은 웃음을 잃어버리는 것일까.

그 당시 영국에서는 웃음요법(Laughing therapy)이라는 것이 등장해서 화제가 되었었다. 이 치료요법은 웃으면 복이 온다는 속설에 근거한 것인데, 심리학자인 로버트 홀덴 씨가 개발한 것으로 그에 따르면 웃음요법은 행복을 가져올 뿐만 아니라 건강도 가져온다고 한다. 우리나라에서는 옛 코미디 프로그램에서 “웃으면 복이 와요”라는 방송에서의 배삼룡, 구봉서 씨의 역할이 어려운 시대를 사는 우리나라 경제에 웃음으로 불을 지폈다 해도 과언이 아닐 것이다.

6) 홀덴의 웃음요법

하나는 웃는 동안에는 마음이 편안하다는 것이고, 또 하나는 웃음은 실제로 건강에 도움이 된다는 것이다. 홀덴 씨의 연구에 의하면 1분 동안에 흔쾌하게 웃으면 10분 동안 에어로빅이나 조깅 혹은 자전거를 타는 것만큼 근육이 이완되고, 피가 잘 돌게 되어 **체내에서 자연적으로 분비되는 진통성분을 가진 엔돌핀이 늘어나고, 체내의** T **세포도 증가한다고 한다.**

1분 웃으면 10분 동안 운동을 한 효과가 나타난다는데 안 웃을 이유도 없을 것 같다. 그러나 앞에서 말한 통계처럼 어른들은 잘 웃지 않는다. 세상의 풍파와 부딪치면서 웃음을 잃었기 때문이다. 그러나 실망할 일은 아니다. 왜냐하면 인간은 누구나 태어나면서 웃음을 찾는 잠재의식의 능력을 갖고 태어난다고 한다. 어른들은 그저 그것을 감추고 있을 뿐이며, 누구나 기회만 있으면 그 능력을 발휘할 수 있고, 그것을 이용해 행복과 건강을 차지할 수 있다는 것이기 때문이다.

웃음요법은 이런 잠재능력을 개발해서 어른의 몸 안에 감춰진 어린애의 모습을 찾아내는 치료법인 것이다. 미소 짓기와 따라 웃기로 명명된 이런 치료는 그저 웃기 위해서 웃을 수 있는 연습인 것이다. 그래서 생활 속에서 자신이 웃고 싶을 때 남을 의식하지 말고 마음껏 웃을 수 있다는 것이다.

또 다른 치료는 마음속으로 행복했을 때를 생각해 보는 상기요법이다. 홀덴 씨는 사람들에 행복했을 때 무엇을 하고 있었는가, 어디에 있었는가, 누구와 함께 있었는가를 기억하라고 말한다. 그리고 그런 상태를 계속 상기하면서 현재의 생활 속에서 그런 행복을 다시 찾으라고 권유한다.

7) 웃음요법으로 살아남은 사람들

노만 커즌스 박사는 강직성 척추염에 걸려서 뼈 마디마디에 염증이 생기고, 손가락이 굽혀지지도 않는 극심한 고통을 겪어야만 했다. 현대의학으로는 그 병을 치료할 수 없다는 사실을 알고 부정적인 사고나 감정이 육체에 화학적 변화를 가져오며, 부신 호르몬을 마르게 하여 많은 질병의 원인이 된다는 것을 깨달은 뒤에야 웃음요법을 실시해 보기로 했다.

진통제와 수면제 없이는 잘 수 없을 정도로 통증이 심한 상태였는데 10분 정도 폭소를 터트린 후에는 2시간 정도 평안하게 잘 수가 있다는 사실을 알게 되었다. 혼자보다는 여럿이 모이면 33배 더 잘 웃을 수 있다는 사실을 알고 친구들을 초청하여 같이 웃었다. 웃음요법의 자가 치료를 통하여 8일 후에는 엄지손가락이 통증 없이 움직일 수 있게 되었다. 결국 통증 없이 테니스나 골프를 칠 수 있었고, 승마를 즐겼으며, 손을 떨지 않고서도 카메라의 셔터를 누를 수 있을 정도로 완전히 치료가 되었다 한다.

구소련의 대표적인 반체제 인사인 샤란스키도 웃음이 얼마나 강력한 무기인지를 체험한 사람이다. 샤란스키는 정치범으로 감옥에서 9년 동안 지냈으며, 그 중 16개월은 사형선고를 받고 독방생활을 하면서 끊임없이 소련 비밀경찰에게 총살당할 것이라는 소리를 들으면서 괴롭힘을 받아야 했다. 이런 인생의 가장 어두운 골방에서 그가 발견한 유일한 무기가 바로 웃음이었다. 자유로울 때 유머는 하나의 사치스런 것이지만 감옥에서는 유일한 무기이다. 그들에 대하여 웃을 수 있는 순간 당신은 자유롭다고 그는 말한다.

유머감각은 생존에 더할 수 없는 도움이 된다. 언뜻 보기에는 계속적인 위협 아래 있는 사람이 사치스런 유머를 갖는 것은 모순처럼 보일 것이다. 유머는 사치가 아니다. 그것은 생존을 위한 역동적인 수단이다. 위협 아래서 유머는 가장 먼저 잃어버리는 것이고, 가장 나중에 다시 찾는 특성이 있다. 하지만 그것은 자신의 곤궁과 불운에서 재미있는 모습을 보는 능력과 다른 사람의 실패로부터 유머를 갖는 것이다. 유머는 현실에 대하여 무관심 하는 것이고, 상황의 심각성을 고의적으로 모른 체하며, 모든 것이 정상적이라고 생각하고, 절반은 장난으로 치부하는 것이다.

8) 암을 이길 수 있으니 실컷 웃어라.

암 환자에게 있어 스트레스는 항암주사의 효과를 떨어뜨린다. 이탈리아 우딘대학의 소니아조르젯은 쥐를 암에 걸리게 한 다음 항암주사의 효과를 확인했다. 암에 걸렸지만 편한 상태에서 주사를 맞은 쥐들은 치료받지 않은 쥐들보다 더 오래 살거나 완전히 치료되었다. 하루 1시간씩 다리에 플라스틱판을 묶어 스트레스를 준 쥐들은 주사를 맞지 않은 쥐처럼 빨리 죽었다.

스트레스는 면역체계를 무너뜨리지만 편하고 밝은 마음은 면역체계를 강하게 한다. 편하고 밝은 마음이 좋은 치료방법과 어우러지면 암도 물리칠 수 있다. 크리스틴은 미국 미네소타주 에디나에서 암 클럽을 운영하면서 웃음과 유머로 암을 이겨내는 방법을 전하고 있다.

9) 웃음의 신통철학

(1) 웃음은 분위기를 좌우한다.

① 웃음은 분위기를 밝게 해준다.
② 서로가 웃으면서 대하면 한결 부드러운 사이가 된다.
③ 웃음이 있는 곳엔 자연히 많은 사람이 모인다.
④ 웃음은 마음의 여유를 가져다준다.
⑤ 부드러운 분위기는 물론 침울한 분위기도 명랑하게 만드는 사람은 항상 밝다.
⑥ 인상 좋은 웃음에는 상대방을 당기는 힘이 있다.

3.2 웃음의 건강학

1) 웃음은 면역체계와 소화기관을 안정시키는 작용을 한다.

사람이 웃을 때는 통증을 진정시키는 호르몬이 분비되기 때문이다.

2) 웃음이 주는 효과

웃음은 스트레스를 진정시키고 혈압을 떨어뜨리며, 혈액 순환을 개선시키는 효과가 있다. 배가 아플 때까지, 눈물이 나올 때까지, 숨을 쉴 때까지, 크게 웃고 난 뒤에는 기분이 좋아지고 후련해진다.

① 웃고 나면 굳어진 어깨도 풀리고, 스트레스도 사라진다.

② 스탠퍼드 윌리엄 박사는 한번 웃는 것은 에어로빅 운동을 5분 동안 하는 운동량과 같고, 20분 동안 웃는 것은 3분 동안 격렬하게 노 젓는 운동량과 같다고 하였다.

3) 웃음은 천연적 진통제

① 웃으면 뇌에서 엔돌핀의 생성이 촉진되어 기분이 좋아지고 건강에도 좋다.

② 웃음은 스트레스에 대한 최고의 해소책이자 스트레스 자체의 발생을 막아주는 예방주사이다.

③ 웃음은 체내 면역체를 강화시켜 주는 세균의 침입이나 확산을 막아주는 천연적인 진통제인 엔돌핀을 분비시켜 육체의 고통을 덜어주는 무형의 보약이다.

4) 웃음의 생체학

① 우리 몸을 지배하는 신경에는 교감신경과 부교감신경이 있다.

② 놀람, 불안, 초조, 짜증 등은 교감신경을 자극시켜 심장을 상하게 하는 등 해를 끼친다.

③ 웃음, 폭소는 부교감신경을 자극시켜 심장을 진정시키고 몸을 안정시켜 준다.

④ 폭소는 긴장을 이완시키고 혈액 순환을 도와주며, 질병에 대한 저항력도 길러준다.

⑤ 쾌활하게 웃으면 우리 몸속의 650개 근육 중 231개의 근육이 움직인다. 웃을 때의 얼굴 근육은 15개가 움직인다.

5) 억지로 웃는 웃음의 효과

미국 UC샌프란시스코의 폴 에크먼 박사는

① 사람이 특정한 감정표현을 흉내 내면 몸도 거기에 따른 생리적 유형을 따라간다.
② 일부러라도 웃는 것이 건강에 도움이 된다는 것이다
③ 웃는 것도 연습이 필요하다. 억지로 웃는 연습을 자꾸 하다 보면 어느새 인상 찡그린 표정은 사라진다.

3.3 웃음의 생리적 효과

① 뇌하수체에서 엔돌핀이나 엔케팔린 같은 자연 진통제가 생성된다.
② 부신에서 통증과 신경통 같은 염증을 낫게 하는 신비한 화학물질이 나온다.
③ 동맥이 이완되었기 때문에 혈액의 순환과 혈압이 낮아진다.
④ 웃음은 신체의 전 기관에 긴장완화를 준다.
⑤ 웃음은 혈액 내의 코티졸의 양을 줄여준다.
⑥ 스트레스와 분노, 긴장의 완화로 심장마비를 예방한다.
⑦ 웃음은 심장 박동수를 높여 혈액 순환을 돕고, 몸의 근육에 영향을 미친다.
⑧ 뇌졸중의 원인이 되는 순환계의 질환을 예방한다.
⑨ 암환자의 통증을 경감시킨다.
⑩ 3~4분의 웃음은 맥박을 배로 증가시키고, 혈액에 더 많은 산소를 공급한다.
⑪ 가슴과 위장, 어깨 주위의 상체 근육이 운동을 한 것과 같은 효과를 얻는다.

3.4 웃음에 대한 명언

① 웃는 사람은 실제적으로 웃지 않는 사람보다 더 오래 산다. 건강은 실제로 웃음의 양에 달렸다는 것을 아는 사람은 거의 없다.(제임스 월쉬)
② 웃음은 전염되고, 웃음은 감염된다. 이 둘은 당신의 건강에 좋다.(윌리엄 프라이 스탠포드 의대 교수)
③ 당신이 웃고 있는 한 위궤양은 악화되지 않는다.(패티우텐)
④ 우리는 행복하기 때문에 웃는 것이 아니고 웃기 때문에 행복하다.(윌리엄 제임스)
⑤ 나는 웃음의 능력을 보아왔다. 웃음은 거의 참을 수 없는 슬픔을 참을 수 있는 어떤 것으로, 더 나아가 희망적인 것으로 바꾸어 줄 수 있다.(봅 호프)
⑥ 유머감각이 없는 사람은 스프링이 없는 마차와 같다. 길 위의 모든 조약돌

마다 삐걱거린다.(헨리 와 드 비쳐)

⑦ 그대의 마음을 웃음과 기쁨으로 감싸라. 그러면 해로움을 막아주고 생명을 연장시켜 줄 것이다.(윌리엄 세익스피어)

⑧ 웃음은 마음의 치료제일 뿐만 아니라 몸의 미용제이다. 당신은 웃을 때 가장 아름답다.(칼 조세프 쿠 쉘)

⑨ 笑門 萬福來(웃는 사람에게는 많은 복이 온다)

⑩ 一笑一少, 一怒一老(한번 웃으면 한번 젊어지고, 한번 노하면 한번 늙는다)

3.5 스트레스 해소방법

사람마다 고민이 없는 사람이 없고, 문제가 없는 사람들이 없다. 하지만 이런 문제를 앞에 두고 우리가 어떻게 생각하느냐에 따라 인생의 색깔이 달라지는 것이다.

한 작가는 쓸데없는 걱정이라는 글에서 다음과 같이 걱정을 분석하고 있다.

쓸데없는 걱정

① 절대로 발생하지 않는 사건에 대한 걱정이 40%

② 이미 일어난 사건에 대한 걱정이 30%

③ 별로 신경 쓸 일이 아닌 작은 것에 대한 걱정이 22%

④ 우리가 어떻게 바꿀 수 없는 사건에 대한 걱정이 4%

⑤ 우리들이 해결해야 할 진짜 사건에 대한 걱정이 4%

이 분석을 보면 우리들을 괴롭히는 걱정의 96%는 쓸데없는 걱정이라는 것이다. 걱정이 있는 한 웃을 수 없으며, 이로 인한 스트레스는 질병을 더욱 깊어지게 만든다. 그러므로 유머감각을 개발한다는 말은 근본적인 발상의 전환을 의미한다.

3.6 웃음의 신비

웃음이 주는 신비의 효과는 생활을 윤택하게 하고 스트레스를 해소한다.

1) 젊음을 유지해 준다.

웃음과 피부 노화 사이에는 연관이 커서 잘 웃으면 얼굴 전체에 활력을 주어 젊은 얼굴을 만들어 준다.

2) 웃으면 주름살이 생긴다는 학설은 낭설이다.

오히려 웃지 않음으로써 피부가 빨리 노화되어 주름살이 생기고, 나쁜 인상을 주어

처세에도 마이너스가 된다.

3) 참 웃음은 다이어트에도 효과가 있다.

4) 웃음이 건강에 좋다는 학설

① 웃음은 소화를 돕고, 노폐물의 제거를 돕는다.
② 심장을 부드럽게 안마해 주어 혈액 순환을 돕는다.
③ 웃음은 통증도 완화시켜 주고, 정신질환도 치유해 준다.
④ 웃음은 감기를 예방케 하고, 치료도 해준다.
⑤ 웃음은 높은 혈압은 내려주고, 아토피도 치유케 해준다.
⑥ 웃음은 원만한 대인관계 형성에 도움을 준다.
⑦ 웃음은 의심을 녹이며, 편견의 벽을 허물며, 사람에게 편안함을 준다.
⑧ 원만한 성품의 필수조건이 된다.
⑨ 웃음은 서로의 긴장을 풀어주고, 친근감을 주어 많은 친구를 사귀게 해준다.
⑩ 평균적으로 여자가 남자보다 7년 정도 수명이 길다. 그 이유는 바로 여자가 남자보다 더 잘 웃기 때문이다.
⑪ 웃으면 피부미용에 도움이 되고, 암도 예방한다.

5) 웃음은 건강을 선사한다.

웃으려면 마음이 긍정적이고 낙천적이어야 하며 너그러워야 하는데 세상살이가 꼭 그렇게 할 수만은 없기 때문에 우리는 나이가 들수록 웃음을 잃어가고 있다. 미국의 심장전문의의 견해에 의하면 어른과 어린아이의 웃음 회수를 비교한 결과 어린아이는 하루 평균 4백 번 웃는데 비해 어른은 불과 15번 웃는 것으로 밝혀졌다고 한다. 만일 어린아이가 어른처럼 잘 웃지 않는다면 성장도 늦을 뿐만 아니라 각종 질병 이환률도 훨씬 높을지 모른다.

웃음은 맥박, 호흡을 안정시키는 효과를 갖고 있으며, 웃음으로 진통제나 마약중독을 감소시킬 수 있다. 그래서 웃음이 실제 치료의 중요한 수단으로 사용되고 있기도 한다. 웃음과 호르몬의 관계에 관한 한 연구에 의하면 웃음 프로그램에 참여한 사람들은 참여하지 않은 사람들보다 에피네프린의 과다분비가 적었다고 한다. 이 호르몬은 혈관을 수축시키고 혈압을 높이고, 맥박을 빠르게 하여 분비가 많을 경우 고혈압과 가슴이 두근거리는 증상을 일으킨다. 또 웃음은 코티솔이라는 호르몬의 과다분비를 막는다고 하는데, 이 호르몬의 분비가 많아지면 면역체 형성을 억제하여 질병에 잘 걸리게 된다.

크게 소리 내어 웃으면 스트레스가 해소되고 세포가 활성화되어 신체의 면역력이 증진된다. 웃으면 얼굴의 근육이 움직여 뇌가 적당한 자극을 받아 긴장이 풀리기 때문이다. 또한 큰 소리를 내어 웃는 것은 산소의 섭취량을 증가시키고, 심호흡과 같은 효과를 가져와 세포를 활성화시킨다.

스탠퍼드 의과대학의 윌리엄 프라이 박사는 웃음의 효과에 대해서 30년간 연구했는데, 그에 의하면 하루 3분간 유쾌하게 웃는 것은 10분간 보트의 노를 젓는 운동을 한 것과 같은 효과를 낸다고 한다. 또한 20초 동안 크게 소리 내어 웃으면 5분간의 에어로빅과 마찬가지의 효과를 얻을 수 있다는 것이다. 이렇듯 웃음은 우리 몸 안에 강력한 엔돌핀을 만들어 내어 스트레스를 없애고, 두통을 가시게 하는 등 건강상 여러 가지 유익한 작용을 한다.

웃음은 신이 인간에게만 내린 축복이다. 과학자들은 수천 년 전부터 웃음이 왜 생기며, 건강에 어떤 영향을 주는지에 대해 연구해 왔다. 그러나 웃음의 건강효과에 대해 밝혀진 과학적 지식은 아직 미미하다. 인간은 생존 과정에서 스트레스를 많이 경험한다. 그것을 해소할 수 있는 적절한 감정표현 능력이 없다면 아마도 세상은 더없이 삭막할 것이며, 모두가 정신병자가 되어 있을지도 모른다.

6) 웃음의 뇌

웃음보는 왼쪽 대뇌의 사지통제 신경조직 바로 앞, 표면적 4 cm^2 즉, 왼쪽 이마엽(전두엽)의 아래와 뇌 중간 윗부분이 겹치는 영역으로, 이 부분은 이성적 판단을 주관하고 감정을 맡는 변연계에서 A10 영역이라 불리며, 도파민이라고 불리는 신경전달물질이 많은 신경세포들로 가득 차있는 것으로 밝혀졌다.

7) 웃음과 주름

웃을 때의 주름은 긴장과 근육을 풀어주고 얕은 주름이 생긴다. 화낼 때의 주름은 깊고 딱딱하고 강하다.

8) 웃음이 주는 효과

웃음은 스트레스를 진정시키고 혈압을 떨어뜨리며, 혈액 순환을 개선시키는 효과가 있다. 배가 아플 때까지, 눈물이 나올 때까지, 숨을 쉴 때까지, 크게 웃고 난 뒤에는 기분이 좋아지고 후련해진다. 웃고 나면 굳어진 어깨도 풀리고, 스트레스도 사라진다.

9) 스트레스와 웃음건강

신경성 위염, 신경성 두통에서 암까지 우리를 힘들게 하는 여러 질병의 원인들 중에 빠지지 않는 것이 긴장과 스트레스다. 스트레스는 어떻게 병을 일으키는 것일까. 스트레스는 내 몸을 긴장상태로 유지하는데, 이때 나오는 호르몬이 교감신경 호르몬 아드레날린이나 부신피질 호르몬인 코티졸 따위이다. 위급한 상황에서 내 몸을 지키는 호르몬이지만 이것이 스트레스로 평소에도 계속된다면 몸에 이상을 일으킨다.

우선 심장혈관계 질환을 일으킨다. 교감신경 호르몬은 혈관을 수축시키고, 심장박동을 빠르게 해서 고혈압을 일으킨다. 또 협심증이나 심장마비, 부정맥, 뇌졸중을 일으킬 수 있다. 소화기계에서는 소화기능을 떨어뜨리고 위궤양이나 위경련, 기능성 복통, 설사, 과민성대장증후군 등을 일으킬 수 있다. 비뇨생식기계에도 영향을 미쳐 소변을 자주 보거나 불감증, 발기부전 등이 올 수 있다. **스트레스는 또 면역력 결핍이나 자가 면역질환 등의 원인이 된다.** 과로하거나 스트레스가 쌓였을 때 감기에 잘 걸리는 것, 입술에 포진이 생기는 것, 방광염이 생기는 것도 면역력이 떨어졌다는 표시이다.

암도 마찬가지다. 예전에는 우리가 먹는 음식들에서 암의 원인을 많이 찾았다. 물론 지금도 나쁜 식습관과 건전하지 못한 생활습관이 암의 중요한 원인이기는 하다. 그런데 여기에 스트레스 상황이 주어지면 면역결핍으로 인한 암 발생의 기폭제가 되는 것이다. 내 몸에 생기는 암 세포들을 공격하는 자연 살상세포(NK cell)가 스트레스 상황에서 그 수도 적어질 뿐만 아니라 제 기능을 못하기 때문이다. 내분비계이상으로 제2형 당뇨가 생길 수 있고, 무월경처럼 성호르몬 균형이 깨질 수 있다.

스트레스는 뇌신경에 영향을 미친다. 뇌의 섭식중추를 자극해서 계속 먹게 만들고, 비만의 원인이 된다. 섭식중추가 자극되면 쾌감중추가 억제되어 행복감이 줄어들고 우울해진다. 항상 피곤하고 잠을 못 이루는 불면증이 생기고 두통, 우울함, 불안증세 따위가 생긴다. 스트레스는 습진, 건선, 피부염 같은 피부질환도 일으킨다. 웃음은 이러한 스트레스성 질환을 치료가 가능하다.

(1) 웃음은 자연 진통제다.

우리가 웃는 동안 나오는 20여 가지의 호르몬 중에 엔돌핀이나 엔케팔린은 마약성 진통제인 모르핀보다 진통효과가 200~300배나 강하다고 한다. 엔돌핀(endorphine)은 웃음박사 황수관 박사가 방송에서 언급하고부터 우리 몸 안에서 생기는(endo) 모르핀(morphine)이라는 뜻이다. 자연 진통제인 것이다.

(2) 웃음은 소화제, 위장약이다.

웃으면 침 분비가 많아지고, 침 속에 소화효소가 증가하고 장운동이 촉진되며 위,

장으로 혈액공급이 많아진다. 소화가 잘 되고, 위나 장의 염증 치유에 도움이 된다.

(3) 웃음은 면역 증강제, 천연항생제, 항암제다.

무엇보다 웃음은 우리 몸의 면역기능을 높여 준다. 침 속에 면역글로불린 에이(IgA)가 많아지면서 외부에서 들어오는 세균이나 바이러스에 대한 1차 방어기능이 강화된다.

몸속에서도 항체가 많이 생긴다. 항체란 특정 병원체에 대항하는 면역체다. 여러 가지 실험 결과, 사람이 웃고 난 후 항체가 많이 만들어진다는 사실을 발견했다. 12시간이 지난 후에도 이 항체는 크게 줄지 않았다. 더구나 하루에 1000개 이상 자연적으로 생기는 암세포를 죽이는 자연 살상세포(NK cell)를 많이 만든다는 실험보고가 있다.

(4) 웃음은 심장약, 혈압강하제다.

웃음은 심장, 혈관에 도움이 된다. 스트레스와는 반대로 웃음은 우리 몸의 긴장을 풀어주면서 혈관도 이완시킨다. 그러면 전신에 피를 펌프질해야 하는 심장 부담이 그만큼 줄어들고, 각종 심장병이나 혈관질환 예방효과를 가진다. 긴장 스트레스로 인한 혈압상승을 막아 오히려 혈압을 낮추는 효과가 있다.

(5) 웃음은 호흡기 약이다.

웃음은 기관지, 폐에 도움이 된다. 소리 내어 하하하 웃으면 신선한 공기가 폐 속 깊은 곳까지 공급된다. 뿐만 아니라 소리를 크게 지르며 웃으면 가슴이 후련해짐을 느낄 수 있는데 스트레스가 쉽게 해소될 수 있는 한 방법이기도 하다.

(6) 웃음은 관절과 근육에 좋다.

박장대소와 요절복통으로 한번 크게 웃으면 온몸이 요동친다. 이렇게 15초만 웃어도 100m를 전력으로 달린 것과 같은 운동효과를 얻을 수 있게 된다. 어깨결림과 허리통증도 많이 완화되고, 근육의 수축과 이완으로 스트레칭 효과가 있다. 오십견 예방에도 좋다. 쾌활하게 웃고 나면 관절의 유연성도 10퍼센트나 증가한다고 한다.

(7) 웃음은 수면제, 항우울제다.

웃을 때 뇌에서 많이 나오는 호르몬이 세로토닌, 도파민 등이며, 항 우울제의 성분들이다. 웃다 보면 이 호르몬들 덕에 행복해진다. 또 웃고 나면 뇌세포의 움직임이 활발해져 수면파에도 변화가 온다. 약과 달리 습관성이 없는 자연 수면제가 웃음이다.

(8) 웃음은 혈당강하제다.

어떤 기전으로 웃음이 혈당을 조절하는지는 밝혀지지 않았지만 웃음 자체가 운동이 되고, 식욕이 억제되기 때문에 공복감을 이기지 못하는 당뇨환자에게 도움이 된다.

(9) 웃음은 비만치료제다.

웃음은 스트레스를 줄이고, 우리 뇌에서 행복감을 느끼는 쾌감중추를 활성화시키면서 섭식중추를 억제한다. 그 결과 자꾸 먹고 싶어지는 공복감이 줄게 된다. 또 쾌감중추가 활성화되어 있을 때는 지방을 합성하는 호르몬보다 지방을 분해하는 호르몬이 많이 분비된다. 웃을 때는 평소보다 20% 이상 많은 칼로리가 쓰인다. 하루 10~15분만 웃어도 1년이면 2 kg의 다이어트 효과를 볼 수 있다고 한다. 실제 실험에서 8주간 운동요법, 식이요법으로 다이어트 한 사람들이 평균 5 kg 감량한데 비해 웃음 다이어트를 추가로 한 사람들은 평균 8 kg에서 최대 12 kg을 감량했다고 한다.

(10) 웃음은 항산화제다.

웃으면 노화를 억제하는 호르몬이 많이 나온다고 한다. 이 호르몬이 노화의 한 가지 원인인 활성산소를 억제하는 항산화제 역할을 한다. 성장호르몬도 촉진되고, 근육량도 많아지는데 이것도 노화를 막아주는 근거가 된다.

(11) 웃음은 종합영양제다.

스트레스 상황에서는 비타민 C나 마그네슘 같은 영양소들이 많이 소모된다. 이런 영양소들이 모자란 상태에서는 우리 몸의 신진대사가 원활하지 않은데, 웃음은 우리 몸에서 에너지를 만들고 저장하고 운반하는 이런 대사과정을 원활하게 한다. 그래서 웃음은 또 피로회복제가 된다.

10) 웃음의 효능(정신적 측면)

미국 오하이오 주립대의 낸시 렉커(Nancy Recker) 교수는 웃음의 효능을 이렇게 말하고 있다.

① 힘을 준다.

② 극복할 능력을 준다.

③ 상호간에 대화와 마음의 통로를 열어준다.

④ 긴장감을 완화한다.

⑤ 분노를 몰아내고 공격성을 죽인다.

⑥ 학습효과를 높여주고, 기억력을 증진시킨다.

11) 웃음의 부정적 환자

웃음치료가 오히려 몸에 부담을 주는 경우도 있다. 중증 고혈압 환자, 폐 질환자, 천식이 심한 환자, 복부튜브나 신체 내 보조물을 삽입한 환자, 수술 후 항암제나 방사선 치료를 받고 있거나 한 달이 지나지 않은 사람, 조울증 환자, 영양이 극도로 쇠약한 환자, 안압이 높은 사람, 탈장환자, 중증 우울증 환자 등은 의사의 진단 하에 웃음치료를 받는 것이 좋다.

웃음 호르몬 중 하나인 옥시토신은 자궁을 수축하기 때문에 출산을 앞둔 만삭의 임신부들에게 웃음치료는 적당하지 않다. 하지만 이런 경우들은 격렬하게 오래 웃을 때 주의할 점들이어서 미소를 띠고 밝은 마음을 유지한다면 오히려 이런 질병들을 극복할 수 있는 힘을 얻을 수 있을 것이다.

12) 웃는 방법(이렇게 웃자)

(1) 입이 찢어질 만큼 크게 웃는다.

크게 웃어야 얼굴 근육과 신경을 자극해 쾌감호르몬의 분비를 촉진한다. 크게 웃으면 주위 사람에게도 웃음 건강을 전할 수 있다.

(2) 날숨으로 15초 이상 길게 웃는다.

처음엔 5초 이상을 웃기도 벅차지만 연습을 반복하다 보면 점차 웃는 시간도 늘어난다. 웃음은 호흡의 일종이기 때문에 길게 웃으면 자연스레 복식호흡이 일어난다. 복식호흡은 산소를 깊이 들이마실 수 있고, 호흡노폐물(이산화탄소 등)을 충분히 배출할 수 있게 해서 우리 몸의 세포 하나하나를 건강하게 만든다.

(3) 배가 출렁일 만큼 손뼉을 치고 발을 구르며 온 몸으로 웃는다.

혈액 순환이 촉진되고, 숙변 제거와 다이어트에도 도움을 준다. 몸의 즐거움이 마음의 즐거움을 이끌어낸다. 뇌는 진짜웃음과 거짓웃음을 구별하지 못한다. 그래서 억지로 웃는 웃음도 효과가 있다. 실제로 입꼬리를 양쪽으로 살짝 올려 웃는 표정일 때는 기분도 좋아지고 나쁜 생각이 안 든다. 대신 입꼬리를 양쪽으로 쳐지도록 내려 보면 반대가 된다. 기분도 조금 우울해지고 좋은 생각들이 달아난다. 그리고 억지로라도 웃기 시작하면 마음도 밝아지고 또 웃을 일이 생긴다.

얼굴에 있는 표정근육은 많이 웃을수록 발달된다. 표정근육은 뇌를 둘러싸고 있는 근육들과 연결되어 입꼬리를 올리고 눈가에 하회탈의 주름을 만들고 눈 아래 볼이 볼록하게 되도록 웃으면 뇌에 영향이 간다는 것이다. 자주 웃으면 방정맞다, 체신 머리 없다고 타박을 하면서도 웃는 얼굴에 침 안 뱉는 것이 우리의 오랜 정서다. 웃을 일이 없다 해서 하루 종일 무표정하게 있지 말고 억지로라도 웃자. 즐거워서 웃는 것이 아니라 웃어야 즐거워지기 때문이다.

13) 웃음 스트레칭

(1) 하루 5분, 웃음 스트레칭

웃지 않고 하루 종일 찌푸리고 있으면 얼굴 주변 80여 개의 근육들이 굳어진다. 이런 상태가 반복되어 50대에 이르게 되면 음식을 씹는 근육(저작근)만 남게 될지 모른다. 하루 5분만 짬을 내서 웃음 스트레칭을 해보자. 기분전환도 되고 웃는 모습도 예뻐진다.

(2) 입 주변 두드리기

얼굴의 긴장을 풀고 다섯 손가락 끝으로 가볍게 입 주변을 15회 정도 두드린다. 같은 방법으로 에, 이, 오, 우 순으로 입 주변을 골고루 마사지 해준다. 입술을 오므려 앞으로 쭉 내밀고 상하, 좌우로 움직인다. 5～6회 정도 반복한다. 이때 턱을 움직이지 않도록 손으로 고정해 주는 것이 포인트이다.

(3) 볼 풍선 만들기

귀에서 싸 하는 소리가 들릴 때까지 볼 풍선을 만든 뒤 15초간 숨을 멈춘다. 15초가 지나면 가볍게 손으로 입 주변을 두드리며 볼 풍선을 터뜨린다. 3～5회 반복한다. 웃음 치료사가 있어 전문적으로 웃음치료를 받는 것도 좋지만 평소 생활에서 웃음을 잃지 않고 밝게 산다면 더욱 건강한 삶을 살 수 있을 것이다.

세계보건기구에서 건강을 정의하기를 몸 뿐 아니라 정신적, 사회적, 영적으로 안녕한 상태라고 정하고 있다. 현대의학이 발달하면서 평균 수명도 늘고, 옛날에 비해 질병 관리도 잘 되고 있다. 그러나 지나친 경쟁과 물질적인 부를 추구하는 현대인의 삶이 정신적, 사회적, 영적인 건강을 어렵게 하는 것도 사실이다. 억지로라도 웃기 시작하면 웃을 일이 또 생기고, 몸도 건강해지고, 마음의 여유도 생기면서 서로 화해하고, 용기를 주고 더불어 건강한 사회가 되지 않을까. 그 시작이 작은 웃음소리부터 시작될 것이다.

웃음은 만병통치약이다. 아파도, 슬퍼도, 좋아도, 싫어도 웃음을 웃자.

4. 기공치료법

4.1 기공의 정의

기공은 고대 중국에서부터 시작되어 수십 세기 동안 동양 문화권에서 주로 사용해 오던 건강법으로 태극권이라고도 한다. **기공은 호흡조절과 정신집중, 육체운동을 어떤 형식에 따라 반복함으로써 기혈을 고르게 하고, 몸을 튼튼하게 하며, 병도 낳게 하는 방법으로서 신체 내의 기의 균형을 도모하고, 이를 활성화시켜 혈의 흐름을 좋게 하여 건강을 도모하는 것이다**. 더불어 기공은 건강한 사람이나 심한 질환을 앓는 사람이나 모두 시행할 수 있는 요법이다. 왜냐하면 기공은 이완과 고요, 조화로운 호흡, 신체의 동작과 적절한 휴식이 어우러져 신체의 에너지를 충만 시킴으로써 혈액 순환을 원활히 하고, 면역력을 강화시키는 건강요법이기 때문이다.

전통 중국의학에서는 기공이 기를 자극하여 체내 장기의 기능을 활성화시킨다고 본다. 즉, 기공을 통하여 막힌 기를 풀고 기의 흐름을 원활히 하여 신체 각 부위의 혈액 순환을 돕고 건강을 유지하게 한다는 것이다. 기공을 규칙적으로 반복할 경우 체조와 명상, 호흡조절을 통해 이전의 질병이나 외상으로 손상 받은 부분을 강화하고, 유연성을 키우며 손상을 회복할 수 있다. 실제로 몇몇 연구에서는 면역증강 효과와 암 치료 효과가 있었음을 시사하고 있다.

기공은 질병에 걸리지 않고 건강하게 장수하도록 몸을 단련하는 양생법의 일종이다. 주로 자세의 조절, 호흡단련, 심신이완, 의지 집중의 운용, 율동적 동작 등의 단련을 통해 인체의 각 기관계통의 기능을 조절하고 강화하여 체내의 잠재력을 유도하고 개발하며, 질병을 예방하고 치료하여 건강하고 장수하게 하는 작용을 한다. 기공을 수련하는 것을 연공이라 하는데, 어느 종류의 기공이건 연공에는 세 가지 요소가 있다. 그것은 몸가짐과 동작을 바로 하는 조신, 호흡을 조절하는 조식, 그리고 마음을 가다듬는 조심으로, 이 세 요소는 반드시 동시에 진행되어야 한다.

기공의 종류는 크게 두 가지로 건강기공과 무술기공이 있다. 건강기공은 비교적 유연한 수련방식을 택하므로 건강에 관심을 가지는 모든 연령층의 사람, 체질 허약자, 만성병 환자들에게 적합한 기공으로서 연기공이라 부른다. 무술기공은 강도 높은 단련 방식을 취하므로 경기공이라 부르며, 신체를 강하게 하며 체력의 극대화를 원하는 젊은이에게 알맞다.

건강기공은 다시 건강증진, 체질개선, 질병예방 및 정서의 안정 등으로 무병장수를 기하려는 보건기공과 이미 발생한 질병에 대한 치료법으로서 치료기공으로 나눌 수 있으나 구분이 명확한 것은 아니다.

한편, 경기공이라 부르는 무술기공은 연기공과는 다른 무술적 방식의 단련을 통해 강화된 기력의 운용으로 신체의 어느 한 부위가 파괴력, 순발력 등을 발휘하도록 하는 데 목적이 있다. 강공, 유공, 경공으로 나누나 중국에서는 이를 통틀어 표연공이라 부르기도 한다.

중국에서 기공이라는 명칭이 현재의 의미로 사용된 것은 1950년 이후의 일이다. 그러나 기공의 내용을 이루는 전래의 기공법들은 아주 오랜 옛날에 시작되어 수천 년 동안 다듬어져 내려온 것이므로 기공은 인류의 가장 오래된 건강법이라고 할 수 있다.

4.2 스트레스와 기공요법

겨울철에 긴장되었던 몸과 마음이 날씨가 풀리면 긴장상태가 풀어져서 피로해지기 쉽고, 각종 질병에 걸리기 쉬운 상태에 놓이게 된다. 더욱이 요즈음은 스트레스 질환이 날로 늘어가고 있는 실정이다. 특히 나른한 봄철에는 스트레스와 더불어 항상 피곤하고 뒷목이 뻣뻣하며 어깨가 무겁고, 두통이나 소화장애, 견비통, 우울증, 불안 등의 증상이 늘어난다. 현실적으로 스트레스를 피해가는 것은 불가능하므로 이를 풀어 주는 방법과 이겨 내는 방법을 익혀 두는 것이 필요하다.

한의학에서는 침구요법이나 한약 외에도 호흡조절법이나 명상법, 기체조법 등을 이용하여 치료에 사용한다. 그리고 소리에 민감한 사람은 음악요법을, 후각이 민감한 사람은 향기요법을, 활동적인 사람은 동공(몸을 움직이며 하는 기공법)을, 조용한 것을 좋아하는 사람은 정공(몸을 움직이지 않고 하는 명상법 등)을 치료에 응용한다. 그러나 항상 병원에만 의존할 수는 없는 일이고, 간단히 할 수 있는 스트레스 해소법을 익혀 두는 것도 좋을 것이다. 꽉 막힌 기의 흐름을 풀어 주는 것은 일상생활에서 등산이나 여행, 영화나 음악 감상 등 여러 가지가 있지만 마음을 풀어 주는 것이 기공법의 제일 큰 요소다.

한의학에서는 예로부터 양생이나 호흡법, 도인법에 관한 문헌들이 기술되어 있는데, 이를 이용해서 질병의 치료에 이용하는 것이 의료기공이다. 쉽게 이야기해서 호흡조절(호흡법), 의식훈련(명상법), 체조법(운동법) 등을 통해 몸과 마음의 기운을 열어 주고, 몸과 마음의 기운을 조절하여 주며, 몸과 마음의 균형을 잡아주는 방법이다.

한방 의료기공은 각종 질환에 주 치료로서 혹은 보조치료로서 폭넓게 사용할 수 있다. 순수 한자의 의미를 보면 기공이란 기를 공하는 것이며, 공이란 힘들여 쌓는다는 말이다. 즉 기를 쌓는다는 것인데, 이는 결국 개인의 수양이나 단련을 의미하고, 자신 스스로의 단련에 의해서 몸과 마음을 바로 잡아주며, 질병을 일으키는 원인인 환경, 음식, 기거 등을 제거하여 건강회복에 도움을 주는 것이다. 그렇게 함으로써 재발의 방지와 예방 및 양생에 효과가 있는 것이며, 이를 기공의 원칙으로 보고 있다.

4.3 기공치료의 방법

기공치료에는 누구에게나 내재되어 있는 자연 치유력을 이용하여 치료에 응용하는 자기조절법인 내기치료, 외기의 치료에 의한 외기치료 동작에 의해 기의 원활함을 유도하는 기체조법이 있다. 그리고 보건공이라고 해서 경혈이나 경락부위를 호흡에 맞추어 두드려 주거나 문질러주는 안마공, 박타공이 있다. 이 방법은 일상생활에서 쉽게 이용할 수 있는 장점이 있다.

각종 스트레스 질환에는 이완공이라 하는 이완요법이 효과적인데, 이는 전신을 이완시켜서 몸과 마음을 다 같이 편안한 상태로 유도하여 최대의 휴식효과를 노리는 방법이다. 또한 경혈기공이란 치료 경혈에 의수(의식을 보냄)함으로써 치료효과를 얻을 수가 있다. 주의력을 이런 혈 위에 집중시키면 침이나 뜸처럼 자극이 그렇게 강하지는 않지만 일정한 작용을 일으키게 된다.

그리고 마음을 조절하여 기공의 효과를 높이는 심상기공이 있다. 심상기공은 한의학적인 이론과 심리치료, 이완요법과 명상, 호흡법 및 암시요법 등이 가미된 것으로 꾸준히 계속한다면 치료뿐만이 아니라 정신건강 및 스트레스 해소에도 좋은 효과를 줄 수가 있다.

1) 이완법 1

양팔을 좌우로 추처럼 흔들어 줌으로써 온몸의 긴장을 풀어주는 방법이다. 양팔을 이용하여 이완시켜 주는 팔 흔들기 법은 기공의 손수 공을 응용한 것으로 전신의 긴장을 풀어주고, 혈액 순환의 흐름을 빠르게 하며, 몸과 마음을 이완시켜 준다.

① 양발을 어깨 넓이로 벌리고 자연스럽게 선다. 척추는 똑바로 펴고 무릎을 가볍게 굽혀 탄력 있게 한다.

② 손바닥이 아래로 향하도록 팔을 옆으로 들어 올린다.

③ 무게의 중심을 왼쪽 다리로 이동하면서 허리를 왼쪽으로 돌리고, 팔을 수평으로 서서히 이동시키면서 오른손 바닥은 오른 어깨로 왼손은 손등이 등에 닿도록 한다.

④ 동작은 어깨를 움직이는 것이 아니라 허리를 축으로 하여 척추를 움직여 준다. 무리가 가지 않도록 천천히 동작을 크게 한다.

⑤ 위의 동작을 반대로 되풀이하며 30회 이상 실시한다.

2) 이완법 2

이 방법은 기공의 방송공(放松功) 혹은 송정공(松靜功)이라고 해서 정신조절법을 통해서 전신의 긴장을 풀어주는 이완법이다.

(1) 부위이완

전신을 몇 단계로 나누어 위에서 아래로 이완시킨다.

① 머리 → 양 어깨, 양 손 → 가슴 → 복부 → 양 다리 → 양 발

② 머리 → 목 → 양 상지(上肢) → 흉(胸), 복(腹), 배(背), 요(腰) → 양 대퇴(大腿) → 양 소퇴(小腿)

이러한 순서에 따라 행한다.

(2) 환부이완

신체의 질병부위 등 어느 한 곳을 단독적으로 이완시키는 방법이다.

(3) 명상이완

신체의 일부분을 상상으로 이완시킨다.

① 머리에서 발을 따라 물이 흐르듯이 생각하며 이완시킨다.

② 신체가 밖으로 이완된다고 상상한다.

③ 마치 위에서 아래로 물이 흐르듯이 이완된다고 상상한다.

3) 간단히 배우는 기공진단법

기공진단은 여러 가지 방법이 있는데 우선 기운을 교환하여 상대의 병을 진단하는 것이 가장 보편적으로 쓰이는 법이다. 그러나 이 경우는 환자의 기운을 옮겨오는 수가 있기 때문에 부작용이 생기기 쉽다. 그래서 조금 더 수행이 되면 자신의 몸을 거울처럼 만들고, 몸과 마음이 거울이라고 생각해 환자를 앞에 두고 자신의 몸에 비춰 생각하면 환자의 환부가 자신의 몸에 거울에 사물이 비치듯이 느껴진다.

이것이 좀 더 잘 되면 환자를 생각만으로 눈앞에 떠올리고 그 환자의 몸이 거울처럼 환히 비친다고 생각해 몸을 관찰하면 환부가 눈에 선명히 나타나며, 그 병증을 알 수 있게 된다.

4) 기공치료법

(1) 침을 통한 요법

일반적인 한방의학의 침구요법과 같으나 기운을 이용하여 치료하는 것만 다르다. 병증에 따라 침을 놓은 후 실증인 환자에게는 왼손을 이용하여 기운을 빼주고 허증인 환자에게는 오른손으로 기운을 넣어 주어 기운이 알맞게 들어간 후 침을 바로 뺀다. 대체적으로 기운을 넣는 시간은 30초에서 1분으로 하고, 심할 경우는 2분에서 5분 사이로 기운을 넣거나 빼주면 된다. 혹 기운이 많이 들어가 환부가 터질 것 같은 느낌이 있으면 왼손을 이용해 다시 빼주면 무방하며, 기운을 너무 많이 빼어 저리고 아프면 다시 오른손을 이용해 기운을 보충하여 주면 무방할 것이다.

이때 주의할 점은 기운을 뺄 때 환자로부터 나온 기운이 치료자의 손등을 통하여 휘산되어 나가는 것을 상념으로 잡고 있어야만 된다. 그렇지 않으면 환자의 병기가 치료하는 사람에게 옮겨 올 수도 있다. 이렇게 기운을 이용하여 침으로 환자를 치료하면 치료효과가 10배 이상 나며, 아프지 않고 빠른 시간 내에 치료를 끝낼 수 있다.

(2) 반정법

반정법은 인체의 중추신경의 평형을 조절하여 목 디스크, 허리 디스크 등의 병과 그로 인한 후발 병종인 신장병, 정력 감퇴, 사지 무력증, 기억력 감퇴 등의 질환들은 중추신경을 회복함으로써 병증이 사라지게 하는 방법으로 연공 절차가 간단하여 누구나 쉽게 배울 수 있다.

(3) 연공방법

① 매일 아침 기상하여 걷는데 앞으로 걷지 않고 뒤로 걸어 108보를 걷는다.

② 양손을 위로 하여 공을 손바닥 위에 하나씩 관을 지어 기운으로 만들고, 49회 공을 쥔다.

③ 의자에 앉거나 서서 발꿈치를 내밀며 앞축을 108회 당긴다. 또 발 앞축을 뻗어 뒤꿈치를 49회 들어 올린다. 연공을 할 때 허리부터 발끝까지 긴장하여 힘을 둔 채로 시행한다.

④ 목을 뒤로 7~21번 젖힌다. 그런 후 양손으로 가볍게 목뼈를 21회 두드린다.

⑤ 기운을 허리에 모아 뒤로 7~21회 젖힌다. 그런 후 양손으로 허리뼈를 49회 두드린다. 연공이 끝난 후 허리를 가볍게 주무른다.

(4) 기식의 교환법

① 식물과 광물과의 교환법

연공자나 환자의 병과 체질에 따라 그 몸에 맞는 식물이나 광물을 택해 기운을 교환하는 법으로 연공자가 한쪽으로 기운을 보내고 한쪽으로 받아들이는 방법으로 일반적인 기공에서도 이를 많이 이용하고 있다.

병증에 따라 식물이나 동물, 광물 등과 기운을 교환함으로써 음식이나 약을 섭취하지 않고도 그만큼의 효과가 있는 좋은 법이다. 근골이 약한 사람의 예를 들면 소나무 앞에 가서(크고 건강한 소나무, 해송, 적송 등) 한 손으로 기를 발출하여 내어 소나무 안으로 넣는다(기가 나가는 느낌이 없어도 기는 마음을 따라 움직이므로 나가고 있다). 한 손으로는 소나무를 통과한 기운을 받아 들여 온몸을 한 번 돈다. 그리고 다시 한 손으로 나와 나무로 들어간다고 생각하고 5～15분 정도 계속 시행한다.

병증에 따라 기운을 돌리는 대상이 다르지만 하는 방법은 모두 같다.

② 사람과 사람이 교환하는 방법

연공자는 환자로 하여금 온몸의 긴장을 풀도록 하여 기운이 잘 받아들여질 수 있게끔 하고 시행해 나간다. 한 손으로 좋은 기운을 환자에게 불어넣고 한 손은 나쁜 기운을 환자로부터 뽑아내어 연공자의 마음으로 정화시키고, 다시 이 정화된 기운을 환자에게 불어넣는다. 단 연공자의 역량이 부족할 경우에는 시행하지 않는 편이 좋다. 잘못하면 연공자가 병을 환자로부터 옮아올 수도 있다.

5) 한방 의료기공이란

한의학에서는 옛 부터 양생법이나 호흡, 도인법에 관한 자료들이 많이 있다. 한방 의료기공이란 이를 이용해서 질병의 치료에 이용하고자 하는 것이다. 즉 **호흡조절(호흡법), 의식훈련(명상법), 체조법(운동법) 등을 통하여 기를 길러 보충하고, 기를 원활하게 소통시킴으로써 몸과 마음의 건강을 증진**시키고, 질병 치료에 응용하는 방법인 것이다.

한방 의료기공은 각종 질환에 주 치료로서 혹은 보조치료로서 폭넓게 사용할 수가 있으며, 주 치료 외에도 각종 질환의 보조요법으로서도 탁월한 효과를 볼 수가 있다. 근래에 한의학계에도 기공의학회가 설립이 되고, 의료기공에 대한 연구가 활발히 진행이 되고, 임상에서도 많이 적용하고 있다.

6) 일반적인 기수련

기공수련의 근본은 특이능력의 개발이나 신비주의가 아닌 자기수양과 자기 개발에 있는 것이다. 그러므로 치료의 주안점도 누구에게나 잠재되어 있는 자연 치유능력을 활성화시키는 데에 있는 것이다. 기공요법은 초창기에는 동작이나 방법들이 무술이나 운동법에 가까웠지만, 최근에 이르러 인접 학문과의 결합으로 인해 새로운 시점을 맞고 있다. 즉 체육이나 음악, 심리학이나 정신과학 그리고 대체요법 등의 결합으로 인하여 새로운 방법들을 속속 개발해 나가고 있는 실정이며, 과학적인 접근도 다각도로 실행되고 있다. 현재에 이르러서 기공요법이란 몸과 마음을 조절할 수 있는 모든 방법을 총괄해서 일컫는 상황이다.

7) 치료의 방법

기공치료에는 내재되어 있는 자연 치유력을 이용하여 치료에 응용하는 자기 조절법인 내기치료가 있고, 외기의 주입에 의한 외기치료가 있으며, 동작에 의한 기의 원활함을 유도하는 체조법이 있다. 각종 스트레스 질환에는 이완공이라 하는 이완요법이 효과적이며, 이를 이용해서 심신의 이완을 유도하고 편안함을 느끼게 하여 준다. 즉 전신을 이완시켜서 몸과 마음을 다 같이 편안한 상태로 유도하여 최대의 휴식효과를 꾀하는 수련인 것이다. 안정된 자세와 집중된 의식을 사용, 호흡조절과 근육, 골격의 자연조정을 꾀하며, 스트레스 질환 외에도 기타의 만성질환을 개선시키는 효과를 얻을 수가 있다. 또한 치료는 경혈에 의식을 보냄으로써 치료효과를 얻는 경혈기공이 있으며, 마음을 조절하여 기공의 효과를 높이는 심상기공이 있다.

8) 치료의 적용

요즈음과 같은 복잡한 시대에는 각종 스트레스로 인한 질환이 많이 발생하고 있다. 즉, 머리도 아프고 항상 무거우며, 뒷목도 뻣뻣하고 소화도 안 되며, 매사에 자신감도 떨어지게 되고, 어깨는 무겁고 피곤함에 쌓이며, 삶의 의욕도 없어지며 심한 경우에는 우울증에 빠지게 된다. 이러한 경우에 기를 살리는 한방기공법이 효과를 볼 수가 있다. 그 외에 각종 만성병이나 성인병 등 각종 질환에 주 치료 혹은 보조치료로서 사용될 수가 있으며, 치료의 방법으로서는 한의학 이론에 근거한 장부와 심신의 질병 유무의 진단을 하여 그에 따라 각 개인에 맞는 프로그램을 선정하여 치료를 하게 된다. 그 외에 내원하는 환자는 각종 스트레스 질환에서 두통, 요통, 견비통, 소화장애 이외에 공황장애 및 각종 성인병, 만성병 등 다양하다. 그 외에 비만이나 두뇌개발, 집중력 향상 등의 여러 기공법이 있다.

9) 기공의 효과

① 기공은 체내의 저항력 및 면역력을 높여주어 병을 일으키는 원인들을 제거해 주는 역할을 한다.

② 기공은 경락을 소통시키고 원기를 기르며, 기혈을 조화시키며 긴장을 풀어준다.
③ 기공은 기초대사를 낮추고, 에너지의 예비력을 높여준다.
④ 기공은 소화와 흡수를 도와 내장기관의 운동을 활발하게 해준다.
⑤ 기공은 사람이 갖고 있는 잠재력을 충분히 발휘시킨다.

10) 기공치료의 종류

① 내기공 : 자기 치유력으로 내기를 키운다.
② 외기공 : 외적인 기를 이용한 치료를 말한다.
③ 기체조 : 동작에 의한 기의 원활함을 유도한다.
④ 건강기공 : 보건, 건강증진 체질개선 질병예방 및 정서의 안정을 꾀한다.
⑤ 치료치공 : 질병에 대한 치료법으로서의 의료기공에 속한다.
⑥ 경기공 : 무술기공을 말한다.
⑦ 연기공 : 건강, 치료기공을 말한다.
⑧ 기본기공 : 옛 부터 전래되는 기본적인 기공법들이다.
⑨ 응용기공 : 2～3가지 이상의 방법이 합쳐진 기공법으로 체육기공, 향기공, 음악기공 등을 말한다.
⑩ 특이기공 : 특이능력을 이용한 치료로서 ESP나 외기공을 말한다.
⑪ 기기기공 : 기계를 이용한 기공 진단 및 치료를 말한다.

11) 춘곤증을 이기는 기공법

날씨가 따뜻해지면서 점심 후에 식곤증과 춘곤증이 겹쳐 고생하는 사람들이 많다. 이때는 5～10분 정도 짧게 낮잠을 취하는 것이 피로회복에 많은 도움이 된다. 사정상 낮잠 자기가 힘들거나, 자고 나서도 피로가 가시질 않는다면 지압을 해보는 것도 많은 도움이 된다. 기공의 효과는 전신에 기와 혈액이 원활하게 순환되면서 피로에서 벗어날 수 있게 도와준다.

(1) 온몸 두드리기

손바닥이나 주먹으로 온몸을 가볍게 두르려 준다.

(2) 장운동

바르게 앉거나 서서 두 손을 단전 위에 올려놓고 숨을 들여 마시면서 배를 내밀고 항문은 배 쪽으로 당겨준다는 느낌으로 조인다.

(3) 기마자세로 배에 힘을 주고 호흡하기

말 타는 자세로 숨을 크게 들여 마시면서 손을 천천히 들어 올려 양옆으로 뻗으며 숨을 내쉰다.

(4) 목을 감싸고 뒤로 젖혔다 숙이면서 머리 당기기

양손으로 목을 감싸고 숨을 들이마시면서 몸을 뒤로 젖혀주고 숨을 내쉬면서 앞으로 숙인다. 이때 1~2초간 멈춘 채 단전을 느끼면서 숨소리를 듣는다.

(5) 머리 목뒤 관자놀이 누르기

손가락으로 정수리, 옆머리, 뒤통수, 관자놀이 부위를 눌러 준 다음 손가락을 세워 이마 눈 주위를 돌아가며 가볍게 두드린다.

5. 요가치료법

요가의 고향인 동양뿐 아니라 최첨단 과학을 자랑하는 서양에서까지 왜 요가에 대한 관심이 끊임없이 커지고 있을까. 요가는 인류 수천 년의 지혜가 녹아 있는 삶의 철학이자 과학이기 때문이다. 요가는 유즈(YUJ)라는 범어에서 나온 말로 조화, 균형, 통일, 균형이라는 뜻이다.

운동법, 호흡법, 명상으로 이어지는 심기신(心氣身) 수련을 통해 마음의 근본적 동요를 제거하는 것이 요가의 궁극적인 목적이다. 따라서 요가는 우주, 자연과의 하나됨으로 나아가는 구체적인 수련과 수도의 과정이다.

5.1 요가 운동법

평소에 잘 사용하지 않는 신체기능과 근육, 신경, 호르몬 등을 자극하여 인체 내부의 면역성과 세포의 자생력을 높여 준다. 그래서 만성피로, 위장장애, 요통, 고혈압의 면역성과 세포의 자생력을 높여준다. 그래서 만성피로, 위장장애, 요통, 고혈압, 당뇨 등의 만성질환과 각종 여성 질환, 비만 등에 뛰어난 효과가 있으며, 예방의학적인 면에서도 아주 좋다.

5.2 요가 호흡법

신경체계를 정화시키고 정서를 안정시켜 정신적 스트레스와 불면증 등 여러 가지 신경계통의 문제해결에 큰 도움을 준다.

5.3 요가 명상

기억력, 집중력, 창의력, 판단력 등 정신력을 향상시킴은 물론 나를 되찾아 영적으로 더욱 풍요롭고 성숙한 삶을 열어준다. 정통적이며 고전적인 요가는 요가의 성인 파탄잘리(Patanjali)의 8단계 구분에 따른다. 이를 실 수련의 측면에서 크게 나누어 보았을 때 앞에서 말한 세 가지의 수련체계가 삼위일체로 조화와 균형, 통일이 잘 이루어져야 된다.

① 삼감 : 사회적 윤리로서 삼가야 할 5가지 덕목을 말한다.
② 권함 : 수행자로서 좀 더 적극적으로 지켜야 할 도덕적 윤리의 5가지 덕목을 말한다.
③ 자세 : 요가의 다양한 운동법으로 넓은 의미로는 바르게 움직이기를 말한다.
④ 호흡조절 및 통제 : 넓은 의미로서는 바르게 숨쉬기이다.
⑤ 감각의 통제
⑥ 집중 : 정신통일, 몰입의 단계를 말한다.
⑦ 명상 : 깊은 사색, 정려(靜慮), 선정(禪靜)에 들어간 상태를 말한다.
⑧ 초월 : 초월, 삼매, 무아경에 도달했을 때를 말한다.

5.4 요가의 종류

고대로부터 내려오는 요가의 학파와 종류는 매우 다양하다. 전통적인 다섯 갈래의 요가는 ① 음양 요가, ② 라자 요가, ③ 즈나나 요가, ④ 카르마 요가, ⑤ 박티 요가가 있다. 그 외에도 탄트라 요가, 만트라 요가 등이 있다.

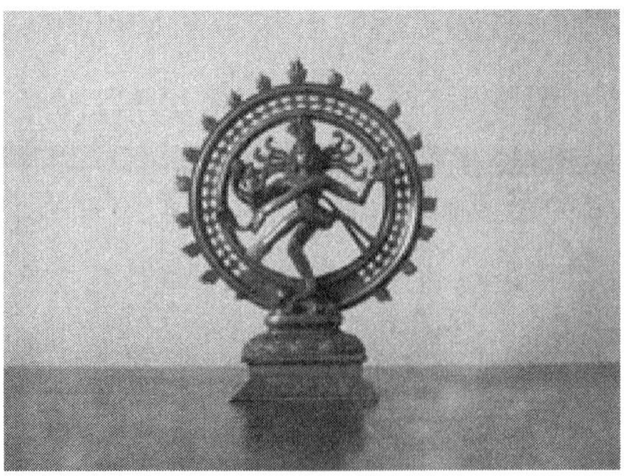

그림 6-4. 요가를 나타내는 심볼

물론 다양한 종류만큼이나 어떻게 요가상태에 도달할 것인가라는 물음을 놓고 나름대로의 접근법을 제시하고 있다. 다섯 갈래 요가는 삼키야 철학의 존재론에서 나왔다. 삼키야 철학에서는 존재의 범주를 대체로 24개(또는 25개)로 구분하는데, 가장 중요한 두 개의 범주는 초월적 자아인 푸루사와 자연의 본성인 프라크르티이다. 나머지는 각각의 수준에서 자연의 본성을 드러낸 것에 속한다. 사람의 발생도 이러한 원리를 따른다. 초월적 자아와 자연의 본성이 결합하면서 자아, 마음, 몸의 각 기관이 생긴다. 마음이 있어야 행동하고, 행동하려면 몸을 움직여야 한다.

마음(라자 요가)이 있어야 알고(즈나나 요가), 알아야 몸을 움직이고(카르마 요가) 행동할 수 있다(음양 요가). 그리고 완성된 몸을 신에게 바친다(박티 요가). 아는 것은 보고(시각), 듣고(청각), 맛보고(미각), 느끼고(촉각), 냄새 맡는(후각) 오감(五感)을 통한다. 행동하기 위한 도구로 쓰는 몸의 기관은 보는 눈, 듣는 귀, 맛보는 입, 느끼는 피부, 냄새 맡는 코의 오관이 있다.

1) 라자 요가

라자는 왕의, 왕실의 라는 뜻이다. 일반적으로 라자 요가는 더 높은 정신적 수련을 대표한다. 요가 쉬카 우파니샤드에서는 라자 요가를 라자스와 레타스, 다시 말해서 창조의 원리로서 남성과 여성의 통일(요가)이라고 설명한다.

라자 요가 = 라자스 + 레타스

통일 = 남성 + 여성

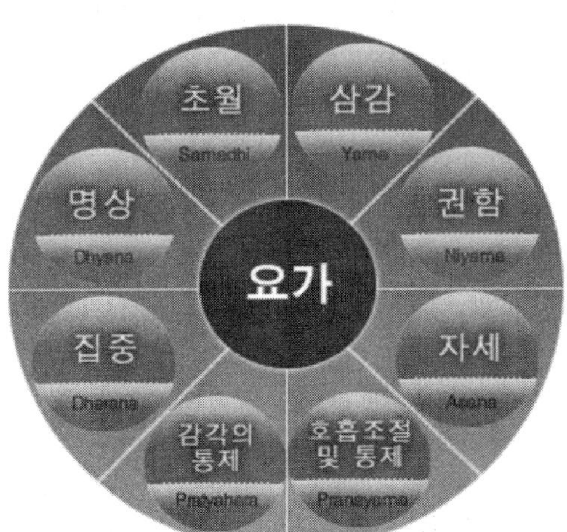

그림 6-5. 요가의 기본 목표

2) 즈나나 요가

즈나나는 지혜, 지식이란 뜻으로 첫째, 세속적인 의미의 학문적이고 개념적인 지식과 둘째, 더 높고 직관적인 통찰력과 신의 지혜를 상징한다. 때로는 궁극적인 실체 그 자체와도 같다. 바가바드 기타에서는 사물의 본성을 구성하는 세 가지 요소에 근거하여 즈나나를 세 유형으로 구분하는데, 그것은 다음과 같다.

① 사트비카 즈나나는 모든 사물의 때 묻지 않은 실체를 아는 것을 말한다.
② 라자사 즈나나는 한 사물을 구성하고 있는 본성은 알지만 그 밑에 흐르는 통일성은 알지 못하는 것을 말한다.
③ 타마사 즈나나는 실체와는 무관하게 그것이 전체인 것처럼 한 사물을 보는 비합리적인 편향을 말한다.

때때로 즈나나는 구체적인 실천이라는 의미의 요가와 대조되기도 한다. 트리 쉬키 브라마나 우파니샤드에서는 요가는 지혜를 가져오고, 지혜는 요가를 발전시킨다고 하여 즈나나와 요가와의 관계를 비유하였다. 지혜의 요가로 번역할 수 있는 즈나나 요가는 신비적 직관을 최고로 여기는 베단타학파와 정신적 흐름이 같다. 즈나나 요가는 불변하는 것과 변화하는 것, 실체와 비 실체, 비 자아와 자아를 구분하는 수련을 끊임없이 한다. 따라서 주요한 수련의 방법은 명상과 사색이다. 그것은 명상으로 단순하게 된 내적 환경이 실제와 비 실제를 구분하는 데 가장 효율적이라고 생각하기 때문이다.

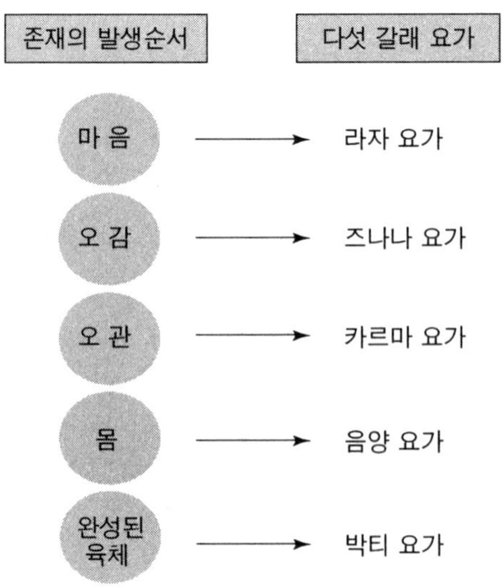

그림 6-6. 다섯 가지 요가와 존재의 발생순서

3) 카르마 요가

카르마라는 말은 일반적으로 행동을 뜻한다. 좁게는 의식적인 행동이며, 좀 더 구체적이고 넓은 의미로는 한 사람의 의도, 생각, 행위의 도덕적 힘을 말한다. 이런 의미에서 카르마는 과거의 삶과 현재의 삶에서 자기 존재의 질에 의해 결정되는 운명에 해당한다. 그 밑에 깔린 사상은 심지어 존재의 도덕적 차원도 인과적으로 결정되어진다는 것이다. 카르마는 일반적으로 세 종류로 나뉜다.

① 산치타 카르마 : 결실을 기다리는 카르마로, 비유적인 예를 들면 신탁금의 총 누계 주식같은 것을 말한다.
② 프라라브다 카르마 : 이번 삶에서 결실을 맺는 것으로, 예를 들면 체질이 여기에 해당한다.
③ 바르타마나(또는 아가미) 카르마 : 현재의 삶에서 얻어진 카르마가 미래에 결실을 보게 될 것이라는 것을 말한다.

카르마는 지워진 존재 그 자체에 의해 유지되는 메커니즘이다. 그러므로 선하건 악하건 간에 모든 카르마는 묶여진다고 여겨진다. 반면에 이런 생각은 어떻게 하면 이 도덕적 인과의 연쇄고리에서 벗어날 수 있는가라는 질문 주위를 맴돌게 하였다. 이런 생각은 도덕적인 응보의 법칙으로 현대 물리학은 자연법칙이라 부른다. 자연법칙을 초월할 수 있다는 가정에서 출발한다.

카르마 법칙의 허를 찌르기 위해서는 마음과 몸, 그리고 그 결과를 발생시키는 의식을 초월해야만 한다. 끊임없이 자아를 초월하려는 성향을 기르면 카르마의 법칙에서 벗어날 수 있다. 이것이 카르마 요가의 가르침이다. 그러므로 카르마 요가는 자아초월적인 행동의 요가이며, 적극적이고 능동적인 삶을 권한다. 어떤 경전에서는 카르마 요가를 즈나나 요가보다 천배나 더 낫다고 하며, 또 어떤 경전에서는 즈나나 요가를 향한 첫 단계라고 소개한다. 가끔 크리야 요가라고 불리기도 한다.

4) 박티 요가

박티는 헌신, 봉사, 사랑이라는 뜻인데, 이 말은 참여하다 라는 뜻의 동사 브라즈에서 가지 쳐 나왔다. 이 말이 처음 나타난 것은 스베타스바타라 우파니샤드인데, 신성과 스승에 대한 헌신을 요구하고 있다.

바가바드 기타에서는 박티를 인간애의 다섯 번째 목표라고 말한다. 그러므로 박티 요가는 헌신의 요가라 할 수 있으며, 종종 즈나나 요가와 카르마 요가의 접근법을 보완하는 것으로 제시된다. 박티운동은 종교의 배타성을 신에 대한 절대적인 사랑과 명상으로 승화시켰다.

5) 삼키야 요가

요가학파와 마찬가지로 삼키야 전통의 정확한 시작은 알 수 없으나 적어도 5세기에서 B.C 2세기 사이에 초기 삼키야의 전통이 수립된 듯하다. 두 학파는 공통의 목적을 두고 그 길을 가는 방법을 달리 하는 사이라고 볼 수 있다.

삼키야는 구별, 식별이라는 뜻과 함께 통찰력이라는 뜻을 가지고 있다. 이 말은 수를 의미하는 삼키야에서 나왔는데, 삼키야의 원리가 존재의 범주를 일일이 세는 사실로서도 그 이름의 유래를 알 수 있다. 삼키야 요가는 존재를 24~25개의 범주로 구분한다. 세속적인 존재와 초월적 자아의 본성에 대한 통찰이 그 기본적인 정신적 접근이다. 대체로 의식주의인 카르마 요가와 대조시켜 즈나나 요가를 등식화시키기도 한다. 그래서 삼키야 요가는 초월(무한성에의 몰입, 삼매)과 완전한 지식을 통하여 깨달음을 얻는 방법을 추구한다.

5.5 요가의 원리

사람과 자연은 하나이다. 우리의 몸과 마음은 하나이다. 요가를 수련하는 것은 이러한 하나 됨의 지혜를 몸으로 알아가는 과정이다. 건강하고 아름다운 몸과 마음, 자연스럽고 조화로운 삶, 그 끝을 가장 아름답게 이룰 수 있다.

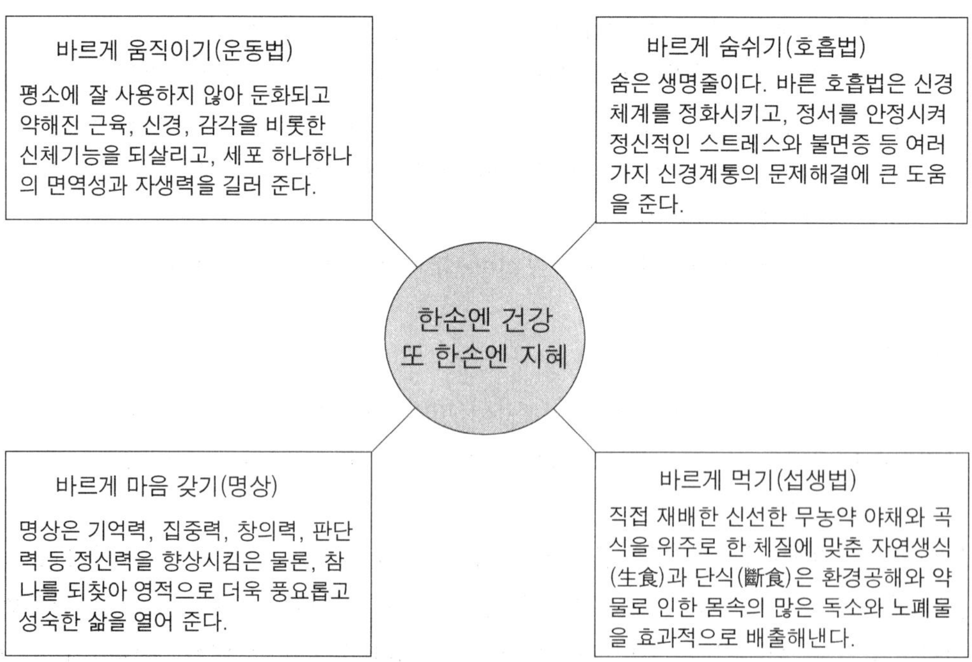

그림 6-7. 요가의 혜택

5.6 요가가 주는 혜택

요가는 인위적이며, 인공적인 방법이 아닌 자연적인 방법으로 건강을 지키고자 하는 남녀노소 누구나 즐길 수 있다.

1) 직장인

과중한 업무와 스트레스, 잦은 술 담배로 인해 무너져가는 건강에 대한 대책을 마련함은 물론 잃었던 자신감을 회복한다.

2) 임산부

체력의 소모는 최소한으로 하면서도 체내 활동은 최대한 효율적으로 만들어 주어 아기의 성장과 발달을 도와주며, 무통분만을 가능하게 하고 산후 빠른 회복을 돕는다.

3) 젊은 여성

여성이라면 누구나 원하는 탄력 있고 생생한 피부, 균형 있고 날씬한 몸매, 생명력 넘치는 활기를 줄 수 있는 요가수련으로 목적을 달성할 수 있다.

4) 청소년

사춘기로 인한 심리적인 불안정을 해소하여 자아를 키워나감으로써 몸과 마음의 균형 있는 성장발달을 돕는다. 또한 집중력, 기억력 향상에도 좋다.

5) 중 · 장년층

몸의 재생능력을 놀랄 만큼 빠른 속도로 회복시켜 건강과 활력을 준다.

5.7 요가와 대체의학

요가는 현대 문명사회에서 발병하는 불치병에 대한 탁월한 대체의학적인 면과 예방의학적인 면에 효과가 있다. 요가 무드라 중 게차리 무드라는 페로틴이라는 호르몬 성분이 침과 같이 분비되는데, 이 호르몬은 노화 방지에 아주 좋은 호르몬이다. 이런 경우처럼 요가는 인체의 면역체계와 생리활성화 호르몬을 신체에서 스스로 생성하게 하는 경우로서 현대 의학계에서도 하나의 연구대상으로 대두되고 있다.

5.8 요가와 인도 의학

요가는 인도의 종교, 철학적으로 해탈이라는 초현실적인 경지를 궁극목표로 한다. 해탈은 요가의 이상이다. 그러나 이것은 누구나 쉽게 도달할 수 없는 경지이고, 요가를 수행하는 자들이 모두가 추구하는 바도 아니다. 현재 요가를 수행하는 대부분의 사람들이 그러하듯이 고대 인도에서도 요가를 수행하는 많은 사람들이 질병치료나 불로장생보다 현실적인 목적으로 요가를 수행한다. 요가의 유파 중에서 특히 하타 요가는 현실적인 목적으로 수행되는 경우가 많다. 이러한 요가수행의 이론적 바탕이 되는 것은 순수 형이상학이라기보다는 의학에 의해서 형성된 인간관을 철학적으로 체계화시키기 위함이다.

인도의 토착적인 의학을 종합한 의학서는 Ayur - Veda(생명의 과학)이다. 이 베다서의 의학에서는 의학서의 제목이 예시하듯 자연요법적이고 예방학적인 의학의 발돋움이라 생각할 수 있다. 인도에서 고대 의학은 서구 의학이 들어온 현대까지도 그 지위를 유지하고 있다. 특히 건강과 장수를 추구하는 대부분의 인도인은 이 의학이론에 따라서 실천하고 있다. 이 의학서는 Atharva - Veda의 부록과 같은 것이었으나 그 중요성 때문에 베다 유산의 15번째 분파로 취급된다. 이것은 1,000장 이상으로 분류된 100,000절 정도의 방대한 분량으로 저술되었다.

아유르베다의 의학체계는 다음과 같이 고전 요가체계처럼 8부로 나뉘어져 있다.

① 체내의 이물질, 죽은 태아, 화농을 적출하는 외과학

② 이비인후와 안과학

③ 전신치료의 일반의학

④ 소아의 질병과 육아학

⑤ 귀신에 의한 정신 질환학

⑥ 독극물의 해독제학

⑦ 강장제와 회춘학

⑧ 최음제와 성교학 등으로 구분하고 있다.

이러한 아유르베다는 그 개념이나 기술에서 요가의 공통점은 많다. 일부의 주석가들은 고전 요가(Yoga-Stra)의 편집에는 Pata jali가 썼다고 하나 그것은 현재 인증할 수 없는 사실로 남고 있다. 단지 내용으로 볼 때 그 저자나 역자는 분명히 고전 상캬 요가의 이원론을 추종하는 철학자라는 점이다.

아유르베다도 요가처럼 육체와 정신을 분리되지 않은 하나의 유기체적인 관계로 본다. 육체적인 질병은 정신에 악영향을 미치고 정신의 불균형은 모든 질병을 일으킨다고 보기 때문에 아유르베다 건강의 개념에는 심신의 건강은 물론 정신적인 행복과

도덕적인 선까지 포함시킨다. 그래서 인간이 궁극적으로 추구하는 행복한 삶에 갖추어야 할 조건으로 심신의 건강과 활력, 도덕적 선, 현명한 지혜를 내포하고 있는 것이다. 이러한 의학적 이상으로서의 건강과 윤리적인 행위와 행복의 관계 등이 요가의 원리이다. 더욱이 아유르베다의 이론이나 실천에는 요가적인 마음의 평정과 자아실현이 포함되어 있어서 두 사상의 밀접성을 쉽게 알 수 있다.

이러한 피상적인 관계 이상으로 이 두 사상이 일치하는 주장은 생명의 원리를 기라고 하고, 기가 인체를 순환하는 길을 기도라고 하여 현대의 생리학의 이론을 바탕으로 하고 있다. 또한 이 둘은 인체의 체액을 3가지로 나누어 이것의 불균형이 질병을 일으킨다는 관점이다. 육체의 건강은 하타 요가의 필요불가결한 직접적인 목표이다. 그러나 정신에 중점을 둔 라자 요가 사상인 요가수트라에서도 육체의 완전함이란 아름다움, 우아함, 강건함, 금강석 같은 견고함이라고 하며, 질병이 요가의 장애라고 한다. 이렇게 두 사상이 일치하나 요가에서는 의학과 달리 주로 호흡수행에 의해서 이 기의 원활한 소통과 체액을 조정하는 것이 다르다.

수백 년 전의 작품인 요가문헌에서는 호흡이 건강, 초능력, 지혜 등을 얻는 최고의 방법이라고 했다. 그러나 육체의 정화를 위한 여러 기법 등은 아유르베다와 동일하다. 바른 행동 개요라는 요가문헌에도 모든 질병을 치료한다는 아유르베다의 정화법이 장소와 시간과 함께 기술되어 있다. 그러나 치료를 위해서는 먼저 요가의 체위와 주술적인 약물치료를 권장한다. 이밖에도 많은 요가의 문헌들에서 질병의 치료와 예방을 위해서 다양한 의학적 수행법을 소개하고 있다. 이러한 것으로 미루어 요가가 추구하는 목적에 건강이라는 보다 현실적인 목적이 있으며, 그에 따라서 의학과 밀접한 관계가 있다는 것을 알 수 있다.

아유르베다와 요가의 보다 밀접한 관계는 중세에 북인도에서 활발했던 연금술적인 초능력의 전통에 잘 나타난다. 이 사상의 추종자들은 육체의 성취라는 복잡한 심리, 생리학적 기술을 통한 육체의 불멸을 추구한다. 이러한 사상은 하타 요가가 다른 유형으로 발전한 밀교적인 중세의 탄트라 요가인데, 외견상으로는 예방 의학처럼 보이며, 일부의 의학서에는 이것을 초능력 요가 또는 요가백론이라고도 한다. 중세에 들어서는 아유르베다의 의학과 요가사상이 분리할 수 없을 정도의 밀접한 관계를 맺고 있다는 것을 알 수 있다.

한편, 남인도에서는 아유르베다와 같지는 않으나 그것에 필적할 만한 독립된 의학체계가 확립됐다. 이것도 초능력의 전통과 밀접한 관계가 있으며, 연금술적인 요소는 아유르베다보다 많이 갖고 있다. 의학에서의 진단과 치료방법은 점성술, 주문, 약을 사용하나, 북인도처럼 요가의 체위와 호흡을 의학적으로 이용한다. 이러한 인도 전통의학과 요가의 밀접한 관계의 예는 무수히 많다. 이들은 한결같이 육체와 정신은 상호 영향을 미치는 밀접한 관계로 본다. 그래서 육체적인 질병의 치료에 정신적인 요가의 명상법을 적용하며, 정신적인 질병의 치료에 약에 의한 치료는 물론이고 육체적인 체위나 호흡법을 적용한다. 더구나 이러한 의학과 요가체계에는 불로장생을 위한 연금술적인 기술을 필요로 하기 때문에, 결국은 중국의 신선도와 같은 신비성을 비밀리 전수될 수밖에 없는 밀교적인 요소를 갖기에 이른다.

의학과 요가의 밀접한 관계의 전통은 현대까지 전해오고 있다. 현대 인도에서도 요가를 통해서 심신의 건강을 증진시키고 질병을 치료하려는 요가병원이라는 새로운 형식의 요가 수련장들이 있다. 이들은 인도 전통의학으로 이해됐던 요가의 수행과 그것에 의한 심신의 변화를 현대 서구의학으로 설명하려고 노력하고 있다. 이처럼 요가를 치료의학으로 적용하려는 시도는 서구의학에서도 활기를 띠는듯하다. 그러나 가시적인 증명을 요구하는 서구의학으로는 기와 같이 그 실제성의 작용을 증명하기 어려운 동양의학 체계로 설명하기에는 한계가 있다. 분명한 것은 요가가 예방이나 치료의학으로 적용될 수 있으나, 그 효과를 지나치게 서구의학의 견해로 가시적인 통계에만 의존할 때에는 요가의 효과를 떨어뜨릴 수 있다는 점이다.

6. 뇌를 맑게 하는 명상치료법

6.1 명상의 정의

명상이라는 것은 특정한 영역에 자신의 주의를 100% 기울이도록 하는 예술이라고도 표현할 수 있다. 명상을 잘 하게 되면 **집중력도 생기고, 걱정이나 근심도 줄어들며, 행복감을 많이 느낄 수 있다는 것**으로 알려져 있다. 그렇지만 실제로 명상을 자기 생활의 일부로 시도하는 사람은 그리 많지 않다. 그 이유는 환경도 있고, 생각보다 명상이라는 것이 기술이 필요한 것이라는 측면도 있다.

① **제대로 연습하라.**

매일 주기적인 시간을 두고 하지 않는다면 명상을 할 수 없다. 하루 2차례 정도 무조건 시간을 배정하는 것이 제일 좋지만, 그보다 적더라도 규칙화를 해야 한다.

② **호흡법을 먼저 연습한다.**

심호흡을 하게 되면 심박수가 떨어지고, 근육의 긴장이 풀리며, 무언가에 집중하기 좋은 환경이 조성된다.

③ **스트레칭을 한다.**

스트레칭은 근육을 느슨하게 만들어 편하게 앉거나 눕게 만들어 주며, 몸의 집중력도 높여 준다.

④ 목적을 가지고 명상을 한다.

초심자들은 반드시 명상이 적극적인 과정이라는 것을 이해해야 한다. 무언가를 쳐다보거나, 집중할 방법과 대상을 적극적으로 찾아서 시작하는 것이 처음에는 좋다. 촛불을 바라보는 것도 그 중의 한 방법이다.

⑤ 잡생각이 떠오르면 물리쳐 준다.

초심자들에게 명상을 시작해도 잡생각이 떠오르는 것은 당연하다. 내가 지금 뭐하고 있는 가 또는 왜 이렇게 나는 딴 생각을 많이 할까 하는 여러 생각들이 날 수 있지만, 이런 경우 심호흡을 다시하고 처음부터 마음을 잡고 집중하는 것이 중요하다.

⑥ 다양한 실험을 한다.

보리수나무 아래에서 가부좌를 틀고 요가를 하듯이 명상을 하는 것이 실제로 명상에 도움이 될 수 있다. 그렇지만 다른 사람들도 이와 유사하게 자신만의 명상의 방법과 환경을 찾을 수 있다. 앉아도 보고, 누워도 보고, 눈을 떠도 보고, 감아도 보고 여러 가지 자신에게 맞는 방법을 찾아낸다.

⑦ 자신의 몸을 느껴라.

명상의 좋은 연습방법 중 하나는 자신의 몸 일부에 집중하는 것이다. 마음이 평안해지면 발부터 시작해서 머리끝까지, 심지어는 자신의 내장기관이 보내오는 신호를 탐지하려고 노력해 본다. 몸의 이상도 찾아낼 수 있고, 집중력을 기르는 데에도 도움이 된다.

⑧ 집에 명상의 장소를 마련한다.

아무래도 직장보다는 집에서 명상을 하면 도움이 된다. 일을 하는 자리보다는 명상을 위한 특별한 자리를 마련하고, 촛불이나 조명을 할 수 있다면 더욱 좋다. 촛불을 사용하여 초심자들은 눈을 감고 명상을 하는 것이 쉽지 않다. 촛불을 바라보는 것이 처음에는 가장 쉽게 적응을 할 수 있는 방법이다.

⑨ 명상에 대한 책을 본다.

언제나 대가들의 경험은 도움이 된다. 명상을 잘 하는 사람들이 쓴 책을 하나 정도는 읽어볼 필요가 있다. 조급하지 않고 길게 바라본다. 명상은 평생 지속해야 하는 습관으로 만드는 것이 좋다.

⑩ 하루 중 가장 좋은 시간을 찾아내라.

하루 중에서 자신에게 가장 잘 맞는 시간대를 찾아내는 것도 매우 중요하다. 보통 이른 아침이나 잠자리에 들기 전이 좋다.

⑪ **방해받지 않을 환경을 찾아라.**

다른 사람이 명상을 방해하지 않는 환경을 만들어야 한다. 초심자들이 가장 잘못하는 것 중의 하나가 그런 환경이 아닌 곳에서 명상을 하려고 시작하는 것이다. 컴퓨터나 휴대폰 등의 소리가 들리지 않는 곳에 있어야 한다.

⑫ **작은 변화를 느껴라.**

초심자들은 작은 물리적 변화에도 큰 영향을 받을 수 있다. 이런 변화가 방해가 되는 경우도 있지만, 더욱 나은 경험을 제공하기도 한다. 긍정적인 변화는 적극적으로 받아들인다.

⑬ **스트레스를 받지 않는다.**

명상이 잘 안된다고 스트레스를 받지 말아야 한다. 그냥 최선을 다했다면 그것으로 좋다.

⑭ **여러 사람이 같이 한다.**

한 명보다는 두 명이, 두 명 보다는 세 명이 낫다. 같이 명상을 하는 사람들이 있으면 큰 도움이 된다. 팀을 한번 조직해 보는 것은 어떨까.

6.2 명상과 장생보법

(1) 분노를 다스리고 스트레스를 해소한다.
(2) 관찰력이 높아지고 치유력이 증대된다.
(3) 수다보다는 사색과 침묵의 걷기를 한다.
(4) 어디서나 할 수 있는 동적인 명상법이다.
(5) 발바닥의 주요 혈 자리와 발가락에 자극을 준다.
(6) 의식적으로 꾸준히 걸어야 걷기 교정이 일어난다.

최근 걷기 붐이 일면서 걷기가 신체적 건강만을 위한 것이 아닌 정신수양을 위한 명상을 겸한 건강법으로 각광받고 있다. 걸으면서 자연과 하나가 되고, 삶을 돌이켜 볼 수 있다니 이렇게 간단한 명상방법이 또 있을까.

걸음을 통해 분노를 다스리고 스트레스를 해소해 마음을 치유할 수 있다는 걷기 명상이 인기를 끌면서 이에 대한 학문적 연구도 활발히 진행되고 있다. 일상생활에서 쉽게 할 수 있는 걷기 명상을 통해 자기 내면을 깊고 맑게 바라보는 시간을 가지면서 자기실현, 자율성, 주의력을 집중할 수 있는 효과를 거둘 수 있다. 틱낫한 스님은 발걸음마다 깨어 있고, 아름다운 대지에 발을 딛는다는 사실을 안다는 것 자체가 이미 깨달음을 얻은 것이라며 걷기 명상의 중요성을 늘 이야기한다.

걷기를 통해 육체적 건강뿐 아니라 내적인 성숙을 이룰 수 있는 걷기 명상에 대한 관심이 커지면서 이를 배우려는 사람들도 늘고 있다. 걷기 예찬론자들은 침묵을 통해 나는 어디서 왔는가, 나는 어디로 가는가, 나는 누군가에 대한 근원적 물음에 직면하고 고민할 수 있다고 말한다. 걸으면서 명상에 잠긴다는 추상적인 행동은 쉬운듯하면서도 어려운 일이다.

6.3 용천을 자극하는 힘찬 발걸음 장생보법

1) 장생보법의 기본자세

짧은 명상과 마음 챙김 스트레칭, 마음 챙김 느린 걷기로 하루를 시작하는 게 좋다고 말한다. 느린 걷기 명상을 연습할 때는 우선 실내에서 맨발로 의식적으로 호흡을 하면서 천천히 한 걸음씩 내딛어야 한다. 걸으면서 아름다운 연꽃이 피어나네, 혹은 푸르른 우리 지구 등 호흡법에 맞는 말을 하면서 천천히 걷는 연습을 해야 한다.

틱낫한 스님은 무엇인가 결정해야 할 일이 있다면 걷는 것이 가장 쉬운 해결법이라고 말한다. 조용한 숲이나 바닷가, 실내가 아닌 아파트나 빌딩숲에서도 걷기 명상이 가능하다는 것이다. 편안한 속도로 호흡과 걸음을 조절하면서 마음속으로 이완, 평화를 반복하면서 느리게 걷다 보면 진정한 평화와 고요함을 만끽할 수 있다.

2) 장생보법의 유래

장생보법은 이승헌(국제 뇌 교육 종합대학원대학교) 총장이 낙마라는 큰 사고를 당한 뒤 자신의 몸을 스스로 고치는 과정에서 개발한 걸음법이다. 장생보법은 발바닥의 주요 혈 자리인 용천과 발가락을 자극하며 걷는 것이다. 일반 걸음과 달리 발 앞쪽에 무게 중심을 둠으로써 틀어진 골격을 바로잡고, 아랫배 단전에 자연스럽게 기운이 쌓이는 각도를 만들어 준다.

장생보법은 앉아서 집중하는 명상이 정적이라면, 걷기 명상은 동적인 명상법이라 하여 구두를 신고서도, 가방을 메고도 언제 어디서나 할 수 있는 현대인의 실생활 명상법이 곧 걷기라고 말한다.

3) 장생보법의 실체

장생보법 방법은 아주 간단하다. 우선 어깨에 힘을 빼고 편안하게 서서 발바닥 중심에서 1도 정도 앞으로 힘을 준다. 그러면 자연스럽게 몸의 무게가 용천에 실린다. 용천은 발바닥을 안쪽으로 구부렸을 때 안쪽으로 움푹 들어간 곳이다. 이어 발가락으로 땅을 움켜쥔다는 느낌으로 힘을 주고 꼬리뼈를 말아 올려 항문을 조이면 자연스럽게 무릎과 아랫배에 힘이 들어가면서 단전에 중심이 잡힌다. 두 발은 11자가 되도록 놓고 무릎과 무릎이 스치듯이 움직여 준다.

4) 장생보법 명상법

장생보법을 활용한 명상법은 몸의 긴장을 풀고 용천을 의식하면서 한발 한발 내디딜 때마다 3초 동안 지그시 발바닥을 누르는데 집중한다. 그러면서 땅의 에너지를 몸으로 받아들인다고 상상하며 천천히 걷는 것이다. 근육의 움직임에 집중하다 보면 머릿속에 다른 생각이 떠오르지 않는 명상의 세계에 접어들게 된다. 걷기가 막바지에 이르면 걸음을 멈추고 가볍게 몸을 풀어주면 된다.

사실 걸음걸이를 바꾸는 일은 어렵다. 그런 만큼 장생보법을 제대로 배우려면 하루 20분 이상, 3주 정도는 의식적으로 걸어야 한다. 시선은 정면을 바라보고 턱은 살짝 당겨 고개를 들고 당당하게 걷고 팔은 자연스럽게 흔든다. 걸으면서 용천지압을 외치면 발끝에 정신을 집중할 수 있어 효과적이다.

6.4 명상의 효과

두 눈을 감고 생각을 하나로 모은 후 만들어 내는 평화와 안정의 세계는 사람들이 명상을 하면서 얻고자 하는 느낌일 것이다. 명상은 의식세계를 확장시키고 영적인 성장을 도모하는 정신훈련 요법으로, 단순한 스트레스를 푸는 정도가 아니라 안정된 자아를 실현할 수 있는 방법이기도 하다.

명상은 오랫동안 여러 문화권에서 다양한 방법으로 행해져 왔으며, 기독교의 묵상이나 기도, 불교의 화두나 참선, 염불, 요가 외에도 경전 암송이나 춤, 노래, 집단의식 등이 모두 여기에 해당된다. 명상이 뇌의 이완 상태를 유도한다는 것은 이미 여러 연구에서 밝혀지고 있다. 하버드대학 연구팀이 몇 년 전 직접 티베트에 가서 유명한 고승들을 대상으로 인체의 산소 소비량, 혈압, 체온, 뇌파 중 알파파의 빈도 등을 조사한 바 있다. 그 결과, 명상을 하기 전과 명상을 하고 난 후 인체의 생리 변화가 뚜렷이 나타났다. 명상을 하고 난 후에는 심장 박동이 줄어들고, 몸의 산소 소비량이 감소되었으며, 혈압 또한 떨어졌다. 반면에 체온과 알파 파장은 증가하였다.

알파 파장은 정신적으로 안정되어 있을 때 증가되어 나타나는 뇌파이다. 그러한 알파 파장상태는 명상을 수행하는 사람들이 경험하는 의식 상태와 매우 유사하다고 보고되고 있는데, 향기요법으로도 가장 빠르고 쉽게 알파 파장을 이끌어낼 수 있음이 실험적으로 입증되고 있다. 따라서 아로마 에센셜 오일을 흡입법이나 램프 확산법을 통해 확산시키면서 명상을 하게 되면 매우 효과적인 결과를 얻을 수 있을 것이다. 이러한 명상을 일상화함으로써 스스로 스트레스를 극복하고 정신세계를 확장시켜 나가는 것이야말로 진정 의미 있고 행복한 일일 것이다.

우선 **명상은 만병의 원인인 스트레스와 긴장을 덜어준다. 혈압을 낮추어 치료약물의 사용을 줄여줄 뿐 아니라 알코올, 담배 양을 감소시키며 나쁜 습관을 바꿔준다.** 명상은 기본적으로 **기존의 의식 상태**를 변화시켜 자아를 성찰하게 한다. 더 나아가 타인과 자연에 대해 일치감을 갖게 하고, 삶을 능동적으로 받아들이게 한다. 무엇보다도 명상을 하면 신체가 이완되고, 정서가 안정됨에 따라 몸의 면역체계가 강화되고, 생리적인 대사가 균형을 이루어 에너지 효율이 높아진다.

명상에는 촛불을 응시하는 것, 주문을 외우는 것, 호흡을 맞추는 것, 빗방울 소리를 상상하는 것, 마음에 드는 글의 한 구절을 큰소리로 외우는 것, 생각의 흐름을 관찰하는 것, 춤을 추며 빙빙 도는 것 등 다양한 방법이 있다. 아로마 에센셜 오일은 그 자체만으로도 스트레스와 각종 질병, 심리적 변화들을 조절, 치료하는 놀라운 효과가 있다. 코를 통해 아로마 향이 느껴지면 두뇌는 평안함과 평화, 안정감 등으로 생각이 모아지고, 신체적 반응 역시 자연스럽게 일어나게 된다.

이처럼 마사지, 호흡, 명상을 통한 마음의 수련, 즉 오감을 이용한 치료법이 가능할 수 있는 것은 양자 역학적 진동효과 때문이다. 아로마 에센셜 오일을 생물 화학적인 관점에서만 보지 말고 양자 진동적인 특성을 가지고 있는 물질로 보는 것이다. 양자 진동학은 이미 공학, 물리학, 약학, 농학, 공업 분야에서 많이 활용하고 있고, 의학에서도 진단과 치료 부분에 일부 활용하고 있으며, 앞으로 더욱 다양하게 응용될 전망이다.

그렇다면 명상을 통한 치료의 구체적인 방법은 어떻게 해야 할까 명상은 처음부터 오래할 필요가 전혀 없다. 아로마 향이 발향되는 조용한 공간에서 하루에 꾸준히 10~20분 정도 하면 충분한 효과를 볼 수 있다. 스트레스 해소를 위한 명상은 정신에 초점을 맞추는 것이 아니므로 잡념을 없애려고 억지로 애쓰지 말고 잡념을 떠올리고 있는 자기를 고요히 바라보도록 한다.

한편, 창조적 영상요법은 상상력을 이용하여 원하는 것을 창조해 내는 하나의 치료기술로, 이루고자 하는 소망이나 목적, 기분상태를 머릿속으로 떠올리거나 외우면서 부정적인 자아관과 생각들을 몰아내는 것이다. 즉 근육 인식 훈련이나 호흡법으로 몸을 이완시킨 상태에서 좋은 감정이나 기억 또는 쾌적한 자연환경을 떠올리다 보면 긍정적인 기운들이 온몸으로 전달되는데, 이 원리를 이용한 것이다.

대부분의 병은 내면의 갈등이나 불안, 불협화음으로 인해 생기게 마련이고, 몸과 마음이 대화를 단절시켰을 때 일어난다. 병이 발생하는 것은 자기 내부의 소리에 귀를 기울여 달라는 일종의 메시지인 셈인데, 자기 내면과 규칙적으로 만나는 훈련을 하다 보면 병은 더 이상 머물지 못하고 떠나버리게 된다. 나을 수 있다는 강한 신념으로 건강에 집중한다면 우주적 치료 에너지가 몸 안으로 흘러 들어오기 시작한다.

다음은 창조적 영상요법을 통해 스트레스를 푸는 방법이다.

1) 명상 향기법

① 아로마 향이 풍기는 공간에서 식물, 꽃, 과일 등 보기 좋은 자연 풍물을 선택하여 테이블 위에 놓고 60～120cm 떨어진 곳에 앉아 편안하게 그것을 바라본다. 자신이 그것을 응시한다는 생각을 하지 말고 그저 바라만 본다.

② 7～10초 정도 풍물이 눈 안으로 들어가게 하다가 초점을 더 먼 곳으로 던져본다. 몇 초 후 다시 원래의 물건으로 돌아와서 응시하기를 5분 정도 반복한다. 그리고 1분 정도 눈을 감은 뒤 조용히 앉아 있다가 마무리를 한다.

명상의 효과를 높이는 아로마에는 유향, 클라리 세이지, 몰약, 장미, 샌들우드, 제라늄 등이 있다. 보다 효과적인 명상을 위해 클라리 세이지 5방울과 제라늄 2방울을 혼합한 배합 오일을 1～2방울 램프에 떨어뜨려 공기 중에 아로마 향이 퍼지도록 해본다. 은은하게 풍기는 아로마 향이 온몸으로 퍼지는 것을 느끼며 생각을 하나로 모으면 몸과 마음이 진정으로 원하는 평화의 세계를 경험하게 될 것이다.

2) 명상과 기

전통적으로 인간은 몸, 마음, 정신으로 이루어져 있다고 보고 있다. 이 가운데에서도 현상적으로 드러나는 몸에 대한 수련을 통해 심신을 다스리려고 하는 관점이 최근의 동향이라고 할 수 있을 것이다. 여기에는 후자인 심과 신의 수련이 중요함을 강조하고 있다. 그러나 몸과 심과 신은 불가분의 관계에 있는 까닭에 어느 하나를 따로 떼어서 수련한다고 하는 것은 있을 수 없는 일이다.

기공과 명상은 이러한 의미에서 모두 같은 맥락에 있다고 할 수 있다. 단지 기공이라고 할 때는 동적인 의미가 강하고, 명상이라고 할 때에는 정적인 의미가 강하다고 하는 차이가 있을 뿐이다. 그러나 양자가 모두 인간 자신을 위한 수련행위임에는 틀림없는 사실이다. 따라서 어떻게 하면 이러한 수련을 잘 해나갈 것인가 하는 점이 중요시 된다. 이를 위해 동서양을 막론하고 수많은 수련법이 창안되어졌으나, 그 가운

데에서도 가장 대표격이라고 할 수 있는 것이 바로 기공명상 수련이라고 할 것이다. 아울러 이 둘을 따로 떼어놓지 않고 기공을 통한 명상, 명상을 통한 기공을 기공명상이라고 불러도 좋을 듯싶다. 이는 건전한 몸과 마음을 다스림으로써 올바른 기를 키워나갈 수 있고, 더 나아가서는 신을 맑고 밝게 할 수 있을 것이다.

몸을 상・중・하의 삼단으로 나누어 볼 때, 하단전에서 기를 만들고, 중단전에서 심기를 만들어 내며, 상단전에서 신명을 만들어 낸다. 정이 충만하고, 기가 강해지면 신이 밝아져 명상이란 구극의 마음이 만들어지는 것이다.

기공명상은 심신을 안정시켜 신체는 진기가 쌓이고, 사기는 물러나가 건강을 좋게 한다. 신경계와 내분비계가 강화되어 면역계가 활발해져 심신을 건강하게 한다. 이러한 것은 물질계의 신체 허실의 극복과 음양오행의 조화를 갖게 한다. 또한 비 물질계의 마음을 즐겁게 만들어 현실을 긍정적으로 바라볼 수 있는 사고를 갖게 한다. 이를 통해 인간개발을 할 수 있음은 물론이다.

기공명상에 있어서 의식의 세계는 현재의식으로 외부의식이 주도하게 된다. 그러나 차츰 무의식의 세계가 나오면서 잠재의식인 내부의식이 주도하게 된다. 현재의식이 표면의식이라면 잠재의식은 심층의식이다. 이 심층의식이 열려 인간의 본연의 심성이 각성되면 이제 잠재의식은 서서히 무의식의 초월의식으로 들어간다. 이러한 무의식의 초월의식을 이른 바 최고조의 명상이라 할 수 있다.

사람들은 육체적, 정신적 건강이라는 구체적이고 현실적인 목적과 일상을 벗어난 미지의 세계에 대한 호기심이나 갈망, 과학으로 설명되지 않는 여러 현상들에 대한 탐구, 삶과 죽음에 대한 본질적인 의문이나 고민을 해결하기 위한 목적으로 명상을 하는 경우가 있다. 어떠한 동기로 기공명상을 접하게 되든지 간에 육체적, 정신적 건강을 얻을 수 있을 것이다.

선도에서는 기공명상으로 성명쌍수를 강조한다. 몸과 마음을 동시에 갈고 닦아 정신적, 육체적으로 부족함이 없게 함이다. 여기서 몸은 명으로 기공 3조의 조식, 조신에 해당되고, 마음은 성으로 기공 3조의 조심에 해당된다. 결국 기공명상은 조식, 조신과 조심의 관계라 할 수 있다. 기공명상을 하면 조식과 조신에 의해 건강한 육체를 보유할 수 있고, 조심에 의해 마음과 정신을 닦아 신명을 얻을 수 있는데, 이때 잠재의식이 개발되어 높은 기억력과 창의성을 가질 수 있는 것이다. 이러한 잠재의식(명상)의 개발이야말로 현대사회에서 가장 먼저 받아들여야 할 필수조건이라 할 수 있다. 기공명상에서 조식은 호흡의 기를 통해서 육체를 돕는 것이고, 조신은 신체의 기(운동)를 통해서 육체를 돕는 것이다.

그러나 조심은 마음의 기를 통해서 정신을 돕는 것이다. 조식의 깊은 호흡은 아랫배에서 의식을 전달시켜 온 몸을 기로 촉촉이 적셔 주고, 조신의 신체운동은 몸 구석구석을 틀고 맞추어 근육과 뼈를 기로 활성화시켜 주는 것을 말한다. 그리고 조심의 의념은 심기를 통해 마음(정신)을 갈고 닦아 현재의식으로부터 잠재의식을 깨우치는 것을 말한다.

반면에 불교의 명상은 정혜쌍수를 강조한다. 정이란 마음을 한곳에 모아 붙들어 움직이지 않게 함이다. 혜란 지혜를 얻는 것을 말한다. 여기서 정은 정적으로 마음을 한곳에 모은다면 혜는 동적으로 마음을 움직여 얻은 것을 말한다. 정과 혜는 서로 대립적으로 구성되면서 돕고 있다. 정혜쌍수는 주로 정과 혜가 성에 해당되고 기공 3조의 조심에 해당된다고 볼 수 있다.

이러한 조식, 조신, 조심 3가지는 기공명상의 중요한 요소가 되는데, 결국 조심의 깨우침을 위해 조식과 조신이 함께 하는 것이다. 고차원의 기공명상은 육체는 있으나 있는 듯 없는 듯하고, 동시에 육체는 조용히 앉아 있으나 붕 떠 있는 듯하고, 고요하게 미동도 하지 않고 고요히 앉아 있으나 내면의 새로운 또 하나의 무한세계, 즉 잠재의식은 깨여나 확연한 새로운 현상계를 맛보게 되는 것이다. 명상은 눈을 감고 고요히 생각하는 것에 그치지 않고 생각(현재의식)을 끊을 때까지 심화시켜 그 이상의 경지를 얻는 것을 말한다. 이때 잠재의식의 구현인 초월의식에까지 도달하게 된다. 기공명상에 의한 잠재의식의 발현은 인생의 목표에 있어서 중요한 전환점을 가져다 주고 타심통, 투시력, 예언력 등을 갖게 해준다.

기공명상의 목적은 자신의 자아 속에 내재한 참된 본성을 고행의 속박으로부터 벗어나 참된 경지를 얻는 데 있다. 즉, 첫째 자기를 완성시키고자 하는 실천, 둘째 타인을 행복으로 인도하는 봉사, 셋째 너와 내가 공존공영의 복락을 함께 누리는 것이다. 따라서 기공명상은 자신만 아는 이기주의, 희생을 강요하는 이타주의, 공존공생을 모르는 공멸주의를 배격하여 자기 자신의 자아완성, 타인의 행복 기원과 봉사, 자신과 타인과의 공생공영을 모색하는 것이라 할 수 있다.

결국 기공명상을 하게 되면 인체의 호흡이 평화로워지고, 근육과 뼈가 튼튼해지며, 오장육부가 조화를 찾아 새롭게 인체가 생성, 변화, 발전된다. 그리고 신경계와 면역계가 강화되어 심신을 건강체질로 변화시키고 한없는 즐거움을 제공한다. 또한 머리는 맑고 밝아져 기억력, 집중력, 창의력, 잠재력이 무한히 개발되어 늘 깨어 있게 된다. 즉, 현재의식과 명상의식에 의해서 심신이 건강하게 변화되는 것이다.

7. 뇌를 전환시키는 요리치료법

다양한 식재료로 상처받은 마음을 새로운 나로 표현하기 쉬운 것이 요리치료이다.

요리를 통해 상처받은 마음을 치유하는 이색적인 치료로, 다양한 현대를 살아가는 사람들이 지니고 있는 긴장과 불안을 요리를 통해서 해소하는 치료법이기도 하다.

요리치료는 영아, 청소년, 장애아에서부터 노인에 이르기까지 거부감 없이 쉽게 접근할 수 있고, 엄마만의 공간이던 주방의 신비감을 작은 공간으로 옮겨와 다양한 식자재, 조리도구 등을 이용, 아동의 호기심과 오감을 자극하고 창의성을 개발할 수 있다는 점에서 다른 치료보다 친근하고 쉽게 접근할 수 있다는 장점을 지니고 있다. 요리활동은 지금까지 소개된 어떠한 치료 방법보다도 개인의 느낌이나 사고, 문제점 등을 다양한 식재료와 조리방법으로 표현하고, 자신뿐만 아니라 타인에게 색다르게 자신을 표현하는 수단으로 활용된다.

이러한 요리치료도 대상자 혼자서는 할 수 없는 것이다. 바로 요리치료사가 대상자와 함께 프로그램을 수행하면서 정신적, 정서적인 갈등과 문제를 극복하고 해결하는데 도움을 주게 된다. 요리치료사는 요리와 심리이론을 바탕으로 아동, 청소년들이 말로 표현하기 어려운 자신의 생각, 감정, 성격, 욕구, 소망, 문제점 등을 요리를 통해 남에게 표현하도록 도와준다. 요리치료에서는 직접 체험하는 것이 학습적인 효과를 최대화할 수 있으며, 특히 장애 아동의 경우는 요리활동이 식생활과 바로 연결될 수 있다는 점에서 요리치료의 효과는 매우 다양하게 나타난다.

요리치료가 관심을 받고 있는 것은 매개체를 통한 오감(청각, 시각, 촉각, 후각, 미각) 자극으로 기존의 관념을 깨고 전환과 발상의 창의학습을 이끌 수 있기 때문이다. 특히 아이가 직접 만든 요리를 맛보기는 오감만족의 장으로 감동과 기쁨을 느낄 수 있도록 하는 종합적인 치료교육의 장이라 할 수 있다. 이 때문에 자폐성 장애의 특성상 거부감을 완화시키는 프로그램으로 특히 주목받고 있다.

요리치료가 실제 이뤄지고 있는 경남 마산의 숲속 자람터 어린이집에서는 장애와 비 장애 아동이 어울려 고사리 손으로 직접 씨를 뿌려 가꾼 야채와 과일, 곡식 등으로 일 주일에 두 번씩 요리활동을 하고 있다. 이를 통해 비 장애 아동에게는 먹거리의 소중함을 일깨우고, 장애아에게는 모델링과 모방을 통해 사회성을 배우도록 해서 교육과 치료의 효과를 동시에 얻고 있다. 가정에서는 기피하는 시금치, 당근 등이 아이들의 손을 거쳐 요리가 되는 순간 편식에서 탈피하는 효과도 얻고 있다.

맞벌이 가정이 늘어나는 데다 자녀가 성장할수록 단절되고 있는 대화를 요리라는 매개활동을 통해 자연스레 활발하게 진행, 긴장과 갈등을 손쉽게 해소할 수 있다는 이점도 있다. 이런 점에서 우리 생활에서 요리라는 매체를 이용하여 미술, 음악, 놀이, 작업, 언어, 학습, 인지, 행동치료 등을 포함하는 통합적인 치료, 교육이 앞으로 폭넓게 진행될 것으로 보인다.

8. 뇌를 바꾸는 생각치유법

8.1 생각치유법이란

생각을 외부로 표현하는 것이 언어이며, 내부로 표현되는 것이 의식이다. 언어는 다시 문자언어와 소리언어로 구분 짓고, 또 문자언어는 글로, 소리언어는 말로 나타난다. 글과 말을 모르면 생각이 없거나 생각이 짧아진다. 언어에 대한 구체적인 작용은 차차 다루기로 하고, 여기서는 의식에 대한 것을 먼저 알아보도록 하겠다. 내부적으로 의식화된 생각은 마음속 깊은 곳에 자리하며, 몸속 세포 저 너머에 있는 미립자에 까지 도달할 수 있다. 따라서 의식화된 생각은 육체의 깊숙한 말단조직에 까지 영향을 미치게 하여 세포를 움직이고, 나아가 조직과 장기를 움직이게 한다. 이것이 생각으로 내 몸을 치유하는 생각 치유법의 단순 원리이다.

세계적 생리학자인 디팩 초프라는 생각이 우리 몸에 치유반응을 일으키게 되는 것은 의식이 신체 최말단의 미립자(분자, 원자 등)에 까지 도달하기 때문이라고 말했다. 의식이 실질적으로 우리 몸에 영향을 끼치는 몸과 마음의 교차지점이라고 말한다. **생각에 따라 의식이 움직이고, 의식은 마음을 움직이게 하여 마음에 따라 육체에 긍정적 또는 부정적인 변화를 주기도 한다**. 모든 병은 마음에서 비롯되고, 마음에 따라 병을 치유할 수도 있다는 논리적 근거가 여기에 있는 것이다.

의식이 마음을 움직인다고 하는 것은 의식에 어떤 에너지가 있다고 보아야 한다. 즉, 무엇을 움직이게 하려면 반드시 동력이 있어야 하는 것과 마찬가지이다. 따라서 천근같은 마음을 움직이는 의식에도 에너지가 내재되어 있다고 본다. 사실 기라는 것이 단순한 물리적 에너지가 아니라 심리적 정보의 운반자로 보면 된다. 기공사가 발공하는 기의 양이 적외선 치료기 복사량의 1억분의 1 정도에 지나지 않은데, 어떻게 이런 미세한 에너지를 기의 전부라고 할 수 있겠는가.

의식, 즉 정보가 내재되어 있는 기는 물리적 힘으로서의 의미는 거의 없으며, 인간과 인간 사이, 물질과 물질 사이에 흐르는 제어정보인 것이다. 예를 들어 라디오 방송국에서 전파를 통해 소리를 안방 라디오에 보낼 때, 그 전파는 그야말로 물리적 에너지로서의 의미는 거의 없으며, 만질 수도 없고, 볼 수도 없다. 단지 소리라는 정보를 실은 미약한 전파일 따름이다. 그러나 이러한 미약한 전파를 라디오의 안테나를 통해 수신하여 증폭기로 증폭해서 소리를 듣게 되는 것이다. 따라서 라디오의 소리라는 정보는 기에 해당되고, 전파는 의식에 해당된다. 의식에 기를 실어서 보내게 되면 기를 받는 사람은 머릿속의 간뇌라는 증폭기를 통해 기를 증폭시키게 된다. 뒤에서 다시 설명하겠지만 간뇌는 거짓과 진실을 구별하지 못하기 때문에 기가 수신되면 증폭작용을 하게 된다.

할머니의 약손이 바로 이런 원리로 이뤄져 있다. 손자가 할머니의 사랑과 약손의 믿음이 확실해질 때 약손의 효과가 증폭작용을 일으켜 치유가 이뤄지게 된다. 의식은 우주 만유의 모든 것에 존재하지 않는 데가 없다. 그러나 사람을 제외한 바위나 화초, 가축, 자동차 등은 자기 스스로 각성하지 않고 활동하는 무의식 또는 잠재의식 상태이기 때문에 생각에 따른 의식 활동으로 보기 어렵다. 다만 최면과 같은 무의식 상태일지라도 사람의 의식작용에 영향을 받을 수는 있다. 최면상태에서 최면술사의 지시에 따르게 되고, 화초가 사람의 사랑에 영향을 받고, 가축도 마찬가지 영향을 받게 된다.

유일하게 사람만이 가지고 있는 특권이 바로 스스로 생각하는 의식세계이다. 의식을 간단하게 풀이하자면 사람이 깨어 있을 때 마음속으로 무엇인가를 생각하고, 느끼는 일체의 정신작용을 말한다. 반면에 수면상태나 잠시 기절한 상태에서는 의식이 정지된다. 그러나 정상적으로 깨어있는 상태에서는 의식은 유동적이며 정지하지 않고 끊임없이 연속적으로 무엇인가를 지향하게 된다. 평소 때는 잘 모르고 지내지만 명상이나 참선이라도 하려고 하면 잡념이 끊임없이 솟아나는 현상이 바로 의식의 유동성 때문이다.

의식은 정신을 모아서 집중하게 되면 증폭되는 특별함이 있다. 정신을 집중하면 의식에 내재되어 있는 에너지가 증폭되어 활성화된 그 에너지로 치유력을 발휘할 수 있게 된다.

8.2 인간에게 형성되는 의식은 두 가지이다

하나는 원초적 의식인 우주의식과 또 하나는 후천적 의식인 자아의식을 말한다. 우주의식은 생명활동을 위해 존재하는 간뇌의식을 말하고, 자아의식은 출생 후 지식활동을 위해 존재하는 대뇌의식을 말한다. 자아의식이 너무 강하여 상대적으로 간뇌의식이 위축되면 생명활동에 하자가 발생하면서 각종 질병에 쉽게 노출된다.

인간이 태어나면서부터 죽을 때까지 끊임없이 학습하며 지식을 습득하고, 정보를 교환하고, 경쟁하고, 욕심 부리며 대뇌의식을 혹사시키게 된다. 대뇌의식의 혹사로 대뇌는 결국 과부하가 걸리게 되어 스트레스로 인한 질병에 걸리게 된다. 반대편에 있는 간뇌의식이 생명활동의 고유한 임무를 수행할 겨를도 없이 대뇌의식 위주의 삶을 살게 된다.

8.3 간뇌의식의 생명활동

간뇌가 지배하는 자율신경계와 내분비계, 면역계 등의 자율시스템에 의해 호흡, 소화, 혈액순환, 자연치유 등, 생명활동의 항상성 조절에 관여하기 때문이다.

이러한 간뇌의식은 생각의 지배를 받는다. 간뇌의식은 분별력이나 변별력이 없기 때문에 생각을 주입하면 진실이든 거짓이든 가리지 않고 주어진 생각 그대로 실현시키게 된다. 예를 들어 추운 날 뜨거운 난로를 생각하면 몸이 따뜻해지는 걸 느끼게 되고, 더운 여름날 시원한 계곡을 생각하면 시원함을 느끼게 되는 것이 가상의 생각이 진실인양 간뇌가 의식하기 때문이다.

8.4 의식은 깨어있는 정신작용이다

만약에 이러한 정신작용을 하는 의식을 놓아 버린다든지, 혹은 의식을 잃어버리게 되면 우리의 인체는 어떻게 될까 흔히들 다른 말로 기가 빠졌다 혹은 기절하였다라고 할 것이다. 의식이 곧 기와 같은 성질을 띠고 있다는 것을 암시하는 것이다. 의식을 집중하게 되면 기화된다. 즉 에너지화 된다는 것이다.

따라서 의식은 우리 몸을 구성하는 기본 물질로서 의식이 없어지면 에너지가 흩어져 죽은 목숨이나 마찬가지이다. 어떠한 일로 충격을 받고 망연자실하여 의식을 놓아버리면 자리에 털썩 주저앉게 되는 원인은 에너지를 잃어버렸기 때문이다. 생각의 원동력인 의식은 과연 어떤 모습으로 우리 몸에 영향을 미치게 될까.

아인슈타인이 주장한 광양자설에 따르면 빛은 입자인 동시에 파동으로 존재한다고 했다. 빛은 광자라는 질량을 가지고 있고 진동을 일으키며 파동으로 움직인다고 한다. 의식은 바로 이런 빛의 모습과 성질이 같은 것이다. 대뇌에서 생각이 발원되면 의식화되어 진동을 일으켜 파동 치며 몸의 세포 너머에 까지 영향을 미치게 된다. 진동을 일으킨다는 것은 곧 의식도 질량을 가진 미립자의 알갱이로 이뤄져 있다는 것을 알 수 있다.

질량을 가진 모든 물질은 에너지를 가지고 있다. 따라서 의식도 에너지가 내재되어 있으며, 그 에너지가 생각치유를 가능하게 하는 원천적인 힘이 된다. 즉, 의식은 에너지이고 기이며, 진동하고 파동 치며, 질량을 가진 물질로 인식하였다. 그렇다면 생각의 내부적 표현인 의식이 바로 사람의 근원적인 생명에너지인 것이다. 따라서 생각으로 의식을 움직여 생명에너지를 끌어들이고, 고장 난 인체조직에 에너지를 불어넣어 치유활동을 하게 된다. 의식을 얼마나 집중시키느냐에 따라 에너지의 세기가 달라지고, 치유효과가 다르게 나타난다.

생각은 일차적으로 대뇌의 어느 한 지점 뉴런에서 시작하지만, 의식집중은 간뇌의 지배를 받는다. 그래서 정신집중에 효과적인 명상을 하게 되면 간뇌가 활성화되고, 대뇌는 차단된다. 끊임없이 솟아나는 대뇌의 잡념을 차단해야만 간뇌가 의식집중에 몰입하게 된다. 명상을 하지 않고도 간단하게 의식집중을 할 수 있는 방법이 눈을 감은 채 눈동자를 위쪽으로 살짝 올리게 되면 알파파 상태의 집중이 이뤄진다. 그 이유는 눈의 시신경이 간뇌의 시상과 연결되어 있기 때문에 눈동자를 올리면 간뇌를 자극시켜 간뇌가 활성화되기 때문이다.

일단 치유명상으로 몸을 이완시키고 의식을 알파파 상태에 들게 하고, 이루고자 하는 생각을 의식화시켜 집중한다. 다음으로 생각치유가 이루어진 이미지를 떠올리고 생생하게 영상화시킨다. 예를 들어 소화력에 문제가 있다면 소화가 잘 되고 있는 기분 좋은 모습을 리얼하게 떠올리면 된다. 떠올리는 곳을 눈꺼풀 뒤편에 하지 말고, 약 3m 전방에 가상의 스크린을 설치하고 거기다가 영상화시켜야 한다.

8.5 생각 치유법을 이루는 관건

생각을 효과적으로 의식화시키기 위해서는 대뇌의 생각을 어떻게 하면 간뇌에 의식화시킬 수 있느냐 하는 것이다. 대뇌에서 간뇌로 생각을 보내려 하면 과연 그것이 실행이 될까 안 될까 하는 의심이 계속 생겨나서 방해를 하게 된다. 그래서 생각을 간뇌에 의식화시켜 무사히 안착시킬 수 있는 방법으로 오행법을 사용한다. 동양의학과 철학의 중추적 바탕을 이루는 오행사상을 도입시켰다.

생각은 하나의 씨앗에 불과하다. 봄에 씨앗을 뿌리고 여름에 꽃이 피고, 장마철에 성장하고, 가을에 숙성하고, 겨울에 열매를 저장하는 오행의 원리에 맞춰서 생각의 씨앗이 뿌려지고, 생각의 씨앗에 강한 빛을 집중하면 꽃이 피고, 장마철에 수분을 듬뿍 공급받아 생각이 점점 성장하여 의식화 단계에 접어들고, 생각이 더욱 숙성하여 의식이 견고해지고, 마침내 의식의 알갱이가 만들어지고 간뇌에 고착된다. 생각 또한 오행의 단계를 거쳐야 견고하게 의식화 되어 간뇌에 안착하게 되는 것이다.

제 7 장

정신치료

(정신분석학적 측면)

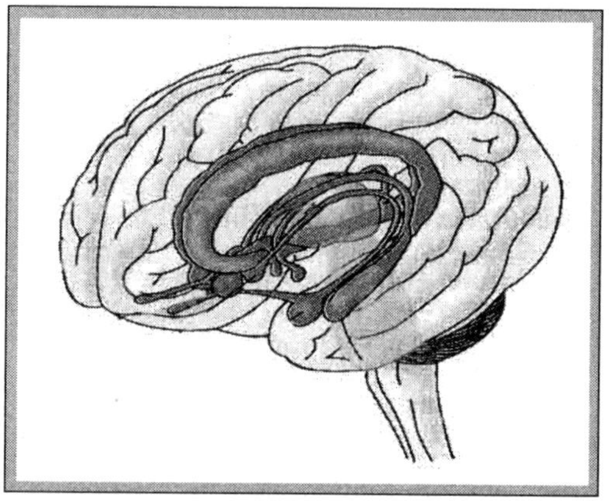

프로이드는 정신분석적 해석법에서 무엇을 추구했는가. 오늘날 고도화 현대사회는 혼란속의 연속으로 현대인의 뇌는 정리하기 힘든 꽉 조인 상태로 얽혀져 있다. 실마리를 찾는 정신의학적 억지 요법들을 배우자.

심리적인 장애나 부적응을 치료하는 방법 등을 정신요법이라고도 한다. 넓은 뜻으로는 생리적, 물리적 또는 화학적 방법 등이 이 목적을 위하여 쓰일 때는 심리요법이라고 말한다. 일반적으로 심리적 원인에서 생긴다고 하는 신경증이 그 주요한 대상이 되지만, 정신분열증과 같은 이른 바 내인성의 정신병에 대해서도 그 적용이 가능하다. 마약이나 알코올 등의 중독성, 불면, 서경, 포음 등과 같은 행동상의 습관이나 부적응에 의한 정신병적 성격 문제도 이에 속하고, 또 심리적 요인이 큰 정신 신체적인 여러 증세의 처리에도 심리요법이 쓰이게 된다.

심리적으로 불안정한 아동이나 청년의 교육은 물론, 성인의 일상생활에 의학적 대상이 되는 모든 병에 있어서도 심리요법을 사용할 수 있다는 것은 인간은 심적 메커니즘의 작용에 의해 작동하고 있기 때문이다. 또 심리요법에서는 중증을 취급하지는 않으나, 거의 같은 원리로 상대방에 대처하는 것에 대한 카운슬링이 있는데, 실제로는 그 정도를 구별하기 힘들기 때문에 중증에는 사용할 수 없다고 말할 수 있다.

심적인 부적응에 의해 생기는 것은 공포나 불안과 같은 정동이 부적당하여 감정의 균형이 잡히지 않고, 인격이 미숙하여 행동을 통제하지 못하며, 대인적인 인지나 태도가 비뚤어져 생활상의 문제가 잘 해결되지 않기 때문에 인생을 적극적이고 긍정적으로 살지 못한 것이다. 이러한 것들은 자아가 약하다고 하는 것으로부터 그러한 정동을 해소, 처리하여 감정을 안정시키고, 인격의 성숙을 도모하며, 통합된 행동과 비뚤어짐이 없는 인간관계로의 발전을 목표로 한다. **생활상의 곤란을 극복하고, 적극적으로 인생의 가치를 긍정할 수 있는 늠름한 자아의 함양을 도모한다는 것이 심리요법의 목표가 된다.**

그와 같은 목표에 환자 자신으로서는 도달하기가 쉽지 않으므로 치료자가 여러 가지로 도와주어야 한다. 이에 대한 방법이 심리요법의 구체적인 기법이 되는 셈이며, 그 기본적인 것은 환자와 치료자 사이에 치료에 필요한 인간관계를 조성하고, 그런 분위기에서 감정을 자유롭게 표현할 수 있어야 되며, 자기의 내면이나 행동을 주시하여 환경이나 자기를 이해하고, 부적절한 원인이나 생활의 바람직한 자세를 통찰하며, 타인이나 인생에 대한 대처방법에 대한 태도를 확립하기 위한 과정이다. 이것을 위한 심리적인 기법이 여러 가지로 연구되고 있으며, 중점을 어디에 두느냐에 따라 크게 구별하면 이해와 통찰에 의한 통찰적 요법과 지도나 훈련에 의한 재교육적 요법의 2가지로 나눌 수 있다.

1. 정신의학(psychiatry)

정신(또는 행동의) 질환은 건강상태와 병적 상태에서의 개인의 행동을 연구하고 치료하는 의학의 한 분야로, 정신질환이 하나의 의학적 병으로 인식된 것은 지난 200여 년 전의 일이다. 초기에는 정신의학이 단순히 정신병을 치료하는 의학으로 인식되어 왔으나, 근대의학이 발전함에 따라 개인의 주관적 생활, 대인관계 및 사회적응 등에 영향을 주는 정상과 이상 사이의 다양한 스펙트럼의 인격 장애들이 그 대상이 되고 있다.

나아가 정신현상이 아래로는 유전 및 분자생물학 등 개인의 신체적 조건과 위로는 가족 및 사회적 요인들과 상호 관련됨이 밝혀지고 있어 이제는 정신적 원인에 의한 신체적 장애, 신체적 요인에 의한 정신적 장애 그리고 사회문화적 요인과 관련된 지역사회의 정신의학 및 정신보건 문제에 이르기까지 그 대상이 확대되고 있다.

정신의학의 분야에는 임상정신의학, 생물정신의학, 정신병리학, 사회정신의학, 정신신체의학, 행동과학 등이 있으며, 현재 정신의학은 생화학적, 면역학적인 연구가 활발해짐에 따라 정신질환의 원인규명에 많은 희망을 던져 주고 있다.

2. 신경증 치료

신경증의 증세는 다양하나 신경증의 본태는 성장기(유소아기)에 친자관계에서 생긴 무의식적 갈등에서 출발하는 불안과 불안에 대한 방어기제의 동원으로 인한 것이므로 체계적인 정신치료법이 가장 효과적이다.

정신치료법 중에서도 근본적인 치료법으로서는 병적 동기를 해소하려는 통찰요법 또는 비지시적 정신치료(정신분석 요법, 실존분석 요법, 환자중심 요법)이다. 그러나 각종의 여건으로 인해 신경증성 동기를 해소할 수 없는 경우에는 통찰요법과는 반대로 방어기제를 강화해 주는 각종의 지지적 정신요법과 신경증의 생성과정을 조건화와 학습이론의 관점에서 해결하려는 행동요법이 크게 도움이 된다. 최면요법도 효과가 있긴 하나 일시적이다. 그리고 불안을 경감 완화시키기 위한 항불안 약물요법도 상당한 도움이 되나 보조적인 치료법에 불과하다.

3. 정신분석 치료

3.1 정신분석학 연구 동향

정신분석학 내에는 여러 학파가 있고, 아주 보수적으로 일하는 이들에서부터 Erich Fromm처럼 아주 자유롭게 일하는 이들도 있다. 정신분석학 전반의 움직임을 대변하는 글을 쓰려면 정신분석학의 일반이론과 치료이론을 역사적 고찰을 통해 다루어야 하므로 너무 광범위한 작업이 된다. 그러므로 이후에는 변화의 소용돌이 속에서 정신분석학의 동일성을 이루고 있는 핵심적 측면과 참다운 변화의 의미에 대하여 정신분석학 발달에 기여하고 있는 정신분석적 자아심리학, 신생아 유아 연구, 대상관계 이론, 자기심리학 연구의 결과가 정신분석 일반 이론과 치료 실제에 미치는 영향에 대하여 알아보기로 한다.

1) **변화와 발전**(정신분석학 연구의 기본 축)

① 인간의 모든 체험영역에 존재하는 역동적 무의식적 차원에 대한 인식이다.
② 따라서 그 연구방법은 일차적 심리과정과 이차적 심리과정의 두 영역을 연결하는 심층 해석적, 공감적, 내성적인 것을 중심으로 한다.
③ 일차적 혹은 원초적 심리과정의 특성이 근본적으로 Verdichtung condensation과 Verschiebung displacement의 방식으로 기능하므로 저항과 전이현상 등에 대한 제반해석(Deutung)은 피분석자의 자유연상과 언어적, 비언어적 표현, 지금까지의 분석과정 등에 의거하여 무의식적 의미를 종합하여 분석한다.
④ 이것은 동시에 의식세계의 편협함과 일반성, 무의식의 상대적 무한성을 내포하며, 그 연구는 끊임없이 새로운 것을 발견하려는 태도를 원칙으로 한다.
⑤ 정신분석학은 신경증 환자의 당면하는 문제를 해결하려는 구체적 노력에서 태어났다. 한 개인의 인간으로서의 일반성, 한 개인의 심리치료에서의 독특한 변화과정과 일반적 이론의 구축과정 사이에는 끊임없는 상호작용이 일어나 새로워져야 한다.
⑥ 심리내적(innerpsychisch)인 구조와 기능은 인간관계로 주변 세계와의 관계는 떼어놓을 수 없는 밀접한 관계에 있다. 그러나 한 피분석자의 참다운 변화와 성장은 그 사람 영혼의 깊숙이에서 부터 일어나는 자율적인 것을 이상으로 하므로 개인중심 심리학과 관계중심 심리학을 대립시키고, 한편만을 고집하는 것은 극히 이론적이라고 볼 수 없다.

현재 정신분석학은 더욱더 큰 변화의 소용돌이 속에 있다. 정반의 토론이 거듭되기도 하고, 새로운 이론으로 등장되는 것을 연구하다 보면 이미 50, 60 혹은 70년 전에 대두되었던 문제도 있다. 옛 문제, 옛 의문이 새로운 역동적 전체에 수렴됨으로써 정신분석은 더욱더 풍부해지고 새로워지려는 또 한 번의 진통을 겪고 있다. 자아심리학, 대상관계 이론, 자기심리학, 신생아 유아의 직접적 연구는 현재 정신분석학의 중요한 연구 분야가 되고 있다. 문제는 단순한 절충이 아닌 경험적 진실에 걸맞는 이론적 인증이 필연적이라고 본다.

지금부터 120여 년 전 프로이드는 1886년에 정신과 개인 치료실을 개업하고, 1896년을 기점으로 그는 기존의 마사지, 최면술, 설득, 충고 등의 치료방법들을 점차 포기하고 자유연상과 해석(Deutung)의 기법으로 인간의 무의식(das Unbewu te)에 도전하여 저항과 전이현상 등의 심리치료적 가치를 발견하여 활용했다. 그리고 1912~1914년에 정신분석 치료기법을 대략 정리하고, 1926~1939년에는 자아심리학적인 연구에서 자아(Ich)의 통합적(integrativ)이고 종합적(synthetisch)인 기능의 중요성을 피력하기까지에 이른다. 여기까지에도 끝없는 이론적 수정과 발전이 거듭되었다.

2) 프로이드의 병원론적인 착안들은 추동이론, 발달이론, 성격이론 등 치유과정에 대한 면밀한 관찰과 그에 수반된 구체적인 기법을 엄격하게 논리적으로 체계화시켰다.

① 치료적 개입이 내담자에게 미치는 영향

② 치료의 진행과정

③ 치료자와 내담자의 관계에 대하여 신중하고 자세한 관찰과 연구를 게을리 하지 않았다.

프로이드의 이러한 연구 태도는 오늘날에도 후진들에게 귀감이 되고 있다. 그의 치료기법에 관하여는 상대적으로 허용적이었고, 그의 제자들이 새로운 시도를 하는 것에 관심이 많았다. 정신분석학이 완성된 것이라면 이미 정신분석학이 아니라고도 할 수 있다. 그러나 Freud 자신도 그 당시의 시대적 그늘의 영향을 받아 성 충동을 일방적으로 강조하였고, 1920년대에는 죽음의 추동을 그의 이론체계에 새로이 도입하여 오늘날까지도 정신분석학 내에서 비판을 받고 있는 사건이기도 하다.

그의 이론은 인간을 자연과학적으로만 고찰하려는 듯한 극히 물리적이고 기계적인 개념들 때문에 공감하기 어려운 면이 있는가 하면, 인간의 영혼(Seele)이라는 말이 시사하듯이 인간 존재의 전인적 이해가 넘쳐흐르기도 한다.

그러나 Freud는 정신분석학이 자연과학적 완벽성을 가질 수 없다는 것을 너무나 잘 알고 있었다. 예를 들면, 그는 추동이론을 우리들의 신화라고 하였다. 그는 또한 치료기법에 대해서도 끝까지 회의적이었다. 예를 들면 1913년에는 외상적 사건은 아는 것만으로는 치유가 되지 않는다고 하였고, 1914년에는 저항을 지적하는 것만으로는 불충분하며 훈습을 하여야 한다고 하였다. 1936년에는 훈습을 하여 비록 저항에 대한 통찰에 이른다 하더라도 항상 치유가 되는 것은 아니라고 밝히고 있다. Freud의 천재성은 그의 완벽한 이론에 있기보다는 이렇게 글 사이사이까지에 스며있고, 깊고 처절하기까지 한 그의 인간적 성실, 그의 탁월한 직관력과 정확성, 그의 이론이 함축하고 있는 광범위한 가능성 등에 있다고 본다.

정신분석학의 발전과정을 전체적으로 고찰해보면 두 가지 떼어놓을 수 없는 사실을 발견할 수 있다. 그것은 동일성의 강화 또는 심화와 그 활용성의 확대이다. 이는 개인분석 과정이나 집단에서 공통적으로 일어나는 현상이다. 자기를 가눌 수 있는 힘이 강해질수록 융통성과 활력, 자율성 등이 확대된다. 일상생활에서 흔히 관찰할 수 있는 실수, 농담, 익살 혹은 위트, 꿈, 백일몽, 환상 등의 건전한 전인적 이해는 불필요한 긴장을 풀리게 하고 어떤 변화를 가져오기도 한다.

개인분석 과정에서 일어나는 소위 새로 태어나는 듯한 체험 혹은 새로운 시작도 이것이 복합적인 작업을 통한 결과라는 것에 큰 차이는 있으나, 여기서 새로움을 일으키는 것은 무의식적인 체험, 외상, 무의식적인 자기이해 혹은 왜곡과 관계대상, 세계와의 관계 등이 현재의 의식에 수렴 통합되어 심리역동 전반에 변화가 오기 때문이다. 이 변화의 실마리가 되는 것은 결국 현재 나의 상황, 의식구조, 학습, 제반의 관계 체험 등이다. 이것이 자극이 되어 무의식적인 것과 맞물려 뚫릴 때 참다운 변화는 가능해지는 것이라고 볼 수 있다.

이러한 맥락에서 볼 때 시대적 요구와 문제, 그간 많은 발전을 해온 상담 심리학의 눈부신 활약 등도 정신분석학 발전에 촉진적 역할을 한 것임에 틀림이 없을 것이다.

3.2 자아심리학

자아심리학적인 측면은 Freud 당시부터 점차적으로 발전을 해왔다. Ferenczi는 아직 삼원구조 이론이 도입되기도 전인 1913년에(현실 감각의 발달단계) 최초의 자아심리학적인 글을 발표하였다. Freud는 환자의 저항이 의식적이라기보다는 오히려 많은 부분이 무의식적이라는 것을 알게 되면서 1923년에 자아(Ich), 초자아(ber-Ich), 원초아(Es)의 개념을 도입하여 원초아(Es)뿐 아니라 자아(Ich)와 초자아(ber-Ich)도 많은 부분이 무의식적이라는 것을 공식화하였다. Freud**는 자아**(Ich)**를 불안과 갈등의 중심부로 보았다**. 한편으로 현실과 다른 추동 요구와 타결하고 타협하며 적응하는 자아는 기억, 사고, 운동기능 등 제반의 의식기능을 포함하고 방어기제를 활용한다.

Freud는 이 자아의 기능, 즉 이성과 의식의 능력에 상당히 큰 기대를 건 사람이다. 그는 치료 목표를 무의식을 의식화하는 데에 두고, 원초아와 자아, 초자아와 자아를 화해시키는 데에 두었다. 그는 아무래도 선택 능력을 가진 자유로운 인간에 갈등과 좌절을 짊어지고 갈 수 있는 인간의 의지력에 그의 학자적 양심을 건 것 같다. 그러기에 그는 노이로제를 어리석음(Dummheit)이라고 했다. 그러나 우리가 우리 자신을 바라볼 때, 날마다 상담치료 현장에서 우리 내담자를 볼 때 우리가 얼마나 우리 자신을 숨기고 포장하며, 진실을 무서워하는지를 목격하며 Freud의 이러한 인간에의 신뢰가 사뭇 먼 이상으로만 보일 때가 많다.

Anna Freud는 1936년(자아와 방어기제)라는 글을 발표했다. 그녀는 우선적으로 방어의 분석과 이해에 주력해야 함을 밝혔다. 이로서 기존의 원초아-분석에 치중하던 치료기법이 방어기제의 분화된 이해와 분석으로 그 역점을 옮기게 되었다. 방어기제에 대한 이해와 작업을 거치지 않고 유아적 소망 등을 해석하는 것은 오히려 저항을 더 크게 할 수 있고, 많아야 지적인 호응을 얻을 수 있을 뿐이라고 하였다.

1939년 헤이즈 하트만이(자아심리학과 적응문제)를 발표하면서 현재의 자아심리학이 시작되었다고 볼 수 있다. 하트만(Hartmann)은 자아에 갈등과 무관한 차원이 있음을 밝히고, 이것이 이차적으로 갈등화 될 수 있다고 보았다. 그가 생물학적 자아 자율성을 주장함으로써 새로운 발달 이론, 즉 심리적 발달이론을 능가하는 발달이론이 필요하게 되었다. 이미 40년대에 활발해진 아이와 어머니의 상호관계 관찰 연구는 이러한 자아심리학 발전의 영향이 큰 것으로 볼 수 있다.

자아심리학은

① 자아발달의 정확한 인식으로 인해 발달장애에 대한 더욱 정확한 진단과 개입을 가능하게 했다. 예를 들면 외디푸스 단계로부터의 퇴행인지 혹은 초기장애냐 하는 문제가 좀 더 확실히 부각되고, 이에 걸 맞는 치료기법을 강구하게 되었다.

② 심리적 발달과 자아발달, 각각의 자아기능들이 똑같은 단계로 평행해서 발달하지 않을 수 있다는 것이 확실하게 되었다. 예를 들면 경계선적 성격장애를 가진 내담자들 중에는 탁월한 자아기능을 발휘하여 중요한 사회계층에서 일하고 있는 이들이 많다.

③ 자아심리학의 지향적 분석가들은 내담자의 자율성을 강화하는데 특별한 관심이 있다. 내담자들이 스스로 해석할 수 있도록 유도하며, 분석가는 해석 대신 질문 형식을 취하는 것이 좋다고 한다. 분석가는 이런 방법으로 자신의 나르시시즘에서 벗어나야 한다는 것이다.

④ 심한 초기 발달장애를 가진 내담자에게는 그가 도달한 최고의 자아발달 단계를 강화하는 기법을 사용하여야 하며, 경우에 따라서는 방어기제까지도 보강하여야 한다는 것이다.

그러나 자아심리학이 과도하게 혹은 일방적으로 자아 기능을 중시하는 경향 때문에 저항, 전이, 역전이 현상 등 무의식적 과정을 등한히 할 위험이 있다는 것은 주목할 만한 일이다.

3.3 신생아 유아의 직접적 관찰

신생아의 직접적 관찰은 가장 최근의 연구 경향이다. 주로 정신 분석가는 아니지만 정신분석학 지향적인 소위 'baby watcher'로 불리는 연구가들은 신생아와 어머니 혹은 양육자의 상호관계를 미세 분석한다. 이들은 1초도 안 되는 시간에 일어나는 상호적, 동시적 행동변화를 관찰한다고 한다.

이 연구가들은 정신분석학의 발달이론, 특히 생후 18개월 동안에 일어난 여러 심리적 과정에 대한 재구성에 대하여 의문을 제기한다. 이 연구가들은 신생아의 놀랄만한 능동성과 소통능력, 지각의 전체성, 학습의욕을 역설하고, 정동(Affekt)을 비교적 자율적인 행동의 통제체계로 본다. 이들은 신생아의 원초적 나르시시즘, 정상적 자폐상태, 구강기적 파괴성, 원초적 분열 등의 이론이 부당하다고 주장한다.

Freud의 원초적 나르시시즘 이론은 이미 Freud 생존 당시 그와 26년 이상의 우정을 지켜왔던 S. Ferenczi(1873~1933)의 창의적인 치료적 실험을 통해 반박을 받은 바 있다. Ferenczi는 비록 행동의 미세분석을 통한 결론은 아니었지만 외상은 성적 유혹에서라기보다 어린이와 부모, 성인, 환경간의 소통장애의 표현으로 보았다. 그의 선구자적 업적에 대하여 여기서 길게 언급할 수는 없지만, 그는 외디푸스 갈등 이전의 초기 장애에 관한 연구와 대상관계 이론의 기틀을 닦았고, 현재 제기되고 있는 여러 가지 치료적 문제에 대하여 이미 의미 있는 논의를 한 바 있다. 그의 제자 M. Balint는 Ferenczi의 견해를 창의적으로 수정 보완하였다.

대상관계라는 개념을 정착시킨 사람으로 알려지고 있는 W. D. Fairbairn(1952)은 인간은 태어날 때부터 관계 대상을 찾고 있다고 했다. 그리고 이미 1935년부터 정신분석학 전문지에 신생아 유아의 발달에 대하여 연구 발표를 한 R. A. Spitz는 아이와 어머니의 관계에 대하여 지속적인 연구를 하였다. 그는 필름과 테스트의 연구 방법을 사용하여 일반 발달심리학과 정신분석학을 연결시켰다고 볼 수 있으며, 그의 많은 경험적 연구들은 정신분석학에서 고전적 가치가 있다고 본다.

이 외에도 D. W. Winnicott, M. Mahler는 현대의 유아 연구가로서 주목받는 정신분석가들이다.

현재 신생아 연구가들의 연구 결과는 인간의 본래적 적극성, 전체성, 상호관계성, 긍정적 학습의욕 등에 대한 연구를 가속화하는 데에 지대한 자극을 줄 것으로 보인다. 특히 상담 치료과정에 영향을 끼치는 인간 분석가의 제반 변인을 어떻게 학문적으로 연구하고 활용하느냐 하는 문제는 전이, 역전이 연구를 통해 지속적으로 연구되어온 것은 사실이나 더욱더 관심의 초점이 되고 있는 것 같다. 이는 1983년 Madrid에서 열린 국제 정신분석학회 주제가(작업 중의 정신분석가)라는 것으로도 잘 표현되고 있다. 그러나 이러한 미세분석 방식의 연구와 그 결과는 정신분석적으로 볼 때 응용의 한계가 뚜렷하다.

1) 미세 분석 방식

① 특정한 상황에서
② 관찰할 수 있는 상호행위를 포착한다.

이들도 상호관계 능력 등에 대하여 가정적으로 유추한다는 점에서는 별로 새로울 것이 없다. 그러나 해석과 재구성의 저변에 깔려 있는 발달 이론은 지속적으로 논란의 대상이 되어 왔는데, 이는 계속 연구되어야 할 중요한 과제로 보았다.

2) 해석과 재구성

① 치료 실제에서 심층 해석적인 방법으로 얻어지는 내적 경험세계가 어린 시절의 관찰 가능한 행위나 사건이 치료적 필요충분조건이 없다는 것이다. 즉, 지금, 여기에서 일어나는 전이현상과 그때 거기에서 있었던 일들이 동일하거나 평행적이어야 하는 것은 아닌 것이다.

② 인간의 무의식적 표상, 상상, 환상 등이 인간 행동과 정서와 인지 활동에 지대한 영향을 끼친다는 것이다.

③ 신생아가 자신이 어떻게 그 객관적 상황을 주관적으로 체험하는지에 대하여는 아무런 얘기도 해주지 않기 때문에 이 문제가 완전하게 해결될 전망은 아직 요원한 것으로 보인다.

R. Spitz와 그의 제자들, M. Mahler, D. W. Winnicott, J. Bowlby와 현재의 신생아 연구가들은 실제로 신생아와 유아 연구를 함으로써 정신분석적 발달 이론에 있어서 어머니와 어린아이의 정서적, 인지적, 행동적 상호관계의 중요성을 도입하는 데 기여했다.

3) 신생아의 자폐상태

① 어머니와 아이와의 분리 상태

② 원초적인 주체간의 상호관계에 역점을 두는 쪽으로 이끌어 갔다.

Freud 자신도 원초적 나르시시즘과 상쾌, 불쾌 원칙과 현실 원칙에 관한 이론을 픽션이라고 하였으며, 이러한 이론은 오직 어머니의 배려를 전제로 한 것이라는 점을 강조한 바 있다.

3.4 대상관계 이론

대상관계라는 개념은 이미 Freud가 썼으나 이것을 일반 이론에 체계화하지는 않았다. 유기체를 한 소외된 상태로 보지 않고 환경과의 상호작용 속에서 연구하려는 1930년대의 일반적 추세에 따라 정신분석학 내에서도 차츰 그에 대한 관심이 높아 갔다. M. Balint(1935, 1949, 1952)는 일찍이 대상관계 발달에 관심이 많았고, 정신분석학 치료 실제가 상호 소통과 인간 대 인간 관계에 기인한다는 데 비해 정신분석학 일반 개념들이 한 사람 심리학의 성격을 가지고 있다고 지적했다.

R. Spitz(1967)도 Freud가(성 이론에 대한 세 가지 논의, 1905)에서만 어머니와 아이의 상호관계에 대한 언급을 했고, 리비도적 대상은 오직 주체의 입장에서만 다루

고 있음을 비판했다. M. Klein과 W. D. Fairbairn도 이 이론이 정착되기까지 커다란 역할을 했다. W. Mertens(1990)는 이 이론이 정착된 시기를 1950년 H. Hartmann이 자아(Ich)와 자기(Selbst)를 구별한 때로 본다. 1964년 Edith Jacobson이 자기와 대상들의 세계를 발표하면서 구조적인 측면과 발달 심리학적인 연구가 속속 서로 연결되었다. O. Kernberg는 그의 경계선적 장애 연구에 이 이론을 적용하고, 이를 현대 정신분석에 수렴시키는 데 커다란 공헌을 하고 있다.

정신분석적 개념으로의 대상관계란 실제적 관계와는 구별된다. 자신의 성격 특성을 가지고 태어나는 각각의 개인은 그의 발달과정에서 주요 대상과 환경과의 관계에서 성장한다. 여기서 내재화(Internalisierung)와 외재화(Externalisierung)의 과정이 일어난다. 이 과정을 체험하는 주체(Subjekt)는 이 체험의 현실적, 상상적 내용을 심리내적인 표상으로 변화시키며, 이는 심리내적인 조절작용을 하게 된다. 다시 말하면 인간에게는 자기표상(Selbstrepr sentanz)과 대상표상(Objektrepr sentanz)이 형성되고, 이 둘 간에는 어떤 관계가 형성된다. 이 표상들은 발달과정에서 수정되거나 부분적으로 억압되어 무의식적인 소망으로 머물게 된다. 이것은 전이(bertragung) 현상을 일으키는 주요한 요인이 된다.

1) 대상 정신 분석학

① 주체(Subjekt)가 자기 소망에 따라 일방적으로만 객체(Objekt)를 구성하리라는 이론적 왜곡을 극복하는 데에 있다.

② 구조 이론과 외디푸스 콤플렉스, 가부장적 이론 체계가 모성적 특성을 받쳐주고, 안아주고, 쓰다듬어 주고, 얼러주고, 진정시켜 주는 등의 개입으로 보완되었다는 사실이다.

2) 현재 정신분석 이론과 치료기법

① 환경의 영향

② 내적 대상의 환상적, 상상적 특성

③ 추동의 역할 중 어디에 더 비중을 두느냐에 따라 각기 차이를 보이고 있다.

M. Klein의 신생아의 선천적 파괴성의 조절에 관한 이론 저변에는 Freud의 죽음의 추동이 깔려 있다. 신생아는 자신의 파괴적 성향을 분리하여 어머니의(한 가슴)에 투사하고, 추적당하는 것으로 지각, 편집증적 불안을 갖는다. 그리하여 우선 자기 폐쇄적 · 편집증적 입장을 취하고, 후에 우울증적 입장에서 상상적으로 잘못한 것을 다시 잘 개선하려고 하는 시도를 보인다고 한다.

이러한 과정은 생후 몇 달간 어머니의 행동과는 무관하게 환상적, 상상적 차원에서 모든 신생아에게서 일어난다고 한다. 투사적, 내사적 동일시는 일생 동안 지속되며 모든 인간관계, 집단관계를 이끌어가는 내용이 된다. Klein의 미성숙기의 방어기제, 분열에 관한 이론은 현재 정신분석 치료에 지대한 영향을 끼치고 있다. 특히 투사적 동일시에 대하여는 Klein파가 아닌 미국인 T. H. Ogden에 의해 더욱 깊이 연구되어 커다란 도움이 되고 있다.

D. W. Winnicott는 Klein으로부터 영향을 받았으나 환경과 모성적 역할에 더 역점을 두고 있다. 그는 Freud 이론에 잠재되어 있는 관계적 측면을 지적하고 성장 촉진적 환경, 모성적 염려, 어머니와 신생아의 단일성, 과도기적 대상, 충분히 좋은 어머니, 진정한 자기와 잘못된 자기의 구분 등을 통해 Bion의 간직하기(containing)와 더불어 초기 장애의 이해와 치료 기법에 커다란 기여를 하고 있다.

M. Balint의 기초 장애와 원초적 사랑에 대한 이론과 퇴행(regression)의 치료적 활용에 관한 연구는 그의 S. Ferenczi 이론의 정리와 더불어 현대 정신분석학에 큰 업적을 남겼다. Balint는 신생아가 나름대로 관계를 통해 상대방을 사랑하려 한다고 주장하고, 이 관계의 조화가 극적으로 나쁠 때 기초 장애가 일어나며, 이는 퇴행을 통해서 치유가 가능하고, 치료가 성공적일수록 피분석자는 현실에서 일어나는 사실을 있는 그대로 받아들이게 된다.

대상관계 이론의 발전에 의해 상담 치료실제에서는 대상관계 발달과 자아 기능에 대한 인식이 깊어가게 되었고, 피분석자 혹은 내담자의 대상관계 발달의 수준, 그 분화 정도, 현실검증 능력 수준, 신호불안의 적절한 활용 정도, 정동의 분화 정도 등을 진단할 수 있게 되면서 차츰 치료적 분석이 가능한 내담자 층이 확대되게 되었다. 근 50년의 세월을 거쳐 정신분석학 상담 치료 실제에 중추를 이루고 있는 관계의 측면이 우여곡절 끝에 정신분석학의 전반적 이론에 수렴되게 되었다.

3) 역동적인 추동 발달과 외디푸스 갈등 연구과제

① 상호관계와 그 내재화의 관계로는 아이와 부모와의 관계를 어떻게 내적 체험세계에 내재화 되는가 대상관계는 실제로 있었던 상호관계나 외상적 사건과 어떤 관계에 있는가.

② 어떤 대상관계 차원들이 구별되는가.

③ 어떤 자아기능(지각, 사고, 현실검증, 정동분화 등)들이 대상관계의 의존변인으로 발달하는가.

④ 어떤 이유로 아이는 어떤 발달단계를 극복하지 못하는가, 왜 나중에 분석가의 어떤 기능을 내재화할 수 없는 것인가 등이다.

이 이론의 위험은 개인의 환경과의 현실적 관계에만 몰두하고 환상, 상상의 차원이 현실 파악과 행동을 변화시킬 수 있다는 사실을 등한히 할 수 있다는 것이다. 초기 장애 내담자를 치료할 때도 직접적으로 모성적이 되라는 것이 아니다. 치료자는 자기에게 어떤 역할이 부과되고 있는지를 의식화하고 이를 공감적으로 해석하여야 한다. 어떤 역할에서든 맹목적으로 그리고 완전히 휘말려 들면 치료는 막다른 골목에 이르고 침체상태에 들어가게 된다.

충족할 수 없고 채울 수 없는 요구를 채워주는 것이 분석의 목적이 아니라 유아적 소망을 점차적으로 포기하고 공감적인 치료자 곁에서 현실에 맞는 발달과 성숙 과제를 풀어나가고 그것을 성취하는 데에 그 목적이 있다.

3.5 Kohut의 자기 심리학

1966년대부터 20여 년간 H. Kohut는 정신분석학의 추동이론과 자아심리학의 이론적 한계를 증명하고자 노력하였다. 이 자기 심리학 이론의 기저에는 Freud의 나르시시즘(Narzi mus) 이론이 있다.

자기체계는 자기 체험과 자기가치 감정을 조절하며, 자기의 응집력과 생명력 그리고 기능적 조화의 상태를 지향한다. 이 이론에 의하면 악은 원초적 힘이 아니며 선천적인 나르시스적 요구가 문제가 된다. 인간은 태어날 때부터 공감적 배려를 필요로 하고 감탄 받고 싶어 하며 부모를 이상화하고자 한다. 이 요구는 결코 충분히 채워질 수 없으므로 이 이론은 근본적으로 비극적인 인간상을 그리고 있다. 그러나 자기 아이러니를 겸비한 유모어의 부드러움이 있는 이론이기도 하다. 이 이론에 따르면 초기의 비극이 너무 비극적이 아닐 때 사랑의 반영 속에서 자신을 발견하게 되고, 외디푸스적인 죄책감을 피할 수 있다고 한다.

Kohut는 외디푸스(dipus)적 인간, 죄책감에 고통 받는 인간, 그의 내적 갈등 모두를 초기 나르시스적 장애의 소산으로 본다. 이 이론은 Kohut가 처음에는 나르시스적 장애에만 적용했으나 차츰 일반화하였기 때문에 현재는 거의 비정신 분석적인 이론이 되어 가고 있는 추세에 있다. 이 이론은 거의 모든 장애를 부모의 공감 결핍으로 환원시켜 인간 이해를 단순화하고 있다. 결핍 심리학이 갈등 심리학을 흡수해 버린 격이 되었다. 이 이론의 공감적 기법은 자기를 희생양이라고 지각하는 내담자의 모든 무의식적 갈등을 외면하고, 자기 연민적 반응을 무조건적으로 강화하는 큰 잘못을 범할 수 있다는 등의 비판의 소리가 높다.

그러나 치료자의 자기 대상적 역할은 오늘날 치료, 상담 실제에서 커다란 자극이 되고 있다. F. Morgenthaler나 S. Mentzos 같은 저자들은 이 이론을 정신분석학 이론에 극히 유용하게 수렴시키고 있다. 그리고 유아의 발달 과정에서 안정과 인정을 중재하고 주선하며, 그의 정동을 유효화 하고 그의 모든 표현과 성취에 공감적으로 참여하며, 동반하는 부모의 역할은 충분히 강조되어야 할 것이다. 시끄럽고 요란스러운 증상을 나타내는 히스테리 환자의 수는 점점 줄어들고, 현재에는 정상인의 갈등 해소 문제, 사회적 관계를 통한 신경증적인 해결 시도, 복합적인 성격장애, 구조적 결핍 등 복합적이고 일상생활에 뿌리박고 있는 문제 등이 대두되고 있다.

신경증, 노이로제는 정신 병리적으로 나 아닌 다른 사람에게만 적용되는 현상이 아니다. 신경증은 나름대로 한 개인의 특수한 생활조건 하에서의 어쩔 수 없었던 최상의 해결에 대한 시도이며, 자아의 성취이다. 자신이 가장 정상이라고 생각하는 사람이 무의식화한 문제를 더욱 많이 지니고 있을 수 있다.

Freud의 추동 이론은 자연과학적 모델에 따라 유아의 상상적 소망과 심리적 내적 갈등을 중심으로 하여 구축된 것이다. 따라서 외디푸스 갈등의 의미는 상대화되고 그 이전의 초기 발달과 장애에 그 의미의 비중이 가중되고 있다. 대체로 추동 이론, 리비도 이론, 삼원구조(자아, 초자아, 원초아) 이론, 심리내적 한 사람 중심적 견해의 한계를 극복하려는 노력이 연구의 중추를 이루고 있는 것으로 보인다. 이와 더불어 치료, 상담 현장의 실제적 문제로 나르시스적 성격장애, 경계선적 증후군, 성격장애 등에 대처하는 기법의 이론적 발전이 활발하게 일어나고 있다.

3.6 정신분석치료 단계별 진행(정신분석학적)

정신분석은 무엇보다도 우리가 일상생활에서 미처 의식하지 못하는 무의식적인 삶의 내용과 힘을 의식에 통합함으로써 좀 더 전인적이면서도 자유롭고 뿌리 깊은 삶을 영위하고, 건강과 성장을 도모할 수 있다는 것을 전제로 한다. 이러한 작업은 특정한 사람에게나 어떤 일정한 기간에만 적용되는 것이 아니라 원칙적으로 어느 누구나 사는 동안 끊임없이 개인의 성장 수단으로 이용할 수 있는 결코 쉽지는 않으나 정성어린 삶에의 응답이라 할 수 있다.

이러한 커다란 맥락 속에서 정신분석의 심리 치료적 역할과 기능은 중심적 위치를 차지한다. 정신분석은 원래 심리 치료적 과제에 당착하여 그것을 해결하려는 노력 속에서 Sigmund Freud에 의해 19세기 말 오스트리아의 수도 비인에서 시작되었다. 정신 분석가는 오늘날의 모든 과학적 발전에도 불구하고 어엿한 신비로 남아있는 인간의 치료를 통해 새로운 치료기법과 이론이 기존의 이론체계에 수렴될 수 있도록 연구를 거듭해야 한다. 이론적 배경이 없으면 길을 잃을 것이며, 이론에 사람을 맞추려고 하면 치료가 아니라 인간조작에 그칠 수 있을 것이다. 그러므로 이론과 치료실제는 끝없는 변증법적 발전과정 속에 살아 있는 것이어야 한다.

개인 분석과정의 초기단계는 다른 심리치료에서와 마찬가지로 그 전체적 치료과정의 맥락 속에서만 이해될 수 있다.

3.7 초기단계의 의미와 과제

시작이 반이라는 우리 속담이 있고, 끝이 좋으면 모든 것이 좋다는 독일 속담이 있다. 치료 초기는 낯선 두 사람이 어떤 방법으로 어떤 분위기 속에서 긴 길이든 짧은 길이든 함께 협조해 갈 수 있는지를 가늠하는 출발점이다. 이 장면들은 마치 교향곡의 제1장이나 오페라의 서곡, 영화의 초반부처럼 영혼의 여정을 출발할 때의 설레임, 불안, 방어, 저항, 그 뒤의 압축된 삶의 소리를 포착하고 분위기를 조성해 가며, 장면을 전개해 가고 얘기를 끌어가는 단계이다.

초기단계는 대체로 환자가 어떤 문제(의식적, 무의식적)로 어떤 길을 통해 치료자에게 왔는지를 파악하고 치료의 가능성, 쌍방의 작업의지 등을 결정, 치료계획을 하는 첫 면접, 그 첫 면접 후 쌍방의 약속이 있게 되며, 그 약속 하에 치료의 탄탄한 틀 속으로 들어온 것까지를 가리킨다고 하겠다. 그 길이와 깊이와 폭은 치료계획에 따라 다르고, 환자의 내적인 능력, 요구, 문제의 복잡성뿐만 아니라 환자와 치료자와의 치유적 만남의 가능성과도 지대한 관련이 있다.

엄격한 의미에서 정신분석 치료는 처음부터 끝까지 진단과 치료의 연속이라고 볼 수 있다. 진단과 치료는 이미 치료시작 과정에서 얻어지는 정보를 소화하는 쌍방의 정성어린 작업에서부터 출발된다. 초기 면접의 진단적, 치료적, 예후적 의미는 치료계획을 위해서 뿐 아니라 분석가와 피분석자의 만남이 의식적이고 현실적인 차원에서 결탁하면서 무의식적인 인간관계 속으로 들어가는 관문을 열게 할 수 있으므로 치료과정의 전체 흐름을 좌우할 수 있는 매우 중요한 절차이다.

첫 면접 이후에 쌍방은 함께 일할 것인지의 여부를 자유롭게 결정할 여유를 가져야 한다. 진단과 예후가 밝혀져 치료계획이 세워지고, 쌍방이 함께 일할 의도가 확고하면 분석가는 첫 면접에서 이미 부분적으로 자연스럽게 이끌어간 기본적인 규칙에 대해 반드시 언급하여야 한다. Freud는 치료규칙을 서양 장기놀이의 규칙에 비교하곤 했다. 이 규칙이 끝없이 많은 상황을 유발시킨다. 그는 규칙이 치료과정을 경직시키지 않는 한도 내에서의 권고로서 이해되기를 바랐다.

영혼의 제반 움직임의 입체성과 풍부하고 결정적인 요인들은 기법의 기술화에 저항하며, 때로는 평상시의 옳은 방법을 무효하게 하고 오히려 잘못된 기법이 목표로 이끌어 가게도 허락한다는 것이다.

피분석자를 위한 중요한 기본 규칙으로는 자유연상이 있고, 이 외에도 분석시간을 지키는 일, 치료비에 대한 것, 분석기간 중의 행동 통제에 관한 것 등이 있다. 특히 자유연상, 즉 어떤 생각, 감정, 기억, 상상이든 그것이 애써 생각한 것이든 저절로 떠오른 것이든 가리지 않고 정직하게 표현 전달하라는 지시는 그것이 어떻게 전달되는지에 따라 다른 영향을 끼칠 수 있고, 오히려 자유연상을 방해할 수도 있기 때문에 치료자는 민감하게 관찰하면서 조심하여야 한다.

분석가 자신은 우선 절제의 규칙과 잔잔히 떠있는 주의력에 대한 이해와 훈련이 되어 있어야 한다. 이 외에도 기법과 관련된 수많은 규칙이 있다. 프랑크푸르트에 있는 Sigmund-Freud-Institute의 연구에 의하면 Freud 자신이 추천한 것만 해도 무려 249가지이며, 11범주로 정리되고 있다(Koehler - Weiser 1978). 이는 분석상황이 그만큼 다양함을 명시하며, 분석가의 깊고 폭넓은 이해와 융통성 있고, 예리한 상황판단이 요구됨을 의미한다.

치료는 주로 현재, 여기, 의식에 가까운 것으로부터 현재 삶의 장에서의 자신의 좌표, 참다운 능력, 불안, 고통, 문제, 저항, 방어 등으로 시작된다. 이것은 무의식적인 내용과 맥락이 맺어지면서 더욱 새로운 깨달음으로 체험될 수 있다. 이때에 처음으로 꾼 꿈이라든가, 이에 상당한 체험의 자료들은 전체 치료의 맥락과 흐름을 이해하는 데에 커다란 의미를 가질 수 있다.

여기서 잊지 말아야 할 것은 분석가와 피분석자의 실제적이고 현실적인 인간관계의 신뢰성과 진실성의 토대 위에서만 모든 저항, 전이, 꿈의 해석 등이 효과적으로 치료에 적용될 수 있다는 점이다. 분석가의 인격, 구조화의 능력, 어떻게 어느 때에 어떤 해석을 하느냐에 따라 이 관계 형성에 영향을 줄 수 있다. 모든 기법들은 피분석자가 지금까지 정확히 지각하지 못했고, 연관성이 있는 것으로 보지 못한 새로운 사실들을 전인적 체험을 통해 깨달아 자신의 유기체적 심리조절 기능에 통합되게 기여함으로써만이 진정한 기능을 발휘할 수 있다. 흔히 초기에 일어나는 긍정적인 인간관계는 계속 성실하게 키워나가는 것이 바람직하다. 분석가가 자기만족에 빠지거나 걸림돌이 되어 치료 진행에 큰 문제를 일으킬 수 있다.

3.8 첫 대면

Agelander(1970)는 면접의 자료를 객관적, 주관적, 상황적 혹은 장면적 정보로 분류하고 있다. 객관적 정보는 객관적 검증이 가능한 개인적 진술, 개인사적 사실들, 신체적 특징 등에 대한 자료이다. 주관적 정보는 내담자 자신이 객관적 정보나 자신의 내적·외적 상황과 사건에 부과시키는 그의 개인적 의미를 이해함으로써 얻어진다. 장면적 정보는 환자의 모든 상황적 체험, 감정, 과정적인 변화의 기복을 포함한다. 분석가가 이 정보를 파악하고 정리할 수 있기 위해서는 무의식적 관계의 장에 참여할 수 있어야 하고, 이차적으로는 주관적 정보와 연결시켜야 한다.

치료의 실재에 있어서는 이 세 가지 정보가 입체적으로 긴밀한 관계에 있기 때문에 따로따로 분리하기는 어렵지만, 이러한 분류는 교육적인 의미가 있다. 이러한 관련성을 정확히 파악하고 적시적소에 알맞은 언어로 전달하여 확인하는 분석가의 능력은 전문적인 훈련을 통하여 익혀지는 것이다.

치료적 진단적 장면에서 한 인간을 이해하려는 치료자의 자세는 일상생활에서는 달리 환자를 향해 비워진 상태가 된다. 이 상태에서는 환자가 누르는 초인종 소리 하나에서도 이미 많은 가설적 정보를 얻게 될 수도 있다. 첫 대면의 모습, 어떻게 걸어오는지, 어떻게 인사를 하는지, 어떻게 앉는지, 무슨 말을 어떻게 시작하는지에 따라 많은 것이 전해질 수 있다.

흔히 초보자들이 하듯이 꼬치꼬치 물어 얻어지는 것만이 정확한 정보가 아니다. 자발적인 진술에 우선 발맞추어 가면서 다른 객관적, 주관적, 장면적 정보와 연결 통합하여 무엇보다도 먼저 의식적, 무의식적 치료 동기와 관계형성 능력, 통찰력, 변화능력 등을 진단함과 동시에 그 잠재적인 능력을 활성화할 수 있는 계기가 될 수 있도록 첫 면접을 이끌어 가는 것이 중요하다.

우선 한 환자가 치료자에게 오기까지에는 여러 길이 있을 것이다. 주위에서 사정사정하여 오는 사람, 급하여 점쟁이, 한약방, 내과, 정신과를 거쳐 오는 사람, 누구도 몰래 비밀로 오는 사람, 전문가 동료에게 의뢰되어 오는 사람, 신경증이나 정신건강에 대해서 많은 이해를 가지고 자발적으로 오는 사람 등 그 길에 따라 첫 대면의 모습은 다양할 것이다.

3.9 제3의 귀

한편의 시를 읽을 때, 귀중한 친구의 짧은 편지를 읽을 때, 우리는 과학자의 자세가 아니라 생활의 예술인으로서 글귀마다, 글 사이사이마다에 담겨 있는 진실을 알아듣는다. 분석가는 예술가적 자질뿐만 아니라 과학적인 명확성도 갖추어야 하므로 그 이상적 기준치에 가까워지기란 그리 쉬운 일이 아닌 것 같다.

Reik는 정신분석적 치료에서의 경청을 제3의 귀라는 말로 표현한다. 이 귀는 두 개의 통로를 통해 듣는다. 한편으로는 내담자가 느끼고 생각은 하지만 말로 표현하지 않는 것을 듣고, 다른 한편으로는 내담자 마음의 내면으로 향해 있어서 평상시에는 의식적인 사고과정의 소음 속에 덮여 좀처럼 잘 들리지 않는 음성을 듣는다. 예리한 상황적 판단과 들리지 않는 것을 듣고 보이지 않는 것을 보는 것은 핵심적 심리역동과 전이현상을 파악하기 위한 중요한 수단이다.

지금 여기의 치료 장면에서 펼쳐지는 의식적 무의식적 교류과정을 전이와 역전이 현상의 이해와 연결시켜 숨겨진 보물이 드러나게 하기 위한 작업에서는 유용한 지침이 된다. 이것은 M. Balint를 중심으로 영국에서 작성되었고, 1950년대 후반에 A. Mitscherlich에 의해 독일에 소개되었다.

1) 내담자와 분석가

(1) 내담자는 분석가를 어떻게 다루는가.

① 이상적인 대상으로, 권위자로, 철없는 친구, 엄마로, 아빠로, 애인으로 어떠한 수준에서 다루는가를 결정한다.

② 이 점에 변화가 있는가, 있다면 어떻게 어떤 방향으로 해야 되는지를 결정한다.

③ 여기서 습관적인 것이 눈에 띄는가.

④ 이 모든 것은 내담자의 현재 문제, 증상 등과 어떤 관계에 있는가를 종합적으로 판단한다.

(2) 분석가는 내담자를 어떻게 다루는가.

① 낯선 사람, 가치 없는 사람, 불쌍한 사람, 버릇없고 못된 사람, 정다운 친구 등에 의해

② 여기에 변화가 있는가, 있다면 어떻게 어떤 방향으로 할 것인가.

③ 이 만남을 흥미 있어 하는가, 지루해 하는가를 판단한다.

④ 뭔가 될 것 같다는 감이 드는가.

⑤ 많은 어려움과 결점을 보면서도 이 사람이 귀중하다는 것을 느끼는가를 판단한다.

이 모든 것은 내담자의 현재 문제, 증상들과 어떤 관계에 있는가를 판단하고, 분석가의 한계는 무엇인지 판단한다.

2) 면접 중 의미 있는 대목들

① 갑자기 불쑥 들어오는 정보, 감정 표시, 실수, 제반 행동 등을 잘 기억해 둔다.

② 유독 빠뜨려진 생활사의 시기를 주의 깊게 주시한다.

③ 드러나게 언급하지 않는 관계 인물들에 주시한다.

④ 그냥 아무 의미 없이 지나치듯 언급하는 옛 기억, 상상, 생각 등을 주시한다.

⑤ 분석가의 해석에 대한 내담자의 반응에 의한 이어지는 새로운 정보, 실마리, 단서 등을 잘 판단한다.

여기서 유의해야 할 것은 분석가가 면접의 흐름을 무리 없이 펼쳐 두고, 이 흐름에 비추어지는 모든 것들을 객관적으로 정리하면서 계속 그 흐름을 이끌어 가는 것이다. 특히 여기에 분석가의 분화된 지각과 자신의 문제를 뒤로 접어 둘 수 있는 여유와 자아분리의 능력이 요구된다.

입체적으로 설명을 하자면, 분석가의 개인적 문제는 무대 뒤에 두고, 내담자를 무조건적으로 받아들일 의지가 배경에 깔리고, 이 무대 위에서는 모든 것이 가능하도록 열어 두면서 분석가는 한편으로 이 무대에 함께 참여하고, 다른 한편으로는 이것의 의미를 포착, 정리하여 해석한다. 이것의 표현 전달방법은 내담자의 현재 통찰의 폭과 깊이에 알맞게 선택되어야 한다. 내용 면에서는 쉽게 받아들여질 수 있는 것보다 조금 더 깊게 하여 체험이 가능한 통찰을 계속 자극할 수 있도록 하고, 될 수 있으면 내담자의 언어에 가깝게 표현하여 전달하는 것이 좋다.

3.10 치료계획

타당성이 있는 치료계획을 세우는 것은 치료자의 의무요 책임이다. 이 뿐만 아니라 보험에서 치료비를 지불하는 독일 같은 나라에서는 각 보험에 의탁된 정신 분석가들이 비밀기호로 전달되는 계획서를 읽고 타당성이 있는 사례에만 치료 허가를 내주기 때문에 실제로 치료를 하는 정신 분석가는 치료계획을 짜는 것에 능숙하게 훈련되어야 한다.

치료계획에는 내담자의 자발적 진술, 사례사, 치료 시작시의 상태 판단, 심리역동, 진단, 치료 종류의 선택과 그 이유, 예후 등이 포함된다. Befund는 예후와 긴밀한 관계에 있고, 내담자의 관계형성 능력, 통찰력, 변화능력, 치료 동기에 대한 분석가의 판단이다. 그리고 내담자의 자발적 진술과 사례사를 장면적 정보와 연결시켜 이해하는 것은 심리역동을 기술하는 데에 필수적인 조건이다. 심리역동이 밝혀지면 진단이 가능해지고, 현실적인 제반 상황을 감안하여 내담자와 함께 치료의 종류를 선택할 수 있다. 심리역동은 내담자의 핵심 문제를 다룬다.

이 문제는 요인이 인지적으로나 감정적으로 미분화된 유아기의 체험에 근거하는지를 밝히는 것으로, 정신분석적 장기치료를 할 것인지를 결정하는 데 중요한 기본조건이 된다. 이러한 가정적 소인은 환자의 현재 생활과 그의 성격, 그의 행동 등에서 이와 맥락이 통하는 유혹적 좌절적 상황(열쇠와 자물쇠 현상)이 좁혀질 때, 그리고 현재의 문제와 증상에서 그 갈등의 해결책이 비효율적으로 모색되고 있음이 확실할 때에야 신빙성이 있다. 이러한 경우에는 현재의 갈등상황, 증상이 유발된 계기가 된 외적 사건과 신경증적인 심리 내적 갈등, 그리고 개인력에서 밝혀진 문제의 소인, 그 문제해결 시도로서의 증상 등이 전체적으로 연결되고 서로 걸맞아야 한다.

예후는 내담자의 지능, 통찰력 동기, 고통으로 인한 내적 압박감, 문제의식, 퇴행능력, 관계형성 능력 등과 지대한 관련이 있다. 그리 나쁘지 않은 예후가 예상될 때, 그리고 내담자와 치료자가 원할 때 분석가는 계획을 작성하여 건강보험에 보내게 된다. 장기치료의 기본조건이 명백할 때, 독일의 건강보험은 현재 160회 이상의 분석시간을 할애한다.

만일 현재의 문제나 증상이 급성적 장애로 간주될 때는 대개 단기치료를 하게 된다. 이 경우에는 현재 생활에 직접적으로 영향을 끼치는 신경증적 갈등을 중심으로 퇴행과정 등을 통제하면서 압축적이고 집중적인 분석을 하게 된다. 독일 건강보험에서는 이러한 정신분석적 단기치료를 위해서 40~50회의 분석시간을 할애한다.

내담자의 과거에 대한 정보도 다른 때와 마찬가지로 객관적, 주관적, 장면적 요소를 포함한다. 이름, 출생지에만도 많은 의미를 부여하는 사람들이 있다. 그 외에도 다음 사항들에 대하여 알아두는 것이 좋다.

① 태아기부터 사춘기까지의 일반적 신체 발달, 현재까지의 신체적 건강상태
② 어린 시절의 가정환경, 분위기, 중요한 관계 대상들에 대한 심리적 사회적 정보
③ 중요한 관계 대상과 내담자와의 관계
④ 현재의 신경증 혹은 정신병적 질환의 요인이 될 수 있는 충격적 상황, 사건
⑤ 학교와 직업생활에 대한 사회적 정보, 인간관계, 성취 사항과 상황, 직업 선택 동기, 직업생활의 변화, 일자리에서의 전형적인 어려움
⑥ 심리성적, 정서적 발달, 연애경험, 성경험, 결혼관계, 자녀수, 내담자의 자녀에 대한 태도, 성과 결혼에 대한 일반적 견해, 어린 시절, 사춘기 그리고 현재의 위기상황 등 끝으로 다시 한 번 강조하고 싶은 것은 치료의 초점이 어디까지나 현재에 있다는 점이다.

우리가 과거를 중요시하는 이유 중의 하나는 현재의 무의식적인 과거적 요인들에 의하여 유아적 소망, 지각방식, 문제 이해와 해결방법 등을 이해하고, 이것을 과거로 해방시킴으로써 좀 더 윤기 있고 생생한 오늘을 살 수 있기 때문이다. 내담자와 치료자와의 첫 대면에서부터 이러한 움직임이 싹틀 수 있으면 좋은 종결이 올 확률도 그만큼 더 클 수 있을 것이다.

3.11 공감의 정신분석적 이해

실제 임상 현장에서 심리치료와 상담을 생업으로 할 때 우리는 비로소 이 직업이 얼마나 인간 삶의 실존을 드러내는 장(場)인지 더 절실히 깨닫게 된다. 심리치료와 상담과정은 원칙적으로 과학적인 기반 위에서 인간적인 만남으로 이끌어가야 한다.

이 문제는 학문과 직업으로서의 심리치료의 타당성과 효율성, 그리고 신뢰도를 가름하는 바로미터가 된다. 이 문제를 실질적으로 해결하기 위해서 우리는 무엇보다도 모든 치유적 개입의 기본 조건처럼 받아들여지면서도 그 정의가 모호한 기본 개념들을 임상장면과 연결하여 정리하고, 이것을 인간발달 과정에서 과학적 접근으로 치밀하게 밝혀야 할 것이다. 그러한 기본 개념 중 하나가 공감이다.

공감은 한 사람이 자기가 아닌 다른 사람과 부분적이고 잠정적으로 동일시하고(identify), **동시에 그로부터 거리를 지킬 수 있으며, 그러면서 이 두 위치를 넘나들 수 있는 능력을 말한다**. 공감은 흔히 동감(sympathy)이나 따뜻함과 같은 뜻으로 오해되기도 하는데, 사실은 그것을 능가하는 복합적 능력이다.

또한 공감은 동일시와 구별되며, 동일시도 매우 복잡한 개념이므로 정확하게 이해되어야 한다. 공감과정에서 분석가는 일시적으로나마 내담자(자기 표상) 뿐만 아니라 대상 표상 편에서 생각하고 느끼면서 스스로 비슷한 경험 차원으로 들어가지만 다시 거리를 지킬 수 있어야 하고, 내담자의 자기 표상과 대상 표상 간의 관계를 조망할 수 있어야 한다. 이렇게 이해된 공감은 깊은 경청의 한 방법이 되며, 내담자에게 새로운 삶의 경험을 끌어내는 원동력이 된다.

3.12 공감의 효율성

Freud는 여러 글에서 공감의 중요성을 강조하고 있다. 공감 없이는 내담자의 무의식적 감정, 사고, 소망 등을 이해하여 무의식적 의미 종합에 이를 수 없으며 **공감을 통해서라야 우리는 나 아닌 다른 영의 내적 삶을 이해할 수 있다고 하였다**. 1950년대 후반부터 정신분석에서는 이 주제에 관한 연구들이 활발해졌는데, 치료적 개입으로써 공감의 효율성에 대해서는 의견이 분분하였다.

예를 들면, 자아심리학자 H. Hartmann (1964)은 공감이 비학문적인 것으로 임상 실제에서는 불필요하다고 하였다. C. Brenner(1968)는 공감을 자유연상을 체계적으로 관찰하고 무의식적 의미맥락을 현재 생활과 연결 지으면서 작업하는 분석적 개입의 하위 개념으로 보았다. 또한 자기심리학 쪽의 F. Basch(1983) 같은 학자는 기본적으로 공감을 통하여 전이현상이 심화될 수 있고, 해석이 효율적일 수 있다는 입장을 주장한다. A. Ornstein(1974)은 공감 자체가 변화의 힘을 가진다고 주장하고 있다. 오늘 날도 정신분석가가 공감적이어야 함은 자명한 사실이다.

그러나 무의식의 현존을 인정하는 정신분석학 입장에서 보면, 우리는 우리 스스로를 깊이 알지 못하고 있기 때문에 나와는 다른 어떤 한 사람을 안다는 것이 얼마나 어렵고 한계가 있는지를 현실적으로 인식하고 받아들여야만 한다. 또한 이러한 공감력을 타당성 있게 잴 수 있는 정확한 범주와 도구가 아직도 충분히 연구되지 않아 정신분석가 훈련생을 선발하는 데에도 실제로 문제가 되기도 한다.

3.13 공감의 발달

정신분석적 발달 이론에서는 "body - self"라든가 "body - empathy"(T. S. Jacobs 1973)와 같은 개념을 통하여 모든 정신적 추상적 기능도 신체에서 시작된다는 것을 시사하고 있다. New York의 정신분석가 Beatrice Beebe는 어머니와 아이의 상호작용(Face to Face interaction)을 필름으로 찍는 등 25년간에 걸친 많은 연구 자료를 제시하였다. 이렇게 엄마와 아기의 상호 관계를 직접적으로 살핀 연구에 따르면, 아기는 3개월이 지나면 1초도 안 되는 시간에 엄마의 얼굴 표정을 읽고 즉시 자기 얼굴을 엄마의 표정에 맞추려한다.

신생아의 이러한 놀라운 능력은 인간의 사회적 역능감(competency)의 잠재력을 증명해 주고 있다. 그러므로 많은 발달 이론가들은 공감의 원천을 공생기까지 거슬러 올라가야 한다고 보지만, 그것은 나르시스적 공감에 가깝다고 할 수 있다. D. H. Buie(1981)는 아이가 자기 자신의 감정과 기분에 비교적 관계없이 상대방(주로 엄마)의 정동을 알 수 있으려면 대개 14～18개월은 되어야 한다고 본다. 이미 1940년대부터 M. Mahler 등 정신 분석가들이 신생아와 아동 발달 연구를 해왔다. 그러나 인간관계에서 일어나는 정동의 상호조율에 관한 경험 연구는 아직도 시작에 불과하다고 볼 수 있다.

위에서 말한 것처럼 어른이 아이의 기질이나 정동, 소망 등을 이해하고 맞추어 줄 뿐만 아니라 아이도 어른의 기분이나 정동에 자신을 맞춘다. 아이들은 대상 상실이나 사랑을 받지 못할 거라는 위협이 클 때(그것이 비록 아주 주관적인 성격을 Elf지라도) 자신의 공감력과 공감에 대한 요구를 과도하게 발달시키거나 나르시스적인 철회 또는 거대 환상을 강화하면서 자기 방어를 하게 된다.

생후 초기에 양육자들이 맡은 중요한 과제 중의 하나는 아이가 쾌적한 상호관계 속에서 자기 자신을 잘 조절하고 성장하며, 자기 표현을 편안하게 할 수 있도록 어른이 좋은 인간적 환경이 되는 것이다. 쾌적한 상호관계는 꼭 상대방을 다 알아야만 되는 것은 아니다. 정동의 상호 조율 같은 현상도 무엇을 구체적으로 꼬치꼬치 인지적으로 많이 알아가는 작업이 아니고 상호간에 서로 통할 수 있다는 전인적 통감이 일게 하는 과정이다.

현대 역학 연구에서 초기 장애가 많이 발견되고 있다. 초기 장애에서는 정동 내지 충동 조절의 어려움, 심리 신체장애, 나르시스적 성격 장애, 경선적 장애 등이 있다. 이들 장애를 가진 사람들의 심리와 내적 현실에서는 원초적으로 왜곡된 자기 표상과 대상 표상이 발견되고 있다. 아주 특기할 사실은 이들이 그들의 고뇌를 비언어적이고 1차 과정적인 방법으로 소통하는 것이 우세하다는 것이다. Spitz(1965)에 의하면 신생아는 자신에게 일어나는 균형, 안정, 긴장, 리듬 등의 사실을 운동감각적으로 지각한다.

G. Benedetti(1983)는 치료자가 정신병자와 치료적 접촉을 하려면 환자가 치료자에게 유발시키는 신체감각을 치료자 스스로가 지각할 수 있어야 한다고 했다. 그러므로 현대의 유능한 치료자는 양질의 퇴행을 통해 심화된 공감력을 발휘할 수 있어야 한다.

3.14 공감장애

공감장애가 치료 현장에서 일어나는 경우를 간단히 살펴보면, 치료자가 잠정적인 동일시 대신에 너무 강하게 내담자와 동일시 할 때 일어나는데, 이때 치료자는 거리감을 잃고 자신의 갈등이나 문제를 내담자와 동일시하면서 무의식적으로 해소하려 하는 과오를 범할 수 있다.

(1) 치료자가 내담자와 너무 약하게 동일시 할 때 생기는데, 이때는 인지적, 지적으로 내담자의 문제를 잘 이해하지만 마음속 깊은 참여를 피하기 때문에 치료자의 해석이 이론적이 되거나 얕게 되며, 내담자의 통찰도 그것에 걸맞게 피상적이 된다.

(2) 치료자가 내담자와 동일시하는 과정에서 너무 경직되게 내담자의 자기 표상 혹은 대상 표상의 한편에서만 작업을 할 때 일어난다. 이 경우 내담자의 인간관계에 대한 조망이 어려워져서 내담자의 경직된 신경증적 경향이 더 강화될 수 있다

(3) 치료자 자신의 내담자에 대한 무의식적 전이현상을 모르고 지나칠 때 치료자가 공감 장애를 일으킬 수 있다.

(4) 치료자가 일시적이고 잠정적인 퇴행에 대해서 불안을 느낄 때, 또 전적으로 퇴행 능력이 부족할 때 공감장애가 생긴다.

공감장애는 내담자의 방어 때문에 심하게 일어날 수 있다. 내담자가 치료자를 불신하거나 시기를 느낄 때, 혹은 자기가치 감정에 불안을 느낄 때, 그는 의식적으로 혹은 무의식적으로 이해받지 않으려고 애쓸 수 있다. 옳고 정확한 해석도 통찰로 이끌기 보다는 공격적으로 시기심과 저항을 일으키면서 배제된다.

예를 들면, 나르시스적인 성격 장애의 내담자는 자신의 의식적, 무의식적인 전지전능에 대한 환상 때문에 분석가가 자기에 대하여 자신보다 더 많이 알고 있다는 것을 받아들일 수 없다. 그리고 경계선적 장애를 가진 내담자는 이해받고자 모든 노력을 하다가도 다음 순간에 이 노력의 결과가 나오면 친밀한 관계가 위협이 되기 때문에 그것을 파괴하게 된다. 내적인 위협 때문에 진정한 이해를 피해야 되는 내담자의 어려운 상황은 공감을 극적으로 어렵게 하고 치료자를 무기력하게 만들 수 있다.

이러한 경우는 깊은 사례연구와 인간발달에 대한 과학적 접근을 통해서 극복될 수 있을 뿐이다. 치료자의 공감 내용은 어디까지나 내담자와의 관계에서 얻어지고 또 내담자를 통해서 확인된다. 치료자는 언제나 자기의 공감 현상이 틀릴 수도 있다는 가정을 가지고 일을 해야 할 것이다. 사실 인간은 남이 없다면 자신을 인식할 수도 없으며 또 그렇게 인식한다고 해도 자기 이해에는 분명한 한계가 있다. 그러므로 공감이라는 개념은 아이러니하게 여겨지겠지만 각 개인이 서로 분리된 존재이며, 그래서 더더욱 남을 필요로 하며, 서로를 어느 정도는 이해할 수 있지만 사실은 일심동체에 대한 동경을 안고 인간 실존의 현실을 버티며 살아가야 함을 시사하기도 한다.

제 8 장

뇌를 맑게 해주는 물질

(화학, 물질적 이해)

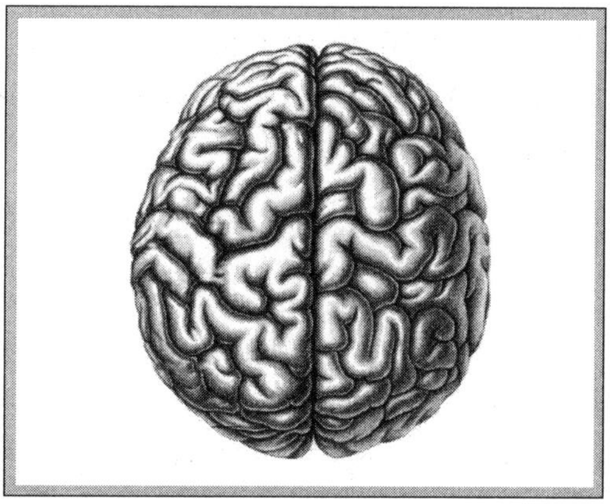

뇌를 맑게 해주는 식품과 차, 음식으로 인해 폐를 끼치고
영향을 주는 메카니즘에 대해 현대인의 뇌를 세척해보자.

1. 뇌를 맑게 해주는 차

1) 오미자차

피로를 풀어주고 머리를 맑게 해주고 단맛, 신맛, 쓴맛, 짠맛, 매운맛 등 다섯 가지 맛을 낸다는 오미자는 예로부터 자양강장제로 많이 써왔으며, 오장육부의 기능을 북돋워 피로를 빨리 풀어주고, 심신을 안정시키며, 뇌력(腦力)과 지력(智力)을 증진시킨다고 보고되었다. 특히 정보를 저장하는 대뇌피질을 맑게 해주기 때문에 집중력뿐만 아니라 사고력과 기억력도 도와주며, 또 뇌파를 자극하는 성분이 있어 졸음을 쫓고 과로와 스트레스로 인한 시력 감퇴, 건망증, 두통에 좋은 차라고 한다.

2) 총명차

머리를 맑게 해주고 총명하게 해준다는 총명탕은 주로 석창포, 원지, 백복신 등의 약재로 구성되는데, 한방에서는 심장을 편안하게 하고 정신적인 스트레스를 풀어주어 뇌가 잘 활동할 수 있는 기틀을 만들어 준다. 총명차는 백복신, 원지, 석창포 등 세 가지 한약재를 20g 정도씩 물 2ℓ에 넣고 약한 불에 40분간 달여서 수시로 마시면 좋다.

3) 청뇌차

맥문동 15g 오미자, 구기자 각각 10g 외 약재를 잘게 찧어서 찻잔을 넣은 다음 끓는 물을 부어서 5분 정도 우러낸 뒤 마신다. 혹은 약재에 물을 붓고 달여서 그 즙을 마시면 된다. 매일 3~4회 정도 차 대신 마시면 좋다.

4) 솔잎차

솔잎차를 마시면 숲에 들어선 듯 상쾌한 향이 느껴지는데, 이는 솔잎에 들어있는 피닌, 캄펜 등 방향물질 때문으로 이 물질이 신경을 안정시켜 편안함을 느끼게 해주며 또한 날씨가 차가워지면 혈압이 올라갈 수 있는데, 솔잎차는 혈관 벽을 튼튼하게 하는 작용을 해 고혈압을 예방한다. 물 3컵에 어린 솔잎 60g을 넣고 녹색에서 황적색으로 변할 즈음 불을 끄고 마시도록 한다.

2. 피를 맑게 하고 뇌를 건강하게(피를 맑게 하는 물질)

(1) 땅콩, 아몬드, 호두 등의 견과류에는 비타민 E 등이 들어 있어 콜레스테롤 수치를 낮춰 준다.

(2) 깨에 있는 세사미놀과 세사민은 강력한 항산화작용으로 깨끗한 혈액과 깨끗한 혈관을 유지하는 데 도움이 된다.

(3) 녹차에 들어 있는 카테킨은 항산화 물질 중 하나로 콜레스테롤 수치를 낮춰주고, 혈전을 예방하는 데 효과가 있다.

(4) 당근, 호박, 토마토 등의 녹황색 채소에는 각종 비타민이 풍부하고, 대표적인 영양성분은 비타민 C, 비타민 E 등이다. 이들은 뛰어난 항산화 성분으

로 깨끗한 혈액, 탄력 있고 생생한 혈관을 유지하는 데 도움이 된다. 또한 피망, 토마토 등에 포함된 피라젠 성분은 혈액이 응고되는 것을 억제시켜 뇌경색, 심근경색 예방에 효과적이다.

(5) 대두에 들어 있는 레시틴, 사포닌, 이소플라본 등은 혈액을 깨끗이 하는데 도움이 된다. 뿐만 아니라 레시틴, 사포닌 등이 혈관에 나쁜 콜레스테롤이 쌓이는 것을 막아 준다.

(6) 등푸른 생선에 포함되어 있는 EPA와 DHA는 나쁜 콜레스테롤과 중성지방이 쌓이는 것을 막아 준다. 또한 좋은 콜레스테롤 수치는 높여 주고, 혈전은 녹이는 작용도 있다. 이들의 작용은 혈액을 깨끗이 하고, 동맥경화 예방에 도움이 된다.

(7) 딸기류(딸기, 블루베리, 로즈베리 등)에 들어 있는 색소성분과 비타민 C의 항산화작용으로 혈액을 맑게 해준다. 딸기류 중 블루베리와 블랙커렌트에는 안토시안이 다량으로 함유되어 있어 활성산소의 산화를 방지하고, 동맥경화를 예방하는 데도 효과적이다.

(8) 마늘 냄새의 근원인 알리신은 혈소판에 작용해 혈액이 뭉쳐 있는 것을 방지한다. 또한 스콜지닌 성분은 혈관을 확장시켜 혈액 순환에 도움이 된다. 이밖에 콜레스테롤을 감소시키는 작용이 있어 혈액을 맑게 한다.

(9) 곶감, 풋콩, 황마 등 섬유질 식품에 들어 있는 섬유질은 나쁜 콜레스테롤의 배설을 돕고, 지방이 몸속에 흡수되는 것을 막아 혈액을 맑게 한다.

(10) 양파는 탁한 혈액이나 손상된 혈액을 회복시키는 데 효과적으로, 양파의 퀘르세틴 성분은 항산화작용으로 동맥경화를 방지하고, 매운맛을 내는 유화프로필 성분은 혈액 속의 포도당대사를 촉진해 혈당치를 낮춰 준다.

(11) 어패류에 들어 있는 타우린 성분은 나쁜 콜레스테롤과 혈당 수치를 낮춰 혈액 건강에 큰 도움이 된다.

(12) 올리브유에 들어 있는 불포화지방산은 나쁜 콜레스테롤 수치를 낮춘다. 비타민 E, 폴리페놀의 항산화작용으로 활성산소의 피해로부터 혈액과 혈관을 지켜 준다.

(13) 청국장의 나토키나제 성분은 혈전을 녹이는 작용을 하여 혈관을 지켜 준다.

(14) 현미, 보리에는 혈액을 맑게 해주는 섬유질이 가득 들어 있고, 현미에는 항산화 성분도 많이 들어 있다. 보리에 들어 있는 비타민 B_2는 산화를 억제하는 효소작용을 돕고, 비타민 B_1은 당질의 대사에 관여하여 혈액 건강에 도움이 된다.

1) 두뇌 건강을 돕는 식품

칼륨 성분들이 부족할 경우 쉽게 피로해지고, 머리도 맑지 못해진다. 그래서 칼륨 성분이 많이 함유된 미역이나 썰어 말린 무, 말린 표고를 많이 섭취해야 된다. 이런 요소 외에도 학생의 **두뇌 건강에 필요한 성분이 셀레늄이다**. 이것은 뇌의 노화를 예방하고 뇌를 건강하게 해주는 작용을 하는데 두유나 통밀류, 동물의 간, 마늘, 패류 등에 많이 함유되어 있다.

2) 두뇌를 맑게 하는 음식

식물성 지방질(참기름, 들기름), 현미를 넣은 잡곡밥, 곡류의 씨눈은 없어지지 않게 통째 먹는 것이 좋다. 비타민 E와 레시틴은 많은 씨앗 종류, 땅콩, 호두 등에 매우 많다. 두부도 훌륭한 두뇌 영양식으로 신선한 산소를 공급하여 머리를 맑게 한다. 알칼리성 식품인 해조류와 우유도 정신을 집중시키거나 두뇌발달을 촉진시키는 데 큰 역할을 하며, 생무에 많이 포함된 아연도 기억력을 좋게 만드는 영양소이다. 레시틴이 다량 함유되어 있는 계란, 된장, 김, 시금치도 효과 만점이다.

3) 두뇌 회전에 좋은 음식

공부 집중을 위한 생활 관리로 한의학적으로 보면 머리는 항상 서늘하게 유지해야 하는 부위다. 보통 더위를 느끼면 수박 등 시원한 과일이나 찬 음료수, 빙과류를 찾게 된다. 이들 음식은 잠깐 더위를 식히는 데는 도움을 주지만 조금 지나면 오히려 차가워진 위장을 원래의 온도로 데우기 위해 인체에서 열이 발생된다. 이러한 열이 머리 부위로 올라가 머리가 더워지면 공부에 집중하기 어렵다. 무더위로 더워진 머리를 식혀주려면 목 뒤를 냉수나 얼음으로 1～2분 찜질을 해주면 좋다. 또 머리를 맑게 해주는 녹차, 여름철 지친 폐기능을 보호하는 오미자차 등을 하루에 1～2잔 마셔도 도움이 된다.

비타민 B는 기억력을 높여 주는 대표적인 식품이다. 정신을 집중시키거나 기억력을 증진시키기 위해 식단에 콩, 야채 등을 많이 사용한다. 버섯, 시금치, 푸른색 야채, 생선류에 많이 들어 있는 비타민 B_1은 에너지원으로 좋다. 해바라기 씨와 감자에 들어 있는 비타민 B_6는 뇌의 움직임을 방해하고 빈혈을 막아 준다. 현미, 해초, 콩, 두부, 발효 검정콩 등에는 비타민 B_{12}가 많이 들어 있다. 특히 콩과 두부에는 두뇌 회전에 좋은 레시틴이 풍부하므로 수험생에게 좋은 음식이다. 반대로 육류, 인스턴트식품 등 산성 식품은 칼륨이나 비타민을 파괴해 오히려 정신 집중을 방해한다.

체질별 건강관리로는 일찍 자고 일찍 일어나는 규칙적인 생활이 공부에 도움이 되지만 체질에 따라 야간 공부가 유리한 사람들도 있다. 한의학적으로는 이를 양인과 음인으로 나눈다.

몸에 혈기가 부족하여 열이 적고 추위를 타며, 손과 발이 찬 경우가 많으며, 땀이 적은 체질의 소유자는 음인이다. 이런 학생들은 오전에는 잠에서 깨기 힘들며, 기운이 없다가 정오 무렵이 되어야 몸이 풀리는 스타일이다. 밤 9시부터 새벽 1시까지는 몸이 피곤해도 머리는 맑고 집중력이 좋아지는 타입이므로 수학, 과학 등 생각을 많이 해야 하는 과목을 공부한다. 오전에는 가급적 충분히 수면을 취하며 자신이 공부하기 쉬운 가벼운 과목을 택한다. 반대로 몸에 혈기가 왕성하여 열이 많고 더위를 타고 손과 발이 따뜻하며, 땀이 많은 체질의 소유자는 양인이다.

이런 수험생들은 야간에는 졸음을 참기 어렵고 머리가 멍해지기 쉬워 집중력이 떨어진다. 아침에는 일어나 세수만 하고 나면 금세 머리가 맑아지는 타입이므로 가급적 일찍 취침하고 새벽 4시쯤 일어나 식전에 집중적으로 공부하면 좋은 효과를 낼 수 있다. 공부 중에 집중도가 떨어질 때는 간단한 호흡법을 통해 좋은 효과를 얻을 수 있다. 먼저 입을 다물고 코로 천천히 숨을 최대한 들이마시는데, 관원(단전) 혈 자리로 기운이 들어온다고 상상하며 그 부위를 부풀게 한다. 다음으로 입을 살짝 벌려 호흡소리가 들리지 않을 정도로 천천히 숨을 내쉬면서 발바닥의 용천혈 부위로 단전에 부풀린 기운이 빠져 나간다고 상상하며 내쉰다. 이를 2회 반복한다.

4) 뇌가 좋아지는 음식

(1) 감자

감자는 주식으로 활용해도 좋을 정도로 영양이 좋아 체격을 튼튼하게 하는 건강식품이다. 감자에는 비타민 C, E, 철분이 풍부하며, 기억력과 사고력을 향상시키는 비타민 B_1과 B_2가 들어 있다. 대표적인 알칼리성 음식으로 꾸준히 섭취하면 참을성 많은 성격을 만들어 집중력이 좋아진다.

(2) 참깨

참깨의 영양 성분 중에는 뇌를 비롯한 전신 세포의 주재료인 지질이 45~55% 정도 함유되어 있다. 또 뇌 신경세포의 주성분인 아미노산이 균형 있게 들어 있어 최고의 두뇌 건강식품으로 꼽힌다. 『동의보감』에는 참깨를 오래 먹으면 몸이 가뿐해지고, 오장이 윤택해지면서 머리가 좋아진다고 적혀 있을 정도로 참깨의 효과가 크다. 꿀과 참깨를 각각 한 되씩 넣어 반죽해 만든 알약은 두뇌 발달에 좋다. 이외에도 참깨 강정과 같은 과자류는 간식으로도 좋다.

(3) 견과류

호두, 잣, 땅콩 등의 견과류는 대표적인 건뇌식품으로 호두는 불포화지방산이 다량 함유되어 있고, 뇌신경을 안정시키는 칼슘과 비타민 B군이 풍부하다. 때문에 신경세포도 안정시키므로 신경이 예민하거나 불면증이 있는 사람에게 좋다. 또 뇌 발달에 필요한 비타민 A, 미네랄, 비타민 B도 많아서 두뇌활동을 활발하게 한다.

천연호두에서 추출한 순도 100%의 호두유에는 건뇌 성분 폴리불포화지방산이 많이 들어 있다. 기름이 필요한 음식을 만들 때는 호두유를 사용하는 것이 좋다. 땅콩에는 필수 지방산과 비타민B군, 비타민E가 풍부하고, 잣은 비타민B군과 철분이 풍부하고, 은행은 단백질과 비타민C, 지방 등이 풍부하다.

(4) 닭고기

단백질이 부족하면 자기주장이 없어지고 시키는 대로 따르는 우유부단한 성격이 되기 쉽다. 그런데 닭고기에는 뇌세포를 만드는 단백질이 100 g에 19.8 g이나 들어 있어 동물성 음식 중 가장 많아 건뇌 보양식으로 좋다. 닭고기는 육질이 연해 소화도 잘 되는데, 콜레스테롤이 거의 없는 영계를 먹는 것이 가장 좋다.

(5) 대추

대추는 몸의 신진대사를 조절해 주며 면역기능을 높이는 식품으로 속담에 날마다 대추 세알만 먹으면 늙지 않는다고 했다. 특히 대추는 맛과 영양분이 높아 위장을 튼튼히 하고 비장을 보호하며, 기운을 돋우는 명약으로 사용한다. 또한 피로와 정서불안, 노이로제 등에 효과가 있으며, 대추 물을 끓여서 수시로 먹거나 간식에 넣어서 먹으면 맛도 좋고 정신력이 강해진다.

(6) 등푸른 생선

등푸른 생선에는 DHA가 다량 함유되어 있다. DHA는 앞서 말한 대로 뇌세포를 활성화시키는 요소이다. 참치, 방어, 고등어, 꽁치, 장어, 정어리 등에 DHA가 특히 많이 함유되어 있어 이들을 DHA 생선이라고 부른다.

(7) 미역 등 해조류

미역에는 요오드가 다량 함유되어 있다. 갑상선 호르몬은 두뇌발달에 대단히 깊이 관여하는데, 요오드는 갑상선 호르몬의 재료가 되기 때문에 두뇌 발달에 꼭 필요한 영양분이다. 또 미역에는 칼륨이 많이 들어 있다. 칼륨은 머리를 맑게 해주고, 피로회복에 효과적이다. 미역 외에 김, 다시마 등 해조류는 건뇌 성분인 칼슘과 비타민 A와 B군이 다량 함유되어 있다.

(8) 수수

단백질이 100 g당 10.3 g이 들어 있어 여러 가지 곡류 중 단백질이 가장 높다. 주식으로 쌀을 먹는 식단을 가진 우리로서는 수수를 밥과 떡으로 만들어 먹을 때 두뇌 개발은 물론 부드럽고 맛이 더 좋아진다.

(9) 우유와 치즈

우유나 치즈 등 유제품에는 수분, 단백질, 지방, 탄수화물, 무기질, 비타민, 효소 등이 들어 있다. 특히 우유에는 8종의 모든 무기질이 포함되어 있고, 단백질은 물론 비타민과 칼슘도 풍부하다. 우유는 가열하면 효소가 파괴되므로 냉장된 상태로 그대로 먹는 것이 좋다. 치즈는 뇌세포의 20～30%를 차지하는 물질인 레시틴을 함유하고 있다. 레시틴을 꾸준히 먹으면 머리가 좋아진다. 또 최근에 영국 옥스퍼드대학 연구팀은 **비타민 B_{12}와 비타민 E를 꾸준히 먹으면 뇌의 노화를 방지한다고** 발표했는데 비타민 B_{12}는 육류와 우유, 절인 생선, 굴, 새우, 게 등에 많으며, 비타민 E는 식물 씨앗과 우유, 계란 노른자 등에 풍부하다.

(10) 조개와 게살

조개에는 아미노산과 비타민 등이 풍부하고, 게는 단백질의 보고이다. 단백질은 비타민과 함께 복용하면 뇌를 추진력 있게 도와주므로 이 두 음식을 함께 요리하면 상승효과를 기대할 수 있다.

(11) 굴과 시금치

굴에는 뇌기능을 활성화시키는 DHA와 비타민, 아미노산이 풍부하다. 시금치는 대표적인 녹황색 채소로 체내에서 DHA로 변하는 알파 리놀렌산이 많이 들어 있다. 또 시금치는 카로틴과 비타민 C는 물론이고 철분 등의 영양소를 골고루 가지고 있다. 철분 또한 두뇌활동을 왕성하게 하는데, 체내에서 헤모글로빈을 형성, 산소운반을 돕기 때문이다. 이외 철분이 많이 들어 있는 음식은 쇠간, 닭 간, 동물의 내장, 육류 등을 꼽을 수 있다.

(12) 콩

콩에는 양질의 단백질과 지방, 탄수화물, 무기질 등이 풍부하게 함유되어 있고, 맛도 고소해서 대다수 사람들이 좋아한다. 무엇보다 콩은 뇌세포의 회복을 도와주는 레시틴과 두뇌의 노화를 촉진시키는 과산화 지질의 생성을 억제하는 사포닌 성분이 들어 있다. 콩은 날 것으로 먹는 것보다는 발효를 시킨 된장 등으로 먹어야 좋다. 콩을 발효시키면 뇌 발달에 필요한 글루타민산이 생성되기 때문에 두유나 두부찜, 두부부침, 두부조림 등 두부를 이용한 요리라면 더욱 좋다.

(13) 호박씨

호박씨에는 뇌 발달에 좋은 영양소인 아미노산과 비타민, 판토텐산 등이 골고루 함유되어 있다. 뇌세포는 추진력과 억제력이 잘 이루어져야 두뇌발달이 잘 되어 머리가 좋아지는데, 추진력과 억제력의 바탕이 되는 것이 아미노산이다. 아미노산은 비타민 B_1, B_2와 합해지면 추진력이 생기고, 비타민 B_6, 판토텐산이 합해지면 억제력의 기능이 더욱 강해진다.

(14) 달걀

달걀은 껍데기, 난백(흰자위), 난황(노른자위) 이 세 가지가 11:58:31의 비율로 구성되어 있다. 난백에는 수분 88.9%, 단백질 10.2%, 지방 0.1%, 무기질 0.82%, 철 0.0001%, 미량의 티아민, 니아신, 리보플라빈 등이 함유되어 있다.

난황은 수분 49.4%, 단백질 16.2%, 지방 32.6%, 무기질 1.8%, 철 0.0065%, 비타민 A 2,320(IU), 티아민, 리보플라빈 등이 소량 함유되어 있다. 달걀은 단일 음식으로는 영양가가 가장 뛰어난 것으로 알려져 있다. 더구나 난황에는 뇌와 신체의 활성을 유지시켜 노화를 방지한다는 레시틴과 양질의 단백질이 많이 들어 있다.

3. 두통의 원인

두통은 일상생활에서 가장 빈번히 발생하는 임상증세로서 흔히 머리가 아프다는 증상을 말한다. 통계자료에 의하면 전체 인구의 90% 이상이 두통을 경험하며, 여자의 66%와 남자의 57%는 적어도 1년에 한번 이상 두통 때문에 고통을 받는다고 한다. 사람의 머리는 다른 신체부위에 비해서 대단히 많은 통증 예민 구조가 분포되어 있어 사람들은 두통에 민감할 수밖에 없으며, 또한 머리가 매우 중요한 부위이므로 두통이 있는 경우 흔히 뇌종양과 같은 위험한 병증을 걱정하게 되지만 이는 현실적으로는 흔하지 않다.

실제로 두통은 수없이 많은 원인에 의해서 나타나는 흔한 임상증세의 하나이지 그 자체가 심각한 질환을 의미하는 것은 아니며, 대부분의 두통의 경우는 그 증세가 일과성이다. 물론 두통이 생각지 못한 심각한 질환의 위험신호일 수도 있으나, 두통에 대한 지나친 걱정이야말로 오히려 두통의 원인이 될 수도 있다.

1) 두통의 발생

두통의 발생률이 경제적인 차이나 교육 수준, 직업에 따라 차이점이 있는가에 대한 대답은 쉽지 않다. 그러나 일반적으로 화이트칼라에서 보다 많이 나타나며, 교육 수준이 높을수록 빈번해진다고 말할 수 있다.

중국의 통계에 의하면 농촌 거주자보다 도시 거주자가 2배가량 심한 두통의 발생률을 보고하고 있다. 성별에 따른 관점에서 보면 일반적으로 여성이 남성보다 더 빈번히 두통이 발생한다고 알려져 있다. 이의 정확한 원인 규명은 쉽지 않으나 여성 호르몬 분비에 따른 생리 변화로 설명하고 있다.

2) 두통의 원인

두통을 호소하는 환자는 자신의 증상을 설명하면 의사가 정확한 원인을 즉시 찾아내거나 걱정되는 뇌질환의 여부를 정확하게 알려줄 것으로 기대한다. 그러나 두통의 양상은 개개인에 따라서 다르며 매우 복잡하고 다양하다. 두통의 경우 두통 그 자체도 중요하지만, 그 두통을 야기 시키는 원인이 무엇인가를 아는 것이 매우 중요하다.

대부분의 두통은 원인이 불분명한 두통으로 일과성이긴 하지만, 뇌종양이나 뇌질환과 같은 신경과 질환에 의한 두통인 경우도 있으므로 결코 가볍게 지나칠 수 있는 증상만은 아니다. 또한 두통을 호소하는 환자에게 그 원인 규명은 매우 중요하다. 신속하고도 정확한 원인 규명을 통해 적절한 치료를 받을 수 있는 기회가 제공되고, 오진으로 생길 수 있는 약물의 남용과 오용 등을 막을 수 있기 때문이다.

두통의 원인은 매우 다양하여 현재 300개 이상으로 알려져 있으며, 일반적인 두통의 원인은 다음과 같다.

① 편두통

② 긴장성 두통

③ 기타 원인불명의 두통

④ 이비인후과 질환에 의한 두통(중이염, 축농증 등)

⑤ 안과질환에 의한 두통(녹내장, 굴절 장애 등)

⑥ 치과질환에 의한 두통(치주염, 충치 등)

⑦ 감염성 질환에 의한 두통(뇌수막염, 뇌염, 뇌기생충 질환 등)

⑧ 외상질환에 의한 두통(뇌진탕, 뇌좌상 등)

⑨ 뇌혈관 질환에 의한 두통(뇌출혈, 지주막하출혈 등)

⑩ 뇌질환에 의한 두통(뇌종양, 고혈압 등)

⑪ 약물 및 중독에 의한 두통(가스중독, 알코올중독, 니코틴중독 등)

⑫ 그 외 외부 압박성(안경, 모자 등의 착용) 두통, 한냉 자극성(추운 환경, 얼음물, 아이스크림의 섭취) 두통, 해소성(기침) 두통, 양성 노고성(심한 운동) 두통, 성교성(성교) 두통 등을 들 수 있다.

3) 두통의 분류

머리가 아프다는 두통 증상은 지극히 주관적인 증상이며, 그 존재를 증명할 만한 검사방법도 없기 때문에 두통을 분류하는 데는 어려움이 있다. 또 현재까지 확실히 밝혀진 병인이 없는 상태이므로 눈에 보이는 원인이 없는 특발성 두통의 경우 증상 및 증후의 조합으로 진단되는 것이 보통이다. 그래서 환자의 진단이 검사자의 경험에 따라 달라지는 경우가 많이 발생하게 된다.

두통을 그 원인별로 크게 분류해 보면

① 두통의 뚜렷한 원인을 발견할 수 없는 상태의 경우

② 두통을 주증세로 일으키게 되는 어떤 질환이 있는 경우

비 기질적 두통이라 불리는 전자의 경우 긴장성 두통과 편두통이 주류를 이루는 혈관성 두통으로서 일차성 두통으로 분류하며, 후자의 경우 기질적 두통으로서 머리 속 및 주변의 병변에 의해 두통이 유발되는 이차성 두통으로 분류한다.

(1) 비 기질적 두통(특발성 두통 또는 일차성 두통)

① 편두통

② 긴장성 두통

③ 군발 두통

④ 만성 발작성 편측 두통

⑤ 기타 기질적 병변을 수반하지 않은 두통이 전부 이에 속한다.

(2) 기질적 두통(증후성 두통 또는 이차성 두통)

① 견인성 두통

② 두개 염증에 의한 두통
③ 두개 외안면 두경부 질환에 의한 두통
④ 외상성 두통 등이 있다.

4) 두통의 진실

(1) 기질적 두통

기질적 두통(증후성 두통)은 두부 외상, 혈관 장애, 뇌척수압 변화, 감염, 종양, 약물이나 그 밖의 화학물질의 부작용, 대사성 질환 등에서 보이는 두통으로 나눌 수 있다.

(2) 견인성 두통(Traction Headache)

수막이나 경막동맥, 뇌동맥, 터키안격막, 정맥동 등 두개 내 통각조직의 견인 또는 편위에 의해서 생기는데, 두개내압 항진과 저수액압 등이 주원인이 된다.

① 편위성 두통(Displacement Headache)

뇌종양이나 두개 내 혈종 및 두개 내 농양 등 두개 내 공간 점거성 병변에서 볼 수 있고, 이 경우 뇌의 국소 증상을 보인다.

② 신전성 두통(Stretching Headache)

수두증(Hydrocephalus)이나 양성 두개내압 항진 등 한쪽에 편위된 점거성 병변이 아니라 광범위한 병변에서 뇌저부동맥 등 주요 뇌동맥의 신전에 의해서 생긴다.

③ 누출성 두통(Leakage Headache)

요추천자후 두통(Post-punctural Headache)이나 수액비누(CSF Rhinorrhea) 등에서 보이는 두통으로서 상시상동맥동에 있는 정맥이 견인되고, 뇌저부동맥이 뇌의 무게에 눌려 생기게 된다.

(3) 두개 염증에 의한 두통

두 개 내 감통조직에 염증 등 자극이 있어서 나타나는 두통이다.

① 감염성 두통(Infection Headache)

수막염이나 혈전 정맥동염 등에서 세균이나 염증의 자극으로 생긴다.

② 무균성 두통(Aseptic Headache)

지주막하 출혈이나 유상피종 및 유피종 내용액 누출 등에서 용혈 또는 종양 내 용액 중의 화학물질이 감통조직을 자극해서 생긴다.

(4) 두 개 외 안면 두경부 질환에 의한 두통

눈, 귀, 코, 부비강, 이 또는 그 밖의 두경부 조직의 질환에 의한 두통으로 녹내장이나 안근마비, 굴절이상, 부비강염, 비인후강의 종양, 치주염, 충치, 악관절의 관절염, 경부 척추증 등의 안과, 이비인후과, 치과, 정형외과적 질환에서 볼 수 있는 두통이다.

(5) 외상성 두통(Traumatic Headache)

통증의 발병기전을 기준으로 분류한 미국 ADHC Committee의 분류에는 외상성 두통이 없는데, 그것은 두부외상 때의 병태생리가 복잡하여 견인성, 염증성, 근수축성 및 혈관성 두통 등에 관련되기 때문이다.

급성으로는 주로 염증성 및 견인성 두통의 형태로 나오다가 만성기에 이르면 근수축성 및 혈관성 두통의 형태로 바뀌고, 만성화되면 외상 후 두통(Post-traumatic Headache) 또는 외상 후 증후군(Post-traumatic Syndrome)으로 지속성 두통 이외에 오심, 구토, 기억장애 및 감정의 불안정상태 등을 보이게 된다.

제 9 장

뇌와 혈류와의 관계

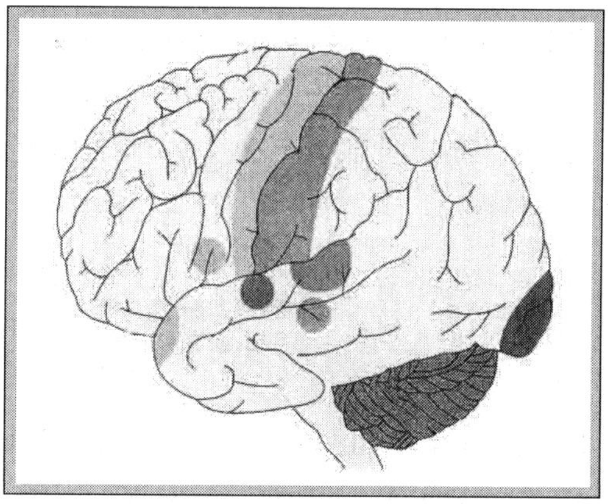

하수구는 왜 막힐까, 인간의 핏줄은 왜 막힐까라는 취지에서
다각적인 측면에서 혈액의 역할에 대해 알아본다.

1. 뇌와 혈류

1) 뇌의 혈류량이 적을 때 허혈성 뇌졸중을 유발한다

(1) 뇌혈류의 변화와 허혈성 뇌손상을 결정하는 인자인 뇌허혈은 전뇌 허혈(global ischemia)과 국소 허혈(focal ischemia)로 나눌 수 있는데 임상에서 보게 되는 허혈성 뇌혈관 질환의 대부분은 후자에 속한다. 국소 허혈의 경우에는 뇌혈류의 감소정도에 따라 다음의 세 가지 부위로 나뉘어진다.

① 중심영역(central ischemic zone progressing to infarction)

국소 뇌허혈의 중심영역은 뇌혈류 감소의 정도가 심하여 결국 뇌경색이 생기게 된다. 대개 이 부위의 뇌혈류는 10 ml/100 g brain/min 이하가 되고, 허혈손상이 심해 세포막 투과율이 증가하므로 세포막 내의 각종 ion의 농도차를 유지하지 못하게 되어 세포 내로 Na^+과 수분 및 Ca^{2+}이 다량 유입되며 lactate의 축적에 의해 pH가 많이 떨어지게 된다. 따라서 이 부위의 뇌세포는 소생하지 못하게 되고 괴사에 빠지게 된다.

② 경계영역(borderine zone : Ischemic penumbra)

중심영역 주변에는 뇌혈류가 감소되어 뇌세포의 전기적 기능은 유지할 수 없으나 이온펌프의 기능이나 세포막 투과율은 보존하고 있는 소위 경계영역이 존재한다. 이 부위의 뇌혈류는 10～15 ml/100 g brain/min 정도이고 뇌세포의 손상은 가역적인 상태에 있다. 만약 허혈이 계속된다면 뇌세포의 손상이 비가역적으로 바뀔 수도 있고, 반대로 일정 시간 이내에 허혈이 해소된다면 뇌세포가 다시 살아날 수도 있는 부위이므로 허혈성 뇌혈관 질환의 치료에 목표가 되는 영역이라 할 수 있겠다.

③ 측부 순환영역(collateral zone : Ischemic penumbra)

주변의 부위는 뇌혈류가 감소되기는 하였으나 측부 순환 등에 의해 일부 공급받기 때문에 허혈 정도가 가벼워 궁극적으로 뇌세포가 정상으로 회복되는 곳이다. 종종 이곳은 뇌혈류가 오히려 증가하기도 한다. 뇌허혈 시 손상의 정도는 허혈의 범위, 정도 및 기간에 의해 결정된다. 허혈의 범위는 측부 순환의 전달 여부에 의해 달라지는데 이는 개체 간에 차이가 심하다. 뇌혈류는 혈액 의점도에 의해서도 영향을 받게 되고 이에 따라 혈액의 산소 운반능이 변화하므로 허혈 시 혈액의 점도는 측부 순환과 함께 허혈의 범위를 결정하는 주된 인자가 된다.

혈액의 점도는 hematocrit, 적혈구 변형능, 적혈구 및 혈소판의 응집도, 혈장 점도 등의 여러 가지에 의하여 결정되는데 이 중 가장 중요한 것은 hematocrit이다. 한편 뇌허혈이 그다지 심하지 않더라도 그 기간이 오래 되면 뇌경색이 생길 수 있고, 심한 허혈이라도 곧 혈류를 회복시키면 정상으로 회복될 수 있으므로 뇌경색 여부를 결정하는 가장 큰 요인은 허혈의 정도와 기간이라 할 수 있다.

(2) 뇌부종을 일으키는 원인은 여러 가지가 있는데 뇌허혈도 그 중의 하나이다. 뇌허혈 시에는 adenosine, arachidonic acid 대사산물 등의 vasoactive substance가 나타나게 되고, 조직 내 전해질의 변화, lactate의 축적 및 세포막 단백질과 phospholipid

의 분해산물인 idiogenic molecule 등에 의해 조직 내 osmolality가 증가하고, 허혈에 의하여 혈뇌장벽이 파괴되는 것들이 뇌허혈 시 부종을 일으키는 요인으로 알려져 있다.

뇌허혈의 초기에는 세포독성 부종이 나타나는데 이것은 뇌혈관이 막힌 뒤 수초 내지 수분 이내에 생기게 된다. 이때까지는 가역적이므로 즉각적으로 뇌혈류가 재개되면 뇌세포의 손상 없이 부종이 해소될 수 있다. 이 시기에는 APT의 소실과 이에 따른 능동 운반능의 상실로 신경세포와 교세포의 각종 이온에 대한 세포막 투과율이 증가하게 되므로 수분과 Na^+이 세포내로 유입되고 K^+은 세포외로 유출된다. 하지만 이때까지는 모세혈관 벽의 투과율은 정상을 유지하고 있다. 만약 재관류가 이루어지지 않거나 불완전하게 되면 수시간 내지 수일 내에 혈관 내피세포가 손상 받게 되므로 모세혈관의 투과율이 증가하게 된다. 따라서 혈뇌장벽이 파괴되고 혈관 내에 있던 혈장과 각종 단백질이 혈관 밖 세포 외액으로 빠져 나오게 되는 혈관성 부종이 나타나게 되어 조직의 손상이 더욱 심해진다.

(3) 허혈에 의한 뇌대사의 변화 뇌는 대사가 이루어지고 있으나 유사시에 가동할 수 있는 에너지의 저장분은 거의 없으므로 단기간의 허혈에 의해서 뇌대사가 변화하게 된다. 이러한 변화는 고에너지 인산화합물인 ATP의 급격한 감소, 조직 내 lactate의 증가에 의한 산증의 발생, 칼슘 평형의 상실, 자유 지방산의 유리 및 활성산소의 생성 등으로 크게 나누어 볼 수 있고 이와 함께 뇌부종이 나타나게 된다.

2) 역학적 관점

뇌혈중은 아직도 전 세계적으로 3대 사망원인 중의 하나이고, 특히 한국에서는 사망원인 중에서 1위를 차지하고 있지만 이에 대한 역학적 연구는 매우 단편적이고 대부분이 병원단위의 임상적 보고에 지나지 않으며, 전국적인 발생빈도나 유병률 및 사망률의 통계가 없는 실정이다.

구미 각국의 뇌졸중의 발생빈도는 비슷하여 인구 10만 명당 연간 대략 150～250명으로 보고되고 있으며, 미국과 캐나다에서는 백인의 뇌졸중의 평균 연간 발생빈도는 인구 10만 명당 100～200명, 사망률은 50～100명, 유병률은 400～600명이고, 흑인은 이보다 더 많다. 그리고 구미에서는 해마다 약 5%씩 발생률이 감소하고 있는데 이는 주로 고혈압과 류마치스열의 효과적인 치료에 있다고 한다. 또한 일본에서는 발생빈도가 10만 명당 320명이며 점차 뇌졸중의 빈도가 감소하는 추세에 있다.

(1) 분류에 따른 발생 양상으로는 뇌졸중의 병류별 통계를 보면 미국에서는 뇌경색이 약 72%, 뇌출혈 4%, 지주막하출혈이 10%이고, 일본의 통계는 각각 55%, 30%,

14%로 미국에 비하여 뇌출혈의 빈도가 월등히 높게 보고되고 있다.

한국의 통계에 의하면 보고자에 따라 다르나 **뇌출혈이 뇌경색보다 다소 많다**는 보고가 대부분으로서 대체로 뇌경색이 약 35%, 뇌출혈 40%, 지주막하출혈이 15%의 비율이었으나 최근의 보고에 의하면 총 1,260명 대상 가운데 뇌경색 553명(43.9%), 뇌출혈 433명(34.4%) 그리고 지주막하출혈이 166명(13.2%)으로서 일본의 보고보다 뇌출혈의 빈도가 약간 높다(명호진 외 1989).

따라서 우리나라 뇌혈관 질환이 확실히 어떤 양상을 띠는가를 말하기는 어려운 실정으로 보다 더 많은 보고와 통계를 토대로 추정해야 할 것이다. 그러나 미국 통계의 보고에서는 허혈성질환이 전체의 약 80%를 차지하고, 일본에서 부검결과를 토대로 한 보고도 허혈성질환이 더 많다는 것을 보면 식생활 등 사회·경제적 양식이 점차 서구화되고 CT나 MRI 등 허혈성질환의 진단에 더욱 민감한 진단 장비들이 뇌혈관 질환을 진단하기 위한 도구로 동원되기 시작하면서 우리나라에서도 허혈성질환이 점차 증가할 가능성이 있다.

(2) **연령 및 성별에 따른 발생 양상으로는 뇌졸중의 유병률이 연령이 증가할수록 더욱더 증가**하여 70세 이상에서는 10세 미만보다 약 20배 정도 뇌혈관 질환의 발생이 증가하고, 30세가 지나면서 매 10세마다 거의 2배씩 증가함을 보여주고 있다. 성별 유병률을 보면 20~49세 사이에는 여자에서 더 많은 유병률을 보이고, 그 외의 연령군에서는 남자에서 유병률이 더 높은 것을 보여주고 있으며, 대체적으로 남자에서의 유병률이 더 높은 것은 외국에서의 결과와 비슷하다.

어떤 병원자료에서 연령별 분포를 보면 50~69세 사이가 가장 많고, 성별 비율을 보면 남자가 51.4%로 여자보다 더 많았다는 보고가 있다.

(3) **계절에 따른 발생 양상으로는 뇌졸중 가운데 뇌출혈과 지주막하출혈은 겨울과 봄에 많이 발생**한다고 알려져 있고, Bull 등에 의하면 뇌졸중의 유형에 관계없이 발병률과 사망률이 겨울과 봄에 최고이며, 가을과 여름이 최저였다.

3) 위험인자

(1) 유전적으로 방어하지 못하는 요소

① 고혈압은 가장 강력한 위험요인으로 이완기 혈압을 기준으로 보면 70 mmHg에서 110 mmHg 사이에는 혈압이 5 mmHg만큼씩 증가할 때마다 뇌혈관 질환의 위험은 약 50%씩 증가한다고 한다. 수축기 혈압이나 이완기 혈압 모두가 뇌혈관 질환 발생률과 연관이 있으며, 이 중 수축기 혈압은 고혈압의 합병증인 동맥

경화증이나 뇌졸중의 직접적인 원인이 될 수 있다고 한다.

확실한 고혈압인 160/95 mmHg 정도의 혈압을 가진 사람은 정상인에 비하면 약 4배, 경계성 고혈압을 가진 사람에 비하면 약 2배 정도의 위험빈도를 갖는다. 그런데 만일 고혈압을 치료하여 이완기 혈압을 단지 6 mmHg 정도만 낮추더라도 약 2～3년만 지나면 뇌졸중의 위험은 1/4로 떨어진다고 하며, Framingham 연구에 의하면 혈압을 낮추려는 노력은 70대나 80대에서도 더 젊은 연령에서와 마찬가지로 효과가 있다고 한다.

② **흡연은 뇌혈관의 수축, 혈소판의 응집을 촉진시키고 혈관 벽의 약화 그리고 혈압 상승을 유발하여 뇌졸중의 위험을 2배～4배가량 높인다**. 금연을 하게 되면 2～5년 내에 뇌졸중의 위험은 많이 경감되지만 흡연을 한 적이 없는 사람의 수준으로까지 낮출 수는 없다고 한다.

③ 연령, 성, 종족 뇌졸중의 위험은 연령에 따라 증가하여 45세～85세 사이에는 매 10년마다 2배씩 증가한다. **성별 뇌졸중 발생률을 비교해 보면 남자에서 여자보다 약 1.3배가량 많이 발생한다**. 종족별 차이를 보면 미국의 경우 흑인에서는 백인에 비하여 약 1.3배가량 더 많이 발생하는데 아마도 이 중 일부는 종족간의 차이 이외에도 환경이나 생활형태의 차이에 기인하는 것 같다. 그 근거로 본토에 사는 일본인에서 뇌졸중이 많이 발생하는데 그 후손인 하와이에 사는 일본인에서는 본지에서 만큼 많이 발생하지 않는다는 점을 들 수 있다.

4) 유전적으로 방어가 가능한 요소

(1) 콜레스테롤, 지질, 식이, 비만 이들 요인들과 뇌졸중과의 관계는 확실하게 결정된 바는 없다. 당뇨나 심장질환을 갖는 사람들이 뇌혈관 질환에 의한 사망률이 높아서 당뇨나 심장질환과 관련이 있는 식이나 비만이 뇌혈관 질환과 관련이 있다고 생각할 수도 있다. 어쨌든 비만과 당뇨, 고혈압은 체지방지수의 이상과 관련이 있기 때문에 많은 사람들이 뇌혈관 질환에 대한 위험이 큰 사람들에게는 체중조절을 권유하고 있다.

(2) **적당한 정도(약 1온스)의 음주는 동맥경화증이나 관상동맥질환을 줄일 수 있다**고 하지만 뇌혈관 질환까지도 줄일 수 있을지 모른다는 점은 증명된 것은 아니다. 하지만 폭음을 하게 되면 뇌혈관 질환의 발생을 증가시킬 수 있고, 흡연도 함께 하는 경우에는 그 위험은 더욱 커질 수 있다. 아마도 이는 혈액농축이나 혈압상승과 관련이 있을 것으로 추측된다.

(3) 경구피임제의 사용은 과거의 고용량 에스트로젠이 뇌혈관 질환의 위험을 높인다는 것은 두루 알려진 것이지만 현행의 저용량 제제와의 관련성은 불분명하다. 그럼에도 불구하고 에스트로젠 제제와 다른 위험요인이 겹쳐 있을 때는 뇌혈관 질환의 위험을 증가시킬 수 있기 때문에 다른 위험요인을 가진 사람에게는 경구피임약을 사용하지 말도록 권하고 있다.

5) 유전적으로 억제하지 못하는 요소에 의한 질환

(1) 심장질환 류마티스성 심장판막질환과 심방세동이 같이 있는 경우는 뇌혈관 질환의 위험을 17배가량 증가시킨다. 국내에서 심방세동을 지닌 허혈성 뇌졸중 환자의 비율은 15%로 보고되고 있고, 그 중 반수는 심장판막질환을 가진 것으로 알려져 있다. 또 만성 또는 발작성 심방세동은 5배가량 위험을 증가시킨다. 과거의 연구들에 의하면 심방세동, 그 중에서도 특히 색전증의 과거력이 있는 경우, 좌심방에 혈전이 있는 경우, 심근병증이 있는 경우, 갑상선기능항진증과 관련된 심질환이 있는 경우 등에는 예방적으로 쿠마딘이나 아스피린과 같은 항응고제, 항 혈소판제제를 복용하는 것이 효과가 있다고 한다.

이 경우에 미국에서는 색전증을 약 80% 가량 감소시킬 수 있다고 보고하였다. 심장의 전벽이나 격막을 침범하는 심근경색증의 경우에는 2년 내에 약 15%에서 뇌색전증을 일으킨다고 하는데, 이 경우 항응고제로 치료를 하면 뇌혈관 질환의 발생을 약 반으로 줄일 수 있다고 한다.

뇌졸중의 과거력, 일과성 허혈성 뇌졸중 처음의 뇌혈관 질환 발생은 반복발생의 강력한 예측인자이다. 급성뇌졸중 18～26%의 환자에서 1회 이상의 뇌졸중의 과거력을 가지고 있으며, Marguardsen은 뇌졸중의 연간 재발률을 8～10%로 보고하고 있다. 45～65세 사이에 있는 사람은 재발의 가능성이 최초의 뇌혈관 질환 발생률보다 10～20배가량 높으며, 65세가 지나면 8배 정도로 떨어진다. 그 이유는 아마도 65세가 넘으면 최초의 뇌혈관 질환의 발생률 자체가 증가하기 때문인 것 같다. 일과성 뇌허혈 발작 후 뇌혈관 질환 발생의 위험은 처음 3년 동안은 연 5% 가량이지만, 3년 후에는 3% 정도로 떨어지는데 이 경우에 예방적으로 **아스피린을 복용시키면 뇌혈관 질환 발생에 대한 보호효과**가 있다고 한다.

(2) 무증상의 경동맥협착증일 경우는 일반인에 비하여 뇌혈관 질환 발생위험이 약 1.5～2배가량 높다. 이는 뇌혈관 질환의 표식자이며 뇌혈관 질환에 대한 위험이 증가했다는 것으로 나타나지만 반드시 침범된 혈관의 분지에서 뇌혈관 질환이 일어난다는 것을 나타내지는 않는다. 무증상 경동맥협착증에서 예방적으로 항 혈소판 제제를

사용하는 것이 효과가 있다고 밝혀진 바는 없다.

(3) **당뇨병은 고혈압과는 독립적으로 뇌혈관 질환의 위험을 약 3배가량 높이는 것으로 알려져 있다**. Framingham의 조사에 의하면 당뇨병을 가진 환자가 뇌졸중을 일으키는 위험률은 남자가 2.5배, 여자가 3.7배나 높다고 하며, 뇌졸중 환자의 14%가 당뇨병을 가지고 있다는 보고도 있다. 그러나 혈당치를 정상으로 조절하면 뇌혈관 질환의 발생을 줄일 수 있다는 보고는 없다.

6) 뇌졸중의 분류

① 일반적인 분류로는 뇌졸중의 병인 및 기전은 매우 다양해서 여러 가지로 분류할 수 있지만 임상적으로 크게 허혈성 및 출혈성으로 양분되고, 허혈성 뇌졸중은 다시 뇌혈전증, 뇌색전증, 열공성 뇌경색, 일과성 뇌허혈 발작으로 나누어지고, 출혈성 뇌졸중은 뇌실 내출혈과 뇌지주막하출혈로 나눌 수 있다.

② 시간적 측면에서의 뇌졸중은 국소적인 신경학적 증상의 시간에 따른 변화에 따라 허혈성 뇌졸중을 여러 가지 유형으로 나눌 수 있다.

(1) 일과성 뇌허혈 발작

뇌조직의 가역적 허혈상태로 인한 **일시적인 뇌기능의 국소적 소실**을 말하며, 증상은 대개 2~15분 동안 지속되는 경우가 많고, 24시간 이내에 신경학적 증상이 완전히 회복된다. 가장 흔한 원인으로는 동맥경화증에 의한 뇌혈관의 협착을 들 수 있다.

(2) 진행성 뇌졸중

국소적인 신경학적 증상이 발생된 이후 **시간이 경과됨에 따라 증상이 점점 심하게 악화되는 경우**나 증상의 기복이 심한 경우를 말하며, 이는 매우 응급적이고 신경학적 치료를 요하는 상태이다. 허혈성 뇌졸중의 약 20%에서 일어나며, 보통 증상 발현 후 48시간 이내에 흔히 관찰되지만 경우에 따라서는 수일이 지난 후에도 생길 수 있다.

(3) 가역성 뇌졸중

뇌졸중 발생 후 1주일 이내에 증상이 완전히 회복되는 경우로 임상적 의미는 특별히 없으며, 최근에는 별로 상용하지 않는 용어이다.

(4) 안정성 뇌졸중

증상이 발생 후 장기간에 걸쳐 별다른 변화가 없는 경우를 말하며, 역시 특별한 임상적 의미는 없다.

(5) 무증상 뇌졸중

비교적 최근에 사용되는 용어로서 CT나 MRI 시행 시 우연히 발견된 뇌경색을 지칭하며, 특징적으로 뇌경색의 크기가 작고 병력상에서도 뇌졸중의 증상이 전혀 없다. 무증상 뇌경색은 심방세동이나 뇌혈관의 협착이 있는 환자에서 자주 관찰되며, 처음으로 뇌졸중을 일으켜서 입원한 환자의 약 11%에서 뇌 촬영상 이미 무증상 뇌경색이 있었던 것으로 보고되고 있다.

아직 임상적 중요성은 확실히 알려져 있지 않지만 최근의 보고에 의하면 무증상 뇌경색이 있는 동맥경화증에 의한 혈관의 협착이 더 심한 것으로 알려져 있어 향후 뇌졸중의 재발과 밀접한 관계가 있을 것으로 추측되고 있다.

7) 뇌졸중의 원인

(1) 임상상

① 뇌졸중의 유형별 임상양상

㉠ 일과성 뇌허혈 발작(Transient ischemic attack ; TIA)

뇌졸중 환자의 약 10%가 TIA의 증상이 있었던 후에 뇌경색을 일으키는 것으로 알려져 있다. TIA가 임상적으로 중요한 이유는 TIA 환자가 향후 뇌경색을 일으킬 가능성이 매년 8～10%로서 뇌졸중의 위험인자로 생각되기 때문이며, TIA의 증상이 있는 환자는 즉시 신경과 전문의에게 의뢰하여 철저한 신경학적 평가를 받아야 한다.

그러나 TIA는 한두 번 혹은 수십 번 반복될 수 있고, 각 증상 사이에는 신경학적 검사상 이상 소견을 발견하지 못할 수 있다. TIA에서 경동맥 혹은 추골 뇌저동맥의 증상을 구분하는 것은 치료나 예후면에서도 중요하다.

㉡ 혈전성 뇌경색(Thrombotic infarction)

대부분 고령환자에서 발생하며 증상이 수분에서 수시간 때로는 수일에 걸쳐서 서서히 진행된다. 진행과정 중 일시적인 증상의 호전과 악화를 거치며 단계적으로 서서히 나빠지는 양상을 보인다. 50～75%의 환자에서 TIA를 경험하며(죽상동맥 경화증에 의한 뇌혈전증 환자에서는 다른 경우보다 TIA와 같은 전구증상이 더 많다) 대개 나이가 많아 고혈압, 당뇨병의 합병증인 동맥경화증 병변을 동반하여 특징적인 잡음(bruit)을 들을 수 있다.

뇌출혈 때와는 달리 대개 취침 중이나 휴식 때 발생하는 경향이 있다. 국소 뇌허혈

부위가 경동맥 혈관에 의해 공급을 받는다면 적어도 18~24시간 동안 증상의 진행이 없어야 하며, 추골 뇌저동맥의 공급을 받는다면 72시간 동안 증상의 진행이 없어야 허혈의 진행이 끝났음을 알 수 있다.

㉢ 색전성 뇌경색(Embolic infarction)

신경학적 증상이 급작스럽게 나타나 수초에서 수분 내에 증상이 최고에 이르며, 종종 빠른 회복을 보이기도 한다. 주로 깨어있는 시간에 시작되고, TIA 과거력이나 전구증상이 없는 경우가 많다. 비교적 젊은 나이에서도 발생할 수 있으며, 뇌영상 진단 시 주로 뇌피질경색, 여러 혈관영역의 저음영 병변 또는 출혈성 증상 등을 보이며, 중대뇌동맥 영역에 많이 발생한다. 대부분 심장 안의 혈전에서 떨어져 나온 색전(embolus)이 원인이며, 동맥의 죽상동맥경화 병변에서 기인한 경우도 있고, 그 외 신장이나 폐, 사지의 심부동맥에 이미 색전증을 동반하는 경우도 많다. 색전성 뇌경색의 약 30~50%는 출혈성 전환을 할 수 있으므로 주의를 요한다.

㉣ 열공성 뇌경색(Lacunar infarction)

열공성 뇌경색은 흔히 죽상 동맥경화증, 고혈압 또는 당뇨병을 가진 환자에서 볼 수 있으며, 열공(lacunar)이란 뇌의 심부에 있는 작은 침투동맥(penetrating artery)에 발생한 뇌경색의 반흔 조직이 식세포에 의해 제거된 작은 구멍을 의미하는 병리학적인 용어지만 독특한 임상양상으로 다른 뇌졸중과 구별되는 증후군이다.

임상적 진단은 뇌영상 진단이나 임상증후군에 의하며, 대개 직경 1.5 cm 이하의 작은 뇌병변이 증상에 해당하는 부위에 있을 경우 가능하다. 특히 고혈압, 당뇨병이 주된 위험인자이며 병변은 소혈관의 lipohyalinosi와 microatheroma로 알려져 있다. 임상 증상은 뇌경색의 크기가 작기 때문에 증상이 복합적으로 나타나기 보다는 한두 가지 정도의 증상이 순수하게 나타나는 것이 특징적이며 예후가 비교적 좋아서 기능의 회복이 양호하다. 가장 흔한 증상은 pure motor stroke로서 60%를 차지하며, 병변은 주로 중대뇌 동맥에서 분지하는 lenticulostriate artery 부위이다. 그 외에 choreo-athetosis 같은 운동장애의 증상이 나타나는 경우도 있다. 열공성 경색이 자주 재발하게 되면 pseudobulbar palsy의 증상인 구음장애, 정서장애 및 연하장애 등이 나타난다.

8) 뇌 혈류 이상에 의한 두통의 원인

두통의 원인은 다양하다. 뇌가 침해를 입어 생기기도 하고 뇌혈관의 긴장, 뇌압의 항진, 뇌매독, 뇌종양, 뇌막염, 뇌출혈, 유행성 뇌염, 신경쇠약, 히스테리, 당뇨 요독증(요독증은 두통이 심하고 반드시 토기와 하품을 겸한다), 빈혈, 녹내장, 근시, 난시,

성호르몬 조절이 잘 되지 않아 일어나는 갱년기성 두통 등이 있다.

한방에서는 풍한외사가 침입하여 경락을 따라 위로 올라가면 생긴다고 하고, 칠정이 내상되어 간기가 좋지 못해서 오래 가면 풍화로 상승하며, 고량진미를 오래 먹든가 자극성 음식, 술, 담배 등이 지나쳐서 습담이 생기고 그것이 다시 열을 발생하게 되거나 또는 불임 부인의 어혈증, 오래 전에 있었던 교통사고의 후유증, 변비, 위하수 및 방사 과도로 인하여 신수가 부족하여 생긴다고 보고 있다.

두통의 증상은 너무 많아 헤아리기가 어렵다. 대체적으로 얼굴이 화끈거리고 이마에 땀이 나면서 가슴이 답답한 열을 느낀다. 머리가 어지럽고 눈을 뜨기가 거북하며 어지럽고 속이 메스껍다. 한쪽 머리 또는 양쪽이 다 아프기도 하고 머리 뒤와 앞, 윗머리 전체가 아프거나 돌아다니면서 아픈 것도 있다.

2. 뇌와 스트레스

신경과학자들은 외부로부터의 자극과 이에 대응하는 신체 내에서 일어나는 반응을 구분하여 스트레스는 주로 신체 내의 반응을 의미하고, 자극은 스트레스 인자 또는 유발원(stressor)이라고 부른다. 신경생리학적 관점에서 스트레스는 대체로 외부로부터의 물리적, 대사적, 정서적 자극으로 인해 신체생리의 항상성 붕괴가 유발되는 비특이적 생리반응 또는 간단하게 '신체생리의 과부하'라는 개념으로 정의할 수 있다. 스트레스를 받으면 감각기관은 더 예민해진다.

이를 위해 신체는 교감신경계와 뇌하수체가 관련된 신경내분비계의 활성화라는 비상 시스템을 작동시킨다. 위급상황에 처하면 즉각적으로 교감신경계가 활성화되어 아드레날린(에피네프린) 같은 케티콜라민계 호르몬이 분비되고, 연이어 대뇌의 시상하부가 활성화되어 CRH(부신피질자극호르몬, 분비촉진호르몬)라는 호르몬이 분비되면 CRH는 다시 뇌하수체의 전엽을 자극해 ACTH(부신피질자극호르몬)를 분비하게 한다. ACTH는 혈류를 타고 이동해 신장의 위쪽 끝에 위치한 부신피질 부위에 작용함으로써 코티졸(cortisol)을 분비하게 한다. 케티콜라민과 코티졸 등은 스트레스 상태에서 분비되고 스트레스 생리반응을 매개하기 때문에 이들을 스트레스 호르몬이라고 부른다.

스트레스 반응의 초기 과정에서 분비되는 케티콜라민 호르몬은 동공을 확대하고, 털이 꼿꼿이 서게 하여 상대에게 무섭게 보이도록 한다. 동물의 경우 특히 유효하며, 사람도 위급상황에서 온몸의 털이 곤두서는 것을 경험하게 된다. 또한 심폐기능을 증가시켜 뇌와 근육 등에 산소와 에너지원인 포도당의 공급을 원활하게 한다. 따라서 스트레스를 받으면 감각기관이 더 예민해지고 정신이 더 명료해져 상황 판단과 빠른 행동을 가능하게 한다.

한편으로 위급상황에서는 기능이 저하되더라도 즉각적인 지장이 없는 피부, 소화기관, 신장, 손발 등에는 혈류 공급이 감소된다. 그래서 스트레스를 받으면 소화가 잘 안 된다. 특히 **코티졸은 체내의 생리 및 대사활동을 변경시켜 위급상황을 극복하는데 요구되는 순발력과 에너지가 지속적으로 생성되도록 한다**. 코티졸은 단백질 및 지질의 분해를 촉진시켜 혈당수치를 올린다. 또한 스트레스가 있는 상태에서는 외상을 입었을 때 출혈 방지를 위해 혈소판이나 혈액 응고인자가 증가한다.

반복되는 스트레스는 뇌의 기능에 변화를 가져온다. 미국 록펠러 대학 의과대학 신경내분비 연구실장 브루스 매키웬 박사는 뉴올리언스에서 열리고 있는 미국심리학회 연례회의에서 발표한 연구논문에서 스트레스를 받은 뇌는 정상적인 뇌와 다르다는 사실이 쥐 실험에서 밝혀졌다. 매키웬 박사는 쥐에 스트레스를 가한 결과 어떤 행동에 대한 보상으로 주는 먹이의 위치를 바꾸어 놓았을 때 이를 보통 때와는 다른 방법으로 찾아낼 수 있는 지능적 유연성이 사라졌다고 밝혔다.

이는 스트레스를 받은 인간이나 동물의 뇌는 정상적인 뇌와 다르고 그 기능도 달라져 주의력과 학습 기억기능이 저하되었음을 뜻하는 것이라고 매키웬 박사는 지적했다. 매키웬 박사는 스트레스가 왔을 때 뇌는 이를 감지하고 신경내분비 시스템을 작동시켜 행동적, 생리학적 반응을 조절하게 된다고 밝히고 따라서 스트레스가 장기간 계속되면 뇌는 구조적, 기능적 변화를 겪게 되어 그 기능이 저하될 수 있다고 밝혔다.

제 10 장

뇌의 정신병적 견해

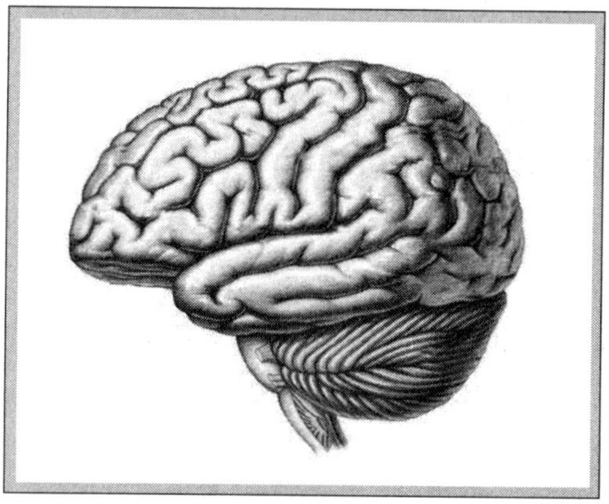

뇌는 컨트롤 할 수 없이 미치광이가 될 수 있다.
카지노의 전기는 미치광이가 되어 대박을 준다하지만
인간은 어지러움 그 자체에서 벗어나기 힘들다.

1. 정신의학적 병력청취와 정신상태 검사

1) 정신의학적 병력청취

신상 명세, 주소, 현 병력, 가족력, 부모형제, 개인(발달)력, 과거 정신과적 병력, 과거 내외과적 병력, 위법 경력, 현재 처해있는 상황, 병적 인격, 정보 제공자에 의한 병력 등에 의하여 병력 청취가 가능하다. 또한 정신의학적 병력 청취는 감별진단과 평가계획에 의하여 치료계획을 세워 진행한다.

2) 정신상태 검사

용모와 행동, 사고의 행동과 진행과정, 주관적인 기분, 객관적인 정동, 사고의 내용, 비정상적 체험, 인지기능 평가, 병식, 신체적 검사 등을 통해 정신 상태를 검진한다.

2. 정신의학에서의 진단

정신과적 진단은 인격 장애, 정신지체와 전반적인 신체상태, 사회적 심리상태, 환경적 문제 등에 의해 전반적 기능을 평가지수와 정신증적, 신경증적 진단을 한다.

3. 정신분열병(현상과 원인)

급성 망상형, 긴장형 양성 증상이 있으며, 만성 혼란형, 미분화형, 잔류형 음성 증상, 인지기능 저하 등에 의한 현상 모두를 말한다.

(1) 원 인

유전적 요인, 발달학적 요인, 생화학적 요인, 환경적 요인, 비정상적 가족 관계 등에 의해 재발을 촉진하기도 하고, 주요 원인 증상이 되기도 한다.

(2) 정 의

붕괴되는 정신병은 역학적으로는 평생 유병률 0.85%로 남·여 모두 십대 후반에 가장 잘 나타난다.

4. 정신분열병(치료와 예후)

(1) 신체적 치료

모니터링은 약물 순응도 면에서 신체적 치료에 이점이 있고, 이때 일차 대사과정은 생략한다.

(2) 재발 예측인자

예후인자로는 25%는 재발이 없이 회복되고, 50%는 회복되거나 재발되고, 25%는 만성화 된다. 10%는 자살로 사망한다.

5. 우울증

우울증에는 유전성, 단극성을 나타내는 현상으로 고도 일차성이라 하여 흔히 기분이 가라앉는 것처럼 저하되는 것을 말한다. 또한 다른 유전성은 양극성으로 경도 이차성이라 하여 즐거움을 잃고, 매사에 부정적으로만 생각한다.

(1) 원 인

유전적 요인, 정신 사회적 요인, 취약한 요인들로 11세 이전 어머니의 사망, 실직, 집에 14세 이하 아동이 3명 이상 있다든지 신뢰할 수 있는 인간관계의 부재 등으로 인하여 일어나는 사회적 요인과 신경화학 물질적 요인 등에 의한 요인으로 나눌 수 있다.

(2) 정 의

기분이 가라앉는다, 즐거움의 감소, 부정적 사고 등을 수반하고, 역학적으로 20대 후반에 가장 활발하게 나타난다. 예후로는 재발을 잘 하고, 15%는 자살로 사망한다.

(3) 치 료

재발 방지를 위해 예방적 치료가 필요하고, 임상 양상으로는 생물학적 변화에 의해 침울한 시기인 오전 중에 악화되기 쉽다. 치료로는 약물에 의한 치료와 본인이 사고 내용을 확실히 인지하고 비정상적 지각을 되찾는 것이다.

6. 양극성 정동장애(조증을 포함)

(1) 원인

유전적 요인으로는 가족력인 경우가 많고, monoamine의 과다로 인한 유발요인이 있을 수 있다.

(2) 조증의 정의

고양 또는 흥분된 기분이 지속되는 기간을 말한다. 20대 초반에 발병하고, 예후는 재발이 자주 일어난다는 것이 특징이다.

(3) 치 료

판단력이 떨어지고, 치료에 순응하지 않을 때 입원에 의한 약물치료와 위험한 행동을 할 경우 강제입원에 의한 치료가 중요하다. 급성치료는 항정신병 약물을 투여하여 유지치료를 한다.

(4) 임상양상

① 고양 또는 흥분되기 쉽다.
② 말의 양이 많아지고 빨라지며, 끊임없이 말장난을 연속적으로 한다.

(5) 성 격

공격성 행동이 자제가 안 되고 주의가 산만해지며, 과하게 활동하고 과소비를 하는 게 특징이다.

① 생각은 사고의 비약, 피해망상, 과대 망상적 사고를 갖는다.
② 주의력은 거의 없다.
③ 잠은 수면(욕구) 감소를 유발하고, 항상 불완전하여 기분 동조성의 환청을 보이기도 한다.

7. 자살과 고의적인 자해

(1) 정 의

고의적으로 스스로에게 죽음을 부과한 행위를 말한다.

(2) 원 인

사회적 원인(사회적 적응의 실패, 사회로부터 유리됨, 사회 이익을 위한 것)과 시골보다 도시의 발생률이 높고, 이혼, 살인, 실직 등에 의한 증가와 관련되어 있다.

(3) 정신과적 원인

주로 우울증 증상 50%를 유발하면서 시작하여 정신분열병과 알코올 중독, 약물 남용, 인격 장애(특히 젊은 남자의 경우) 등을 유발하고, 특히 자살의 가족력이 있는 사람에게 많이 나타나고 생화학적 원인도 동반한다.

(4) 특 징

여자보다 남자에게 많으며, 40세 이상(그러나 젊은 연령층에서 증가 추세)의 상류사회계층(전문직)으로 독거생활을 하거나 실직, 사별, 상실의 경험이 있는 사람에게서 나타나게 된다는 것이 특징이다.

(5) 자 해

죽으려는 의도 없이 고의적으로 약물을 과량으로 복용하거나 독극물을 복용하여 신체에 상해를 입힌 행위를 말한다.

(6) 유병률

연간 2～3/1000명으로 여자가 남자보다 많으며, 35세 이하의 여성에게 많이 나타난다. 충동적으로 다른 사회적, 환경적 증상이 흔히 수반되고, 일반적으로 하류 사회 계층일수록 발병률이 높다.

(7) 치 료

심한 인격 장애가 있을 경우는 주의 깊게 살펴보아야 된다. 입원은 고위험군일 경우에 한해 필요하고, 원인을 찾아내어 정신질환에 대한 치료가 필요하며, 항정신병 약물을 투여하여 반복적인 자해를 줄이는 데 힘을 쏟는다.

(8) 평 가

동기가 무엇인지, 정말로 죽고 싶어서인지, 촉발요인이 만성적 상태인지를 판단하고 환자의 자발적 지원을 고려한다.

8. 스트레스 반응(애도를 포함한)

(1) 급성 스트레스 장애

심한 스트레스에 대한 반응으로 인해 빠르고 급히 발생하며, 대부분 1개월 이내에 저절로 낫는다. 임상양상은 심한 불안, 자율신경계 항진에 의하여 기분이 멍한 상태를 나타내고 지남력 소실에 의한 현상을 나타낸다.

(2) 치 료

마음을 항상 안심시키고, 회상할 수 있게끔 격려하고 타일러 행동하게 해야 된다. 해리증상이 있을 경우는 예후가 좋지 않을 확률이 높다. 특히 외상 후 스트레스 장애, 누가 보아도 심하다고 인정할 만한 압도적인 스트레스로 인해서 점차적으로 발병할 수가 있다.

(3) 임상양상

재경험 회피, 불안, 자율신경계 항진, 무감각을 들 수 있다.

(4) 치 료

스트레스에 대한 정상적 애도반응을 나타낼 수 있도록 환경을 조성하고, 충격과 불신, 분노, 죄책감 등에 의한 온화한 타협책을 찾는다. 특히 스트레스는 슬픔과 절망을 동반하기도 한다.

(5) 선행요인

문제성 대인관계와 예기치 못한 죽음에 대한 충격에 의한 요인이 크다. 임상양상으로는 뒤늦게 나타나고 방치에 의해 정도가 매우 심하게 되어 오래 지속될 확률이 높기 때문에 다음 단계로 진행되지 못하도록 스트레스 대처방안을 세워 리릭스한 생활환경과 온화한 마음을 항상 갖도록 유도할 필요가 있다. 그렇지 않을 경우 자살사고를 유발할 수도 있다.

(6) 적응장애

생활과 환경의 변화에 비적응적 반응을 나타내고, 몇 주 이내 발생되며, 임상양상으로는 불안과 자율신경계 항진에 의한 우울감을 나타낸다.

(7) 치 료

감정의 환기와 문제 해결이 관건이며, 원인이 해결되면 낫는 경우가 많다.

9. 불안장애

정상적인 불안, 스트레스에 대한 반응, 수행불안 등이 있다.

1) 공포성 불안장애

① 광장 공포증은 남성보다 여성에게서 많으며, 열린 공간에 대한 공포를 말한다.
② 특정 공포증은 특정 대상에 대한 공포증을 말한다.
③ 사회 공포증은 남성보다 여성에게서 많으며, 사회적으로 창피를 당할 것에 대한 공포를 말한다.

치료법으로는 행동치료, 약물치료가 있는데 항불안제는 단기간만 사용하여야 된다.

불안, 불쾌한 감정상태, 주관적인 두려움, 불편한 신체적 증상들을 나타내기도 한다.

2) 사회 불안장애

남성보다 여성에게서 많이 나타나며, 성인에 주로 발생한다. 사회적 상황의 변화를 수행하는 것에 대한 공포를 말한다. 치료제로는 항우울제를 사용하고, 행동요법으로는 정신치료, 지지 정신치료, 역동 정신치료, 가족치료 등이 있다.

3) 범 불안장애

여성에게 많으며, 임상양상으로는 과도한 걱정과 주위에 예민하여 수면장애, 근육긴장, 자율신경계 항진을 초래하기도 한다. 원인으로는 유전적 요인과 소아기 분리경험이 있는 성인 등이 주로 이런 증상을 유발하고, 최초의 스트레스 사건 등이 원인이 되기도 한다. 치료로는 불안함을 안심시켜 주고, 환기를 변환시켜 준다. 또한 약물치료를 유도할 수도 있으나 항불안제는 연속성이 있으므로 단기간만 사용하고 항우울제를 사용한다.

4) 공항장애

주로 여성에게 많으며, 간헐적으로 발생하여 일과성을 예기치 못한다. 임상양상으로는 죽음에 대한 두려움으로 인하여 정신적 불안감에 대해 미칠 것 같은 기분을 조절하지 못하고 두려움을 느낀다.

5) 자율신경계 항진

비현실감, 이인증으로 유전적 요인에 의하여 자율신경계 항진을 유발한다. 치료로는 이완요법이 있으며, 약물치료로는 항불안제를 복용할 시에는 단기간만 사용하고 항우울제를 사용한다.

10. 강박사고와 강박행동

1) 강박사고

생각과 충동은 스스로 만들어 내는 것으로 주로 섹스, 폭력, 숫자 의심에 대한 내용 등을 말한다. 침습적이고 무분별하며 반복적인 행위는 강박행동이라 할 수 있다. 주로 손 씻기, 체크하기, 만지기 등의 행동으로 나타날 수 있다.

2) 강박장애

다른 사람을 힘들게 하고, 생활을 방해하는 강박사고와 강박행동을 유발하는 행위를 말한다. 강박장애의 유전적 요인으로는 serotonin의 활성 저하를 들 수 있으며, 합병증으로는 우울증, 알코올 남용을 들 수 있다. 역학적으로 생활 방해가 2～3%로 15～30세에 가장 많이 일어난다. 치료 예후로는 자살 위험이 증가하고, 강박성 인격장애를 유발하기도 하며, 임상양상으로는 우울증(20～30%), 정신분열증(3%), 뚜렛 증후군 등 신경성 식욕부진증을 유발하기도 한다.

11. 식이장애

1) 신경성 식욕부진증

살찌는 것에 대한 두려움, 왜곡된 신체상, 고의적인 체중 감량, 무월경 등의 증상에 의하여 폭식, 하제 사용, 구토를 유발하기도 한다. **수면부족과 사회적으로는 성적 접촉에 대한 두려움, 집중력 저하, 냉담한 감정, 우울함을 유발한다.**

증상으로는 저혈압, 수족냉증, 구토 등 주로 13～20세 사이에 발병(85%)한다. 95%는 여자로 여학생 시절에 1～2%가 나타나고, 상류 사회계층에 많다. 기질성 질환으로 당뇨가 있으며, 에디슨병과 소화흡수의 장애에 의해 위암의 주원인이 되기도 한다.

2) 정신과적 질환으로 정신분열병

음식에 대한 망상을 가질 확률이 있으며 유전적 요인(식이장애), 가족력, 환경적 요인(가족 간의 갈등), 문화적 요인 및 동료 집단의 압력, 신체 건강상태의 불안정, 가족에 대한 개입이 있다. 체중 감소가 심하고, 뚜렷한 신체적 이상이 있을 때 입원치료를 하여야 된다. 약물로는 Fluoxetine이 체중 증가에 효과적일 수도 있다. 40%는 회복, 35%는 호전, 20%는 만성화, 5%는 사망하며, 골다공증의 위험률이 증가한다.

3) 신경성 대식증

구토와 하제 사용을 동반한 조절할 수 없는 폭식 등으로 체중과 체형에 과도하게 집착한다. 체중의 변동(대개 정상이거나 과체중), 구토로 인한 징후를 유발하고 저칼륨혈증, 알칼리혈증, 치아 우식증, 손가락, 손등의 찰과상, 귀밑샘부종 등의 현상이 일어나기도 한다.

4) 정신과적 증상

우울감, 충동조절의 어려움, 약물 남용(알코올 많음) 등이 있으며, 15~30세경의 연령대에서 발병하고, 유병률은 1~3%로 50 : 1의 비율로 여성에게 높은 발병률을 보이고, 최근 남자에서도 증가 추세이다.

12. 인격 장애

1) 분류

(1) 인격장애 A

괴상하고 편벽됨. 편집성, 분열성 성질을 나타낸다.

(2) 인격장애 B

변덕스럽고 극적임. 경계성, 연극성, 자기애성, 반사회적 성질을 가진다.

(3) 인격장애 C

겁 많고 불안함. 회피성, 의존성, 강박성 경향이 있다.

유전적 요인으로는 정신적 발달의 장애, 비정상적 뇌 성숙, 양육의 실패가 원인으로 작용한다. 인격 장애는 일생 동안 지속되는 행동, 태도, 경험에 대한 비적응적 패턴으로 자신, 타인, 사회에 심각한 불편을 초래한다. 정신치료, 사회기술 훈련, 약물치료, 정신치료를 부가적으로 사용하며, 대중치료는 동반 질환에 대한 치료 예후와 대인관계가 좋을 경우에는 보다 호전적이고, 공격적 행동은 나이가 들면서 감소하나 자살 위험성은 배제할 수 없다.

13. 물질 남용과 의존

중독에 대한 일과성과 물질 사용으로 인해 의식수준, 인지기능, 지각, 감정, 행동에 변화를 초래한다. 의존적으로 충동적인 물질을 사용하고, 신체적 금단증상과 약물 내성력이 강해 사용량은 계속 늘어나고 조절이 잘 안 된다. 다른 것에 대한 흥미가 떨어지고, 반복적으로 사용하여 비적응적이고, 사회적 기능이 떨어진다.

원인은 약물 접근성이 양호하고, 동료 간 압력, 사회적 박탈, 문화적으로 고립되기도 한다. 치료로는 일반적 치료, 약물 치료센터 입소, 동반된 정신과 질환에 대한 치료, 특수치료, 약물치료가 있으며 과량 복용, 금단증상을 유발할 경우는 유치치료, 심리치료 등이 있다.

(1) 대마초

활성 대사물 흡입시간이 지속되고, 신체적 의존성은 없다(심리적 의존만 있음). 정신분열병 증가와 연관된다. 대마초는 마약으로 신체적 의존율이 빠르게 일어나고, 떨림, 고열, 변비현상이 나타나기도 한다. 연간 사망률은 2~3% 정도이다.

(2) 진정 수면제

금단증상이 오래 가고, 과량 복용 시 위험하다.

(3) 유기용제(본드, 페인트)

사춘기 소년들이 가끔씩 흡입하기도 한다. 환각제로 지각이 높아지고, 정신분열병과 유사한 정신증상을 유발하고, 과량 흡입 시 사지경련을 일으킬 수도 있으며, 의존성은 없고 순간적 환각상태를 즐길 정도이다.

(4) 정신 자극제

초기에는 기분 고양과 배고픔이 없으며, 후기에는 우울감 정신증을 유발하기도 한다.

14. 알코올 남용과 의존

① 일일 음주량이 남자 7unit, 여자 5 unit 이상 음주하는 경우가 주당 얼마나 자주 있는가.

② 음주 후 지난밤 일을 기억하지 못 하는 경우가 연당 얼마나 자주 있는가.

③ 술로 인해 정상적으로 기능하지 못 하는 경우가 연당 얼마나 자주 있는가.

④ 가족, 친구, 의사가 다시 술을 마실까봐 걱정하는 경우가 연당 얼마나 자주 있는가.

문제성 음주에 의한 남용에 대해서 충동적으로 음주하고, 음주의 상동적 패턴, 술을 찾아다니는 행동, 음주량 조절을 못한다(음주 시작 및 종료 시기, 음주량). 신체적인 금단증상이 나타나기도 한다. 내성으로는 대안적인 취미나 즐거움을 갖지 않으려 하고, 해롭다는 증거가 있음에도 불구하고 계속 음주하게 된다.

(1) 원 인

유전적, 생화학적으로는 여러 유전자가 관여하여 비정상적 대사와 학습된 행동을 모방하게 되고, 쾌락과 연관된 동료 그룹 간의 동질적 사고를 갖게 된다. 도시화에 의한 사회적 고립을 유발하기도 한다. 합병증으로는 내과적 소화계통 장애, 간 장애, 기타 심장병 등을 유발한다. 사회적으로는 가족 간 갈등, 법적문제 유발, 업무능력 저하 등이 있으며, 신경정신과적 급성 중독 시 급성 금단증상이 일어난다.

(2) 안전한 음주량

남자는 주당 21 unit, 여자는 주당 14 unit이며, 최소 1주일에 2일은 술을 먹지 말아야 된다.

(3) 치 료

급성 금단증상 치료와 수분공급에 의한 진정과 의존성 증상치료가 가능하다. 혐오요법 집단 정신치료, 동반된 우울증에 대한 치료, 자조모임 등이 있다.

15. 여성 생식과 관련된 질환

임상양상으로는 울음, 흥분, 복부 팽만감이 있으며, 생리주기와 연관된 질환들로 배란 전에 기분 문제가 생겼다가 생리 시작 후 하루 안에 호전된다.

1) 산후 기분 저하증

출산 후 50~70% 정도의 여성에게서 증세가 나타나며, 출산 후 3~5일째 이후 주로 잘 생긴다. 정상적인 현상으로 저절로 낫는다. 임상양상으로는 울음, 기분 변화, 불면, 흥분 등을 유발한다.

2) 산후 우울증

출산 후 10%에서 발생하고, 원인으로는 부부갈등, 스트레스 등을 들 수 있다. 치료는 지지정신치료, 인지치료, 항우울제를 사용하여도 되지만 수유 시 주의해야 된다.

3) 산후 정신병

출산 후 1/500명 수준의 산모에게 발생하며, 정동장애의 일종으로 기분 변화가 심하고, 당혹스러워하며 일급증상이 나타나기도 한다. 원인으로는 태반 호르몬의 급작스런 감소에 의해 자살 위험성이 있으며, 아기에 대한 위해 가능성이 있을 경우 강제입원이 필요할 수도 있다. 주로 유대관계의 실패로 우울증과 연관되어 있을 수 있다.

16. 노인에서의 기능적 장애

(1) 유병률

지역인구의 10% 정도로 남 / 여=1.0 : 1.5 비율로 요양시설 환자의 20～30% 정도의 발병률을 가진다. 정동장애로 입원한 노인환자의 20%로 남/여 =1 : 2 정도로 노인정신과 입원환자의 10%가 이에 속한다.

(2) 임상양상

젊은 환자와 비교했을 때 우울한 기분, 자살사고의 표현이 적다. 불면증, 건강염려증, 당혹감이 많다. 체계화된 피해망상으로부터 정신분열병과 유사한 정신병적 증상까지 다양한 면을 나타낸다. 노인에서의 망상장애의 원인은 건강, 재산, 배우자, 직업, 가정의 상실 등이 있다. 유전적 요인으로는 뇌졸중 후에 이차적으로 증상이 나타나며, 감각의 손실, 사회적 고립 등이 있다.

(3) 치 료

항우울제를 사용하여 예방적 유지치료가 필요하지만 대부분 치료받지 않고 방치되는 경우가 많다. 강제입원이 필요할 수도 있으며, 예방적 치료로는 항정신약물이 효과적이다. 환자 중 25%는 만성화 치료를 받을 경우 더 좋아질 수 있다.

17. 섬망(급성 착란상태)

(1) 임상양상

급성 발병으로 지남력 소실, 의식수준의 변동, 집중력 저하 등이 있다. 주로 야간에 악화된다. 비효율적, 피해망상이 흔하다. 자율신경계 증상으로는 발한, 동공확장, 빈맥 등을 일으키며 기분은 변동이 심하고, 무감각, 당혹감, 우울감, 흥분증상이 있다.

(2) 유발요인

두부내적 외상, 혈관성 간질 감염, 뇌종양, 두부외적 감염, 독성물질, 내분비성, 대사성 저산소증 등이 있다.

(3) 증 상

치매, 우울증, 망상장애, 과도한 의심, 통증장애, 해리장애 등을 들 수 있다.

(4) 치 료

급성으로 오는 독성 또는 대사성 결손으로 인해 중추신경계의 광범위하고 변동이 있는 기능저하 상태를 유발할 경우 일차적으로 조사해야 할 사항들로는 보호자에게서 복용약물 확인, 알코올에 대한 경력 인지 기능평가, 신체적 검사, 혈액검사, 요검사를 하기도 한다. 수분보충 전해질 교정, 지남력 촉진, 갈등을 피하기 위해서 항전신병 약물을 투여하기도 한다.

18. 치 매

(1) 임상양상

단기 및 장기 기억력 저하, 합리적 사고, 판단력 저하, 일상생활 기술 저하, 우울, 불안, 공격성 탈 억제, 수면장애, 정신증적 현상을 들 수 있다. 명료한 의식상태에서 고위 정신기능이 점진적 비가역적으로 광범위하게 황폐화 된다.

(2) 유병률

65~74세의 노인에게 1%, 75세 이상이 10%로 치료는 돌봄, 다학제적 팀 접근, 치료가능한 원인은 배제한다. 저용량 아스피린 복용으로 혈관성 위험인자에 대한 교정법이 있으며, 위험요인들로는 뇌졸중, 흡연, 당뇨, 고혈압, 고지혈증 등이 있다.

표 10-1. 섬망과 치매의 차이

	발 생	경 과	사고 내용	지각이상
섬 망	급 성	변동 심함	풍부하고 일관성이 없음	매우 흔함 (특히 환시)
치 매	점진적	명 료	빈곤함	환청 30% 환시

19. 신경정신의학 1

역학적으로는 50세 이상 인구의 1% 수준으로 원인은 감정의 변화, 인지기능의 저하로 나이가 들수록 많다. 약물과 우울증으로 인한 급성착란을 유발하기도 한다. **정신증적 증상은 약물로 인해 주로 발생**하고, 항정신병 약물 복용이 증상을 악화시킬 수 있으므로 비전형 항정신병 약물을 쓴다.

1) **헌팅톤병**(Huntington's disease)

역학적으로 드물다(4～7/100000). 발병률의 원인은 정신과적 증상, 행동의 문제(치매의 선행 증상일 수 있음), 감정의 문제(자상에 주의), 정신분열병과 유사한 증상, 인지기능의 저하에 의해 50～70%의 환자에게 치매현상이 나타난다. 안절부절 못하는 것이 특징으로 Chromosome4의 유전자에 의해 상염색체 우성(100% 투과)으로 유전된다. **대뇌의 위축을 보이고 도파민으로 인해** GABA**가 주로 저하되어 있다**. 대개 진단 후 15년 뒤 사망한다.

2) **윌슨병(Wilson's disease)**

역학적으로는 드물다(30/million). 원인으로는 정신과적 증상으로 선천성 대사장애이다. 20～100%는 감정의 문제, 행동의 문제, 정신병적 증상, 인지기능 변화 등을 들 수 있다. 상염색체 열성 유전(Chromosome13)이며 간, 뇌, 신장, 각막, 뼈에 구리가 침착되는 것이 특징이다. 신경학적으로 CT상 기저핵의 이상을 동반한다. 치료는 구리 저해제를 투여하는 것이며, 정신과적 문제에 대해서 항우울제나 항정신병 약물을 투여한다.

20. 신경정신의학 2

1) **간질**(Epolepsy)

역학적으로 17/1000(활성형은 5/1000) 정도로, 원인으로는 75%에서 불명으로 정신과적 증상을 나타낸다. 발작 전후와 발작 당시 정신증 항전간제로 치료한다. 발작 휴지기로 우울증을 동반하기도 한다. 남자는 자살률이 높다. 치료는 항전간제를 치료제로 사용한다. 정신분열병과 유사한 정신증 현상이 10～15년 뒤 발생한다. 유전적 요인은 없으며, 가성발작이 치료 저항성 간질의 20～30%에서도 보인다. 소아기 성적 학대와 연관이 있다. 보통 30세 이전에 발병하고 가장 흔한 유형은 복합 부분발작

(60%)이고, 90%는 측두엽에서 기원한다. **대부분의 간질 환자들은 인격장애를 갖고 있지 않으며 성적인 기능저하가 흔한데 항전간제의 부작용, 신경 생리학적 문제들, 사회적 문제들로 인한 것이다.**

2) 정신적 루푸스 홍반증(Systemic lupus erythematosus, SLE)

SLE는 피부변화, 신장침범, 관절염, 대뇌의 SLE를 증상으로 하는 결체조직 질환이다. 치료로 steroid를 사용하는데 이로 인해 정신과적 증상을 유발할 수도 있다.

3) 다발성 경화증(Multiple sclerosis, MS)

원인은 유전과 바이러스 감염에 의해 일어나고 정신과적 증상이 나타난다. 치매 등이 있다. 비교적 흔한 질병으로 신경세포의 탈수초화로 인해 중추신경계 장애가 생긴다.

4) 매독(Syphilis)

정신과적 증상으로 20～40%에서 치매를 나타내고, 25%에서 우울증, 10%에서 과대망상을 보이고, 페니실린에 반응한다. 뇌수막혈관성 매독은 1차 감염 후 5～6년 뒤에 나타나는데 두통, 근육통, 기면, 흥분성, 섬망이나 치매를 나타내기도 한다.

5) 폴피린 혈증(Porphyria)

발작은 저절로 생기거나 약물로 인해 유발되고, 50%에서 섬망상태를 보이고 히스테리와 구분이 힘들 수 있다. 원인은 감염, 임신, 대사 및 영양적 측면의 원인(저탄수화물 식이)에 의해 급성으로 발생하는 것이 특징이다.

21. 소아 정신의학 1

1) 품행장애(Conduct disorders)

유병률 4%로 남아에서 많다. 낮은 사회계층에서 빈번하게 일어난다. **원인은 엄격하고 폭력적인 양육교육의 실패, 학습장애, 의사소통 장애, 가족적 요인, 가정불화가 원인**으로 2/3는 성인기까지 지속된다. 지속적인 반사회적 행동, 불복종, 거짓말, 비행, 공격성, 절도, 난잡한 성생활, 기물 파손(방화) 등을 보인다.

표 10-2. 품행장애에 의한 행위

결 석	학교 거절	무단결석
소 재	명확	불명확
연관된 정신병리	불안	품행장애
학업 수행도	좋음	나쁨
가족력	불안, 우울	반사회성 인격장애
가족유형	소가족	대가족 박탈적

표 10-3. 분류와 임상양상

등 급	IQ	임상양상
경도(80%)	50～70	스트레스에 대한 대처능력 저하
중등도(12%)	35～49	제한된 언어사용
고도 (7%)	20～34	Self - care 저하
최고도(1%)	< 30	최소한의 언어와 self - care

2) 감정장애(Emotional disorders)

소아 학대, 신체적 학대, 감정적 학대, 성적 학대 등이 원인이 되고, 소아의 경우는 원치 않은 출생, 저체중아, 정신적・신체적 핸디캡, 어머니와 조기 분리 등을 들 수 있으며 지속적으로 안절부절 못하고 울어댄다. 부모에 의한 요인으로는 자신이 부모에게 학대받은 경험, 실직, 가난을 들 수 있으며, 설명되지 않는 심리적 형태를 나타내고, 부모를 무서워하고 성장이 정체된다. 일반적으로 행동치료와 가족치료를 병행한다.

22. 소아 정신의학 2

1) 자폐장애(Autism)

임상양상으로는 3세 이전에 발병한다. 타인과 관계를 맺고 변화에 반응하며, 언어발달 능력이 떨어진다. 이 질환의 필수적인 증상은 **타인과 관계를 맺거나 상황을 변화시킬 수 있는 능력의 부재이다**. 감정을 포착하는 능력 장애로 정신증적 현상은 보이지 않는다. 조작적 조건화와 같은 행동 치료요법이 상동증적 행동을 감소시키고, 정상발달과 사회적 기능을 하게끔 도울 수 있다. 가족에 대한 지지와 카운슬링이 중요하다.

2) 아스퍼거 장애(Asperger's syndrome)

자폐장애와 유사하나 보다 늦게 발병한다. IQ는 정상이나 주의력 결핍, 과잉 행동장애를 나타낸다. 품행장애와 연관되는 경우가 많고, 배설장애 유뇨증 등이 있다. **원인은 가족 간의 갈등, 발달 지연행동 문제** 등이 있으며, 치료로는 신체적 원인 배제 행동요법과 더러워져도 신경을 쓰지 말고 벌을 주지 않음으로도 90%는 호전될 수 있다.

23. 청소년 정신의학

청소년기의 변화는 신체적 성장, 도덕적 발달 관계 형성의 능력, 성적 충동, 공격적인 충동에 의한 자율성의 발달이 느려지고, 기분이 나빠지고, 부모와의 갈등이 심하면 비행행동과 학업성적의 저하를 유발하고 대부분의 경우 정신과적으로 문제가 있는 것은 아니다.

1) 청소년에 비특이적인 가장 흔한 진단들

(1) 품행장애(Conduct disorders)

사회 규범에 맞지 않는 행동들을 반복적이고 지속적으로 행한다. 폭력적으로 변하기도 하며, 반사회성 인격자로 발전 가능하다.

(2) 기분 장애들(Mood disorders)

조증 유병률 1%로 불안장애, 걱정, 학교 거부증, 사회공포증으로 나타난다. 우울증은 식욕저하, 무망감 수면, 자살사고 등을 유발하고, 특히 남자에게도 일어날 경우 약물 남용을 하는 경우가 있다. 치료는 가족치료와 개인 정신치료를 한다. 항우울제 치료는 생물학적 양상이 뚜렷할 경우에만 대상이 된다.

(3) 정신분열병(Schizophrenia)

10대 후기 청소년기에 가장 호발적이고, **학업 수행능력 저하, 괴이한 행동, 사회적**

으로 불안감을 느낀다. 보통 학업 성적의 저하로 증상이 나타난다. 항정신병 약물 및 정신 재활치료가 치료의 주류를 이룬다.

24. 정신지체(학습 불능)

지적 수행능력 저하로 출생 시부터 증상을 나타내고, 초기 소아기 부터 발생한다. 유병률은 인구의 1.5% 정도로 정신과적 합병증을 동반하고 질환의 유병률이 높으며, 행동문제들에서 진단하기 어려운 정신분열병, 우울증을 나타낸다. 뚜렷한 운동에 의해서 행동상 변화를 보이기도 한다.

(1) 유전적 요인

다운증후군은 출생 700명당 1명꼴로 발병하고, 특징적인 신체적 양상과 행동상 문제들을 일으킨다. 5%에서 자폐증상을 보이고 중년기에 치매가 온다. 고집이 세고, 반항적인 것이며 충동적이다.

(2) 치 료

예방이 중요하고 카운슬링에 호전을 보이기도 한다.

25. 자문(조정 정신의학)

설명하기 힘든 신체형 장애를 유발하고, 다양한 증상이 나타나며, 신체 부위 수술 전환 장애와 견디기 힘든 내적 불안과 갈등을 보인다. 섬망은 내과적 환자의 30%에서 인지 결손을 보이고, 종합병원 환자의 25~45%에서 정신과적 질환을 갖고 있다. 잘 발견되지 않기 때문에 자문은 행동변화에 의한 비정상적 질병형태로 나타난다. 통증과 피로를 느끼며, 내재된 우울증으로 인해 이차적으로 발병할 수 있으며, 항우울제에 반응할 수 있다. 우울한 기분을 나타내고 자살사고, 자살 위협에 의한 과로한 통증 피로를 나타낸다.

26. 지역사회 정신의학

흔히 신체적 증상을 동반하는 경우가 많으며 요통, 피로감, 두통, 불면증 등을 나타낸다. 면담을 통해 치유가 가능하다. 숨겨진 문제들에 주목할 필요가 있으며, 카운슬링 등 적절한 약물요법이 가능한데 적절한 용량을 사용하고, 적정 기간 동안 약물 치유를 해야 한다. 치료 저항성 환자의 경우는 정신과 전문의에게 의뢰한다.

27. 법 정신의학

유언능력과 유언장을 작성할 수 있는 능력이 요구된다. 재산 내역 상속자에 대한 사항을 인지할 수 있어야 되며, 정신질환에 의해 판단력이 흐려지지 않아야 한다. 소송능력과 선고내용에 대한 유・무죄의 의미를 이해하고, 변호사를 선임하여 판사에게 항변하고 법적 절차를 따를 수 있는 능력이 요망된다. 범죄성립의 요소는 10세 이하일 경우 정신질환으로 인해행위 책임성이 경감된 경우와 의도를 형성할 능력이 없을 경우(자동증) 범행 사실이 불충분할 경우를 말한다. 법적 책임은 폭력을 예측할 수 있는 요인들로 심한 스트레스, 과거의 폭력 경험 정신상태, 피해망상, 질투망상, 우울망상, 폭력적 위협, 폭력의사 표현 능력이 있어야 된다. 법 정신의학은 정신질환을 가진 범죄자의 평가와 치료, 재활에 관여한다. 주로 범죄와 정신질환 간의 연관성을 다룬다. 대부분의 정신 질환자들은 자신의 행동에 대한 책임을 갖고 있고 스스로 처리할 능력이 있다. 그러나 책임능력을 결정하는 것이 중요한 경우가 있다.

28. 영국에서의 1983년 정신보건법

강제 입원에 대한 요청에 의해 현재 정신질환의 증상이 있고, 입원 및 치료를 거부

표 10-4. 범죄와 정신질환

진 단	관련 범죄 행동
우울증	상점 도둑, 살인 후 자살함
정신분열병	상점 도둑, 기물 파손, 폭력은 드묾
알코올/약물남용	음주운전, 절도, 폭력
정신지체	성범죄, 방화
반사회적 인격장애	강간, 상점 도둑, 살인
조 증	사기, 채무 불이행
치 매	상점 도둑, 성범죄

하고 있는 상황에서 환자의 안전과 건강을 최우선으로 하며 타인에 대한 보호, 입원이 필요한 경우는 강제 입원이 가능하다. 이는 정신 질환자들의 케어와 치료를 위한 것이다. 가장 중요한 것은 의학적 권고나 법원의 명령에 따른 강제 입원에 대해 다루고 있다.

29. 정신의학에서의 위험평가

과거의 폭력경험 빈도수의 정도, 폭력경험 자해, 소아에게 위해를 가한 경력, 구류 등의 경험과 정신과적 병력이 있는가, 최근 스트레스로 인하여 타인에 대한 폭력 방화 등을 들 수 있다.

1) 정신상태 검사

조종망상, 피해망상, 폭력적인 감정들, 과도한 분노 또는 위협, 성적으로 부적절한 행동을 검사한다. 격리 및 결박이 필요할 수 있다.

① 비밀보호와 케어의 의무
② 환자를 위한 비밀보호
③ 잠재적 희생자를 보호할 의무
④ 잘 모를 경우 자문을 구할 것
⑤ 입원이 필요한가.
⑥ 정신보건법에 저촉되지 않는가.
⑦ 어느 곳으로 입원시킬 것인가.
⑧ 치료진 간 의사소통이 필수적으로 동반되어야 한다.
⑨ Care plan은 반드시 기록되어야 한다.
⑩ 원인 질환에 대한 치료를 해야 한다.

30. 성 장애

성기능 장애의 흔한 유형으로 남자의 경우 발기부전과 사정조절의 실패를 들 수 있고, 여자의 경우 성욕저하, 질 경련증, 성 고통, 오르가즘 장애 등이 있다. 신체적 원인으로 약물(항정신병 약물, 항우울제), 정신과적 문제(우울, 불안, 알코올 사용), 관계의 문제, 심리적 문제 등이 있다. 질 경련은 조기사정의 경우가 가장 많다.

성 정체성 장애로는 자신의 성을 불편해 하고 다른 성이 되고 싶어 한다. 반대편 성으로 2년 이상 성공적으로 살아왔으며, 수술을 수단의 의미로 받아들이지 않고 수술 전 정신치료에 참여했을 경우에만 성전환 수술 시행이 가능하게 된다. 소아에서는 반대편 성의 옷을 입고, 반대편 성 역할놀이를 즐기는 어린이가 성인이 되어 동성애자가 되는 경우가 많다.

31. 에이즈의 정신의학적 측면

과도한 걱정으로 인해 카운슬링이 필요하다. 심리적 반응으로는 급성 스트레스에 의해 적응장애에 의한 자살 위험성이 높다. 신체적 기능 저하 시에는 정신질환, 우울증, 불안장애, 조증(드묾), 정신분열증(드묾)을 나타내기도 한다. 추측되는 기전으로는 면역반응의 파괴를 들 수 있다. 이차적 문제로는 감염과 종양이 있다. 치료로 인해 생기는 문제는 졸음, 조증 유사증상(드묾), 항정신병 약물 부작용이 심하다.

32. 심리적 치료

정신분석 치료에는 역동 전신치료, 대인관계 치료, 인지 행동치료, 변증법적 행동치료, 카운슬링 등이 있다. 주요 원칙과 내용으로는 무의식적 방어기전 전이, 대인관계, 심리적 갈등, 역할의 이동 분쟁 상실과 슬픔, 사회공포 증상에 초점을 맞춰 대인관계에 대해 상세하게 조사해야 된다. 인격 장애로는 성적 어려움, 정신・신체적 문제, 우울증, 불안증, 식이장애, 정신분열병, 통증, 심근경색 또는 혼수상태 후의 회복, 경계성 인격 장애 등이 있다.

33. 신체적 치료 1

항정신병 약물의 투여로 정신분열병, 조증, 망상적 우울증 약 남용으로 인한 내분비적 부작용, 항콜린성 작용, 특발성 작용 등을 유발한다. 항우울제로 우울증 치료 및 재발 방지를 위해 항콜린성, 항아드레날린성 약제를 투여하고 약물의 부작용에 의해 오심과 두통을 일으키기도 한다. 항정신병 약물은 정신분열병 치료에 있어 일차 선택 약물이다. 특히 망각, 환각, 사고장애와 같은 양성 증상들을 경감시키는 데 가장 효과적이다. 또한 재발 방지에도 유용하다.

34. 신체적 치료 2

분류로는 단측성 전극과 양측성 전극이 있으며, 치료약으로는 항전간제, 항히스타민제를 사용하고, 고도 망상이 동반되었을 때, 지체가 심할 때, 자살 위험성이 높을 때, 외부자극에 반응이 없을 때, 식사를 거부할 때 이 약을 복용한다.

정신분열증 상태로는 산후 정신병, 불안장애, 불면증, 알코올 금단증상, 우울증을 일으키고 간질, 파킨슨씨병 등을 유발하며, 문제점들로는 마취 합병증, 기억력 저하, 두통 증상이 일어나기도 한다. Lithium을 사용하는데 치료적 혈중 농도 범위가 좁고, 혈중 농도 모니터링이 필요하다. 신체적 의존성으로는 내성과 금단증상, 심리적 의존, 과량복용 위험성이 있으며, 장기복용은 가급적 피해야 한다. 원인 상태에 대한 치료가 필요하다.

35. 횡문화적 정신의학

질병의 개념으로는 환각과 망상증상을 나타내기도 하고, 진단과 치료에 대한 태도 슬픔의 패턴이 각 나라에 따라 문화가 다르기 때문에 정확한 카운슬링이 필요하다.

1) 문화와 진단

표준화된 진단 안에는 문화적 영향이 작용하고 있다. 진단상 정신병력 질환들(우울증, 정신분열병)은 신뢰성 있게 규명되었지만 신경증이나 해리장애들은 확실하지 않다. 문화관련 증후군들이 해리의 양상을 가지고 있다.

2) 문화와 역학

영국에서 Afro-Caribbeans에 의한 정신분열병이 많은 이유는 정동장애를 잘못 진단하여 약물 남용에 의해 일어난다. 인종 차별, 이민 때문에 일어난다. 문화와 약물대사의 차이는 특히 알코올에 민감성 많고, 혈중 농도가 높다. 우울증의 유병률은 문화별로 매우 다양한데, 비 서구사회에서는 신체적 증상으로 나타나는 경우가 많았다. 정신분열병조차도 다문화 사회에서는 문화적 요인이 유병률에 영향을 미칠 수 있다.

3) 문화관련 증후군

(1) Brain flag

아프리카인에게서 나타나며 집중력 저하, 신체증상 호소, 우울감을 호소한다.

(2) Latah

아시아, 북 아프리카인에게 많으며 스트레스 반응, 의식수준의 변화에 의해 주로 발병한다. 강렬한 내적 갈등에 대한 반응으로 의식수준의 변동, 과도한 피 암시성, 반항언어와 반항동작 등의 흉내 내기가 특징이다.

(3) Ataque de nervios

히스패닉계 미국인에게 많으며, 애도반응, 의식수준의 변동이 심하다. 울고, 소리지르고, 과호흡 등을 들 수 있다.

(4) Amok

아프리카, 아시아, 뉴기니아 인에게 많으며, 수치심으로 인해 급작스럽게 분노발작을 유발하고, 의식수준의 변화에 의한 살인, 자살을 저지르기도 한다. 이러한 사건 이후 기억상실을 나타내기도 한다.

(5) Koro

아시아인에게 많으며, 남자의 성기가 몸 안으로 들어가서 죽음에 이른다는 망상에 가까운 믿음을 갖는다. 전통적인 치료법은 성기에 줄을 묶어 끌어당기는 것이다. Koro는 유령은 성기가 없다는 동양의 믿음에 근거하므로 망상은 아니다.

36. 흔하지 않은 정신의학적 증후군

(1) Fregoli's 증후군

환자의 적이 환자의 주변 인물(의사나 간호사)로 가장하고 있다는 망상이다. 기질적인 요인에 의해 발생하는 경우가 많으며, 때로는 치매의 선행증상으로 나타나기도 한다.

(2) Capgras 증후군

이중망상을 일으킨다. 오늘날에는 어떤 사람이 생김새가 똑같은 다른 사람으로 바뀌었다고 믿는 망상을 특징으로 하는 정신병적 상태로 받아들여지고 있다.

(3) 망상적 기생충(Ekbom's 증후군)

감염되었다는 망상을 갖는다. 환자가 기생충이 체내, 특히 피부와 눈 안에 들어 있다고 믿는다. 끈덕지고 기괴한 검사와 치료를 요구한다. 망상은 정신분열병 혹은 우울증의 증상일 수 있다. 항정신병 약물 또는 항우울제가 주된 치료제이다.

(4) 망상적 요인

망상적 오인 증후군, 정신병적 증후군(망상이 특징임)을 나타낸다. 정신분열병, 정동장애, 급성기질성 착란상태에서 발생한다. 치료는 원인질환을 교정하는 것이다.

(5) Cotard's 증후군

정신병적 우울증에서 보이는 허무망상으로 신체 일부가 썩었거나 죽어간다고 믿는다. 이 증후군은 정신병적 우울증에서 거의 대부분 발견되며, 허무적인 생각은 그 자체로 과대적인 느낌을 준다(허무적인 생각으로 인해 세상이 종말을 맞을 것이다). 전기 경련치료가 일차적 치료로 사용된다.

(6) 공유 정신병적 장애

망상이 2인 이상에 의해 공유되고, 단지 1명만이 정신병을 가진다. 환자들은 대개 문화적, 언어적 장벽으로 인해 다른 사람들로부터 떨어져 지내는 경우가 많다. 대개 피해망상 또는 건강염려증적 망상을 보이며, 정신병적 지배적 인물은 비정신병적인 복종적 상대방에 비해 머리가 좋고 고학력인 경향이 있다. 치료는 가족치료를 하는 것이 도움이 된다.

(7) 의처증

배우자의 부정에 대한 망상으로 정신분열병, 알코올 중독, 코카인 중독을 가진 남자에서 많다. 환자는 주로 남자이며, 그의 배우자가 부정을 저지른다는 망상적 확신을 갖고 있다. 폭력(살인)의 위험성이 높다. 의처증은 새로운 배우자를 얻었을 경우에도 지속된다. 격리와 강제 입원이 필요하다.

(8) 색정광 증후군

사랑의 대상이 되었다는 망상으로 대개 여자에게서 일어난다. 환자는 상대방과 접촉하기 위해 노력하다가 거절당하면 화를 내고 폭력을 쓰기도 한다. 이 증후군은 독립적으로 존재하거나 정동장애나 드물게는 정신분열병 증상의 일환으로 나타난다.

(9) Munchausen's 증후군

급성 질환을 가장하여 여러 번 입원하고, 병원을 전전하며 수술을 받기도 하는 등 대개 인격 장애가 동반된다. 인위성 장애라고도 하며 고의로 증상을 꾸며내는 것이 특징이다. 대개 신체적 증상(복통)을 호소하나 정신적 증상(환각, 사별, 성추행)을 꾸며내기도 한다. 이 증후군은 특징적으로 심한 인격 장애 환자에서 자주 나타난다. 치료는 어려우며 거절이 아닌 직면이 도움이 될 수도 있다.

(10) Gansers 증후군

근사한 대답을 연상하기도 한다. 이 증후군은 의식의 혼탁, 진성 혹은 가성 환각, 신체적 전환 증상이 특징적이다. 우울증에 의해 유발되기도 하지만 참기 힘든 스트레스에 대해 해리반응을 보이는 것이다. 재판을 받고 있는 죄수에게 흔하다. 비정상적인 행동에 대해서는 기억하지 못하는 것이 특징이다.

(11) Couvade 증후군

출산 전 아버지에게도 임산부와 유사한 증상이 나타난다. 불안과 정신신체 증상(치통)이 흔하다. 대개 저절로 나으며 카운슬링에 반응하지만 다음 임신 시에 다시 재발하는 경우가 많다.

(12) Tourette's 증후군

강박행동 및 강박장애를 가지는 남자에게 많으며, 가족력을 들 수 있다. 출산 전과 출산 시의 합병증, 감염 등이 제시되고 있다. 눈 깜박임과 같은 안면부의 틱으로 시작한다. 연관성 있는 질환들로는 주의력 결핍, 과잉 행동장애와 강박장애가 있다. 치료는 항정신병 약물이 있고, 행동치료로는 습관 반전훈련 등이 있다.

37. 정신치료

정신치료는 다양한 분야와 방법이 있다. 과학적으로 입증된 가장 효과적인 방법은 인지행동치료로 이 요법은 우울증의 특징적인 사고방식을 치료하게 된다. 정신치료는 이론적 모델, 임상실험을 바탕으로 하며, 환자와 정신과 의사간의 긴밀한 협력을 필요로 한다.

정신치료의 분야에는 다음과 같은 것들이 있다.

① 인지행동치료
② 정신역동치료
③ 실존치료 등이 있다.

1) 인지행동치료

우울증 환자와 정신과 의사와의 상호간 협력관계를 형성하여 문제에 대한 철저한 평가치료를 위한 현실적 목표수립을 목적으로 행동 변화, 사고방식 변화, 감정 변화 등의 필요한 변화를 이끌어 낼 수 있도록 도움을 주고 치료의 중요성을 강조한다. 치료를 통해 다음 사항들을 습득하게 된다. 즉 불안 감소, 활동량을 증가시키고, 감정을 고양시키는 법, 사회성을 기르는 법, 자존심을 강화하는 법, 감정 조절법, 문제 해결법 등 다양한 정신질환이나 증상을 치료하려면 여러 가지 방법이 필요하다. 치료가 얼마나 필요한지는 개개인에 따라 다르다. 그러나 중증도 우울증의 경우 보통 12~20회 가량 집중적인 치료를 받게 된다.

2) 우울증 인지행동치료

요즈음 인지행동치료가 우울증 치료에 가장 효과적인 정신 치료법으로 각광받고 있다. 인지행동치료는 급성 우울 증세를 치료하거나 재발을 방지하는 데 있어 비할 데 없이 우수한 효과를 보인다.

악순환은 우울증의 외적 요인(이혼이나 실업 등)이 사라진 후에도 계속될 수 있다. 이 경우 자기 자신은 물론 주위 사람들도 무엇 때문에 우울증에 빠지게 되었는지 알지 못하게 된다. 그러나 이런 경우에도 조치가 가능하다. 우울증 인지행동치료는 일종의 정신치료로서 부적절한 생각과 행동을 분석하여 사실상 변화시키는 치료법이다.

우울증 인지행동치료는 다음과 같은 사항에 역점을 둔다.

① 부정적이고 파괴주의적 사고방식을 변화시킨다.
② 문제를 더욱 악화시키는 부적절한 행동을 변화시킨다.
③ 충격적 경험을 완화하고 정신적 고통을 경감시킨다.
④ 문제를 노출하여 해결토록 한다.
⑤ 스스로의 존재감을 확인하도록 한다.
⑥ 의사소통을 개선한다.
⑦ 자살에 대해 생각하거나 자살할 위험이 있는 경우 신속하게 도움을 청한다.
⑧ 재발 가능성을 낮춘다.

우울증의 한 가지 난점은 기분이 너무나 저조하고 불안상태에 빠져 있어 우울증에서 영원히 벗어나지 못한다고 생각하는 것이다. 도저히 어떻게 할 수가 없어 더 이상 살아갈 수 없다고 생각할 수도 있다. 삶이 나아지리라고 전혀 생각하지 못하는 것이다. 이런 모든 것들이 우울증의 증상들이다.

우울증은 최대한 빨리 치료를 받아야 하며, 항우울제 복용과 정신치료(인지행동치료)를 병행하여 치료하는 것이 가장 효과적이다. 약을 복용하면 의욕, 힘, 식욕, 집중력이 증진될 뿐만 아니라 부정적인 생각에서 벗어날 수 있기 때문이다. 따라서 정신치료를 통해 더 많은 효과를 볼 수 있다.

인지행동치료를 받는 동안 생각, 감정, 행동 및 신체 반응이 어떻게 상호 연결되어 있는지 분석할 수 있게 된다. 이러한 연결 관계를 분석할 수 있으면 무슨 일이 일어나고 있는지 좀 더 현실적으로 생각하는 일이 가능해지며, 위급한 상황에서도 적절히 대처할 수 있다.

▶ 인지 행동치료의 장점

인지행동치료의 장점은 평생 쓸 수 있는 기술을 배우게 된다는 것이다. 다음과 같은 사항이 여기에 포함된다.

① 문제해결 원리
② 단순한 조짐과 실제 사건을 구분하는 법
③ 삶의 어려움을 헤쳐 나가는 법
④ 우울 증세를 조절하는 법
⑤ 살아가는 데 필요한 기술을 늘리는 법

3) 정신 재활치료

(1) 재활치료

환자가 다시 가정이나 학교, 직장에 복귀하여 사회생활을 하는 데 도움을 주는 약물치료를 제외한 모든 치료방법을 말한다.

(2) 재활치료의 필요성

① 약물치료만으로는 증상이 완전히 없어지지 않기 때문이다.
② 증상이 없어졌다고 해서 곧바로 사회생활을 잘 해나갈 수 없기 때문이다.

(3) 정신병동의 재활 프로그램

① 집단 정신치료(차 모임)

믿음, 소망, 사랑, 화목이라는 소그룹을 특성마다 나누어서 각각 2명의 치료진이 환자들과 함께 이야기 하는 것 등이 있다.

② 정신치료극(심리극)

환자가 평소 표현하기 어려워했던 갈등 상황을 연극이라는 형태를 빌어 자연스럽게 표현할 수 있도록 유도하거나 환자와 가족, 환자와 다른 사람의 역할을 맞바꾸어 연기하게 함으로써 자기 자신과 상대방을 좀 더 이해할 수 있도록 해주는 것이다.

③ 예술치료

환자가 제작한 개인작품이나 공동작품을 통해 치료자가 환자의 내면세계를 알아볼 수도 있으며, 환자의 억압되어 있던 감정들을 자연스럽게 발산시켜 주기도 한다.

④ 사회 적응훈련

일상 사회생활에서 흔히 부딪힐 수 있는 상황들을 설정해 놓고 그때 어떤 식으로 반응을 해야 할지를 연습을 통해 배우는 것이다.

⑤ 행동수정 치료(토큰 경제 치료)

환자가 바람직한 행동을 하거나, 반대로 문제가 되는 행동을 일정기간 하지 않으면 그때마다 일종의 토큰을 주고, 그것이 어느 정도 모이면 그 숫자에 따라 외출을 해준다거나 그 밖에 환자가 원하는 상과 바꿀 수 있도록 하는 방법이다.

⑥ 그 외의 프로그램

월요병동 회의, 수요 전체 회의, 시간치료, 사물놀이, 에어로빅, 음악 감상, 다 함께 노래 부르기, 체육대회, 취미활동, 오락요법, 금요 외출, 요리실습 등이 있다.

⑦ 낮 병동

낮에만 병원에서 시간을 보내고 밤에는 집으로 돌아가는 치료형태로, 약물치료로써 호전된 직후부터 시행할 수 있다. 약만 받아가는 통원치료보다 재입원 횟수 감소, 증상 감소, 사회적 기능 호전 등의 재활적인 효과를 얻을 수 있다.

4) 정신질환의 치료원칙

① 급성기 치료

㉠ 가능한 조속하고 안전하게 효과적으로 치료한다.
㉡ 환자와 가족들 간에 적절한 상담을 한다.
㉢ 증상이 심하고 행동장애가 동반되므로 가능한 입원치료가 바람직하다.

② 만성기 치료

㉠ 가능한 최상의 수준으로 환자가 기능을 할 수 있도록 재활한다.
㉡ 급성기로의 재발을 막아준다.

5) 약물치료

① 왜 약을 복용해야 하는가.

㉠ 정신분열병에서 약물치료는 모든 치료의 기본이다.
㉡ 환청이나 망상, 충동적 행동 같은 양성 증상에는 매우 효과적이다.
㉢ 병의 증상, 입원기간, 재발과 재 입원율을 현저히 감소시켜 준다.

② 약물을 복용하면 무엇이 좋아지는가.

㉠ 환청이 없어지거나 감소한다.
㉡ 망상을 깨닫게 하거나 감소시켜 준다.
㉢ 불안, 긴장, 초조, 공포 등의 감정을 감소시켜 준다.
㉣ 집중력을 향상시켜 준다.
㉤ 잠을 잘 자게 해준다.
㉥ 공격적, 충동적 행동이 감소한다.
㉦ 부적절한 행동을 감소시켜 준다.

③ 약은 어떻게 복용하는가.

㉠ 약을 거르지 말아야 한다.
㉡ 의사가 처방한 용량대로 복용한다.
㉢ 매일 같은 시간에 복용한다.

④ 약물엔 어떤 부작용이 있는가.

㉠ 입이 마르다.
㉡ 눈앞에 흐릿해진다.
㉢ 몸이 묵직하고 피곤하다.
㉣ 일어날 때 어지럽다.
㉤ 변비나 설사가 있다.
㉥ 안절부절 못한다.
㉦ 몸이 뻣뻣하다.
㉧ 체중이 증가한다.

㉧ 소변이 잘 안 나온다.
㉨ 침을 흘리거나 음식을 삼키기가 어렵다.
㉩ 손이나 몸이 떨린다.
㉪ 햇볕에 잘 타기 때문에 피부가 검어진다.
㉫ 월경이 불규칙해지고 발기가 잘 안 된다.
㉬ 피부에 발진이 생긴다.
㉮ 손바닥이나 발바닥이 갈라진다.

6) 상담치료

(1) 언제 상담이 필요한가.

① 병실이 있어야 한다.
② 현실을 검증할 능력이 있어야 한다.

(2) 어떤 종류의 상담이 필요한가.

깊은 상담보다는 지지상담이 바람직하다.

7) 입원 및 퇴원

(1) 언제 입원치료가 필요한가.

① 급성기에 입원시킨다.
② 자신이나 타인에게 위험한 행동을 할 가능성이 높을 때 입원시킨다.
③ 환자를 주위 사람들로부터 보호하기 위하여 입원시킨다.
④ 가족들이 적절하고 안전하게 돌보기가 힘들 때 입원시킨다.

(2) 왜 입원치료를 해야 하는가.

① 정확한 진단과 치료계획을 세울 수 있다.
② 환자에게 가장 적합한 행동을 위험으로부터 보호할 수 있다.
③ 가족들이 휴식을 취할 여유를 가질 수 있다.
④ 다른 환자들이 집단치료 모임을 통해 문제의 파악과 현실감을 찾게 된다.
⑤ 다양한 재활치료를 통해 사회복귀에 도움을 받는다.

(3) 얼마 동안 입원치료를 받아야 하는가.

① 환자의 회복상태에 따라 결정한다.
② 정신과 주치의의 의견을 듣고 결정하는 것이 바람직하다.
③ 정신 재활치료 시설이 없는 병원인 경우 장기간 입원하는 것은 오히려 안 좋다.

(4) 퇴원은 언제 해야 하는가.

① 급성증상이 조절되었다고 판단되었을 때 퇴원한다.
② 환자가 자신의 병에 대한 병식이 있어야 한다.
③ 퇴원 후 삶의 구체적인 계획이 세워져 있어야 한다.

(5) 퇴원 후 통원치료는 왜 필요한가.

정신분열병은 재발을 잘 하는 병이기 때문에 규칙적인 진찰이 필요하다.

8) 가족들의 역할

(1) 죄책감과 수치심을 버려야 한다.
(2) 환자가 병을 앓고 있다는 사실을 받아 들여야 한다.
(3) 회복의 기대수준을 낮추어야 한다.
(4) 긍정적인 마음자세를 가져야 한다.
(5) 증상과 환자의 성격을 구별하여야 한다.
(6) 가족 일에 환자를 소외시켜서는 안 된다.
(7) 환자 때문에 자신의 삶을 희생해서는 안 된다.
(8) 환자 이외의 가족에게도 신경을 써야 한다.
(9) 작은 일에도 칭찬을 자주한다.
(10) 일의 결과보다는 일을 감당하는 것에 칭찬한다.
(11) 환자에게 적절한 자극을 주어야 한다.
(12) 가정에서 지켜야 할 규칙을 만들면 도움이 된다.
(13) 응급상황이 발생할 것을 대비해서 응급계획을 세워놓는다.
(14) 치료자와 좋은 관계를 유지한다.
(15) 병에 대한 교육을 받는다.
(16) 환자와 건강한 대화를 배운다.

9) 정신치료 통찰과 훈습

(1) 통찰(insight)

통찰이란 이전에는 전의식이나 무의식에 있던 개인 자신의 정신적·감정적 생활의 요소들을 자각하고 인식하는 정도가 높아지는 상태를 말한다. 통찰의 정도는 지적 이해에서부터 충분한 정서적 각성까지 다양하며, 보다 안정되고 성숙된 적응수준을 성취하기 위해서 이러한 통찰을 이용하여야 한다.

▶ 통찰의 단계들

① 피상적 통찰수준(지적이해)

㉠ 환자는 과거에 단지 희미하게 깨닫고 있던 생각을 보다 분명하게 지적수준에서 이해하고 용납한다.

㉡ 치료자에 의해 새로운 생각이 소개되면 치료자의 기술에 대한 환자의 신뢰를 바탕으로 환자에게 타당하게 받아들여진다.

② 정서적 통찰수준(정서적 각성)

㉠ 환자가 스스로의 개인적인 경험에서 나온 생각이나 개념을 확신하게 되고, 감정적으로 이해하게 된다.

㉡ 통찰지향 정신치료가 오래 걸리고 어려운 이유 중의 하나이며, 치료적으로 중요하다.

㉢ 치료자는 환자의 무의식적 갈등들의 파생물을 검토함으로써 치료접촉 초기과정에서 환자 장애의 전반적인 성격을 정확하게 밝힐 수 있다. 그러나 환자가 감정적으로 갈등을 이해하고, 자각하기까지는 중요한 예비적 치료 작업이 이루어져야 한다.

㉣ 환자의 표현방식을 통찰한다.

③ 발생적 각성과 이해(종적)

㉠ 과거에는 의식적 자각으로부터 벗어났던 요인들과 심리적 힘들에 대해서는 자각하지만 그 기원에 대한 설명이나 이해는 충분하지 못한 상태이다.

㉡ 과거 생활에서 어떤 사건이 충격적이었다거나 중요했었다는 자각을 하게 되지만 이 사건이 현재의 생활이나 성격에 미치는 영향에 대해서는 통찰을 갖지 못하는 경우이다.

㉢ 비교적 표면적이긴 하지만 역동적 통찰이 환자의 의식적 자아기능을 확대시킴으로써 증상과 행동, 반응에 대한 새로운 평형을 일으킨다.

④ 정서적 통찰의 주관적인 경험

㉠ 무의식적, 전의식적 갈등을 자각하는데 대한 갈등이 점차적으로 감소될 때
㉡ 이전에는 회피하였던 욕동 파생물과 방어를 자아가 점차적으로 인정하고 용납할 때
㉢ 환자가 심리적 통찰능력을 전부터 지니고 있을 경우
㉣ 현재 활성화된 역동적 갈등들이 의식수준에 가까이 있었을 때
㉤ 치료자가 환자의 요점을 신속하게 파악하였을 때
㉥ 환자가 보다 쉽게 근본적으로 신뢰하는 치료관계를 형성할 수 있었던 경우

⑤ 치료에 가장 효과적인 통찰

㉠ 의식 수준의 표면에서부터 시작하여 정신기능의 무의식적 심층까지 발전되고
㉡ 역동적 갈등에서부터 원래의 발생적인 기원에까지 통찰이 생길 경우

〈치료목표를 설정하거나 변경할 때 통찰에 대한 전략적 제한을 두어야 한다〉

① 특정 갈등의 과거 결정 요인과 표명을 탐색되지 않은 채 현재 생활에서 발생하는 특정 갈등에 집중될 경우
② 어떤 특정 갈등에 대한 통찰만 발전시키고 다른 갈등이나 그 파생물은 탐색되지 않는 경우 등이 있다.

(2) 훈 습

① 통찰적 정신치료에서의 훈습

치료자가 단계적이며 반복적인 일련의 치료에 개입을 함으로써 환자로 하여금 회피하였던 심리적 자료를 반복하여 인식하고 통합하도록 한다.

㉠ 무의식적 욕동들과 그 파생물, 방어, 치료과정에서의 저항 등은 끈질기고 영속적이므로 한 번의 통합이나 의식적 복구가 통찰 치료의 목표인 지속적 변화를 가져오는 경우는 드물다.
㉡ 저항은 일시에 녹여지지 않으며, 일시적으로 저항이 감소되더라도 보다 강하게 동일한 저항이 다시 일어나거나 보상적인 방식으로 다른 형태의 방어가 강화된다.

② 훈습기간 동안

㉠ 전진과 후퇴의 교차가 일어난다.

㉡ 갈등과 불안이 동원되면서 일시적으로 증상이 악화되었다가 과거에는 회피되었던 욕동들의 의식적인 자각이 증가됨으로써 의식적인 통합적 자아과정이 부분적으로 갈등을 해결하고 불안을 감소시키는 주기가 반복적으로 일어난다.
㉢ 보다 악화되는 상태와 보다 나아지는 상태 사이의 진폭이 조금씩 증가된다.

③ 치료자의 역할

㉠ 현재의 여러 상황에서 또한 초기 발생적 상황에서 드러나는 동일한 정신과정의 갈등들이나 콤플렉스를 환자가 인식하도록 도와주어야 한다.
㉡ 치료자는 환자에게 이해가 가장 잘 될 수 있는 방식으로 문제에 대한 조리있는 설명을 전달하여 최대한으로 통찰이 발달되고 자아통합이 확대되도록 도와주어야 한다.
㉢ 상투적인 개입을 피하고 똑같은 말이나 해석을 되풀이 반복하는 것은 치료를 지루하게 하고 활기 없게 만들기 때문에 새롭고 색다른 방법으로 개입을 하여야 한다.
㉣ 치료자는 환자로 하여금 자신의 자아구조에서 새롭고 보다 효과적인 통합 양식을 추구하는 요소들을 강화할 수 있도록 조장시킨다.

④ 훈습

㉠ 기대되는 정도의 통찰과 이해가 성취될 때까지 다른 형태와 다른 관점(예 : 전이현상, 당면한 생활상태의 갈등, 과거 생활에 있었던 갈등)으로 환자가 자신의 문제에 대한 자각을 넓히는 과정이다.
㉡ 아직 충분히 통합되고 있지는 않지만 점점 의식화되어 가고 있는 자료를 계속 탐색하고 이해하도록 해주는 시기이다.
㉢ 환자가 동일한 자료를 반복하여 제시할 경우 익숙하고 안전한 화제만을 다루려는 저항의 표현일 수 있다.

- 정서적 요소가 수반되거나
- 자료 자체가 변화되거나
- 더욱 자세히 다루어지고
- 이전에 생략되었던 새로운 연상들이 제시된다면 동일한 자료가 반복 되더라도 훈습이 진행되고 있음을 뜻한다.

㉣ 깊어지는 통찰을 바탕으로 하여 환자가 자기 자신이나 자신의 생활을 변화시키고 바꾸어 보려는 시도를 하여야 한다.

㉤ 환자가 시도하고 있는 노력과 현재 일어나고 있는 변화를 치료자가 인정하였음을 환자가 알게 하는 것도 치료적으로 중요하다.

⑤ 지지적 정신치료에서의 훈습

㉠ 지지치료의 전략

- 충동 파생물의 충족
- 측정한 방어나 여러 방어체계의 강화
- 치료자의 의식적, 무의식적 동일시에 의한 초자아와 자아기능의 변화
- 보다 덜 긴장을 주는 지지적인 외부 환경의 조정
- 환자는 동일한 자료에 대해 반복적인 경험을 하게 된다.

⑥ 치료자의 역할

㉠ 치료자가 적극적으로 반복적인 전이 충족을 적절히 이용하여 강화시킴으로써 환자는

- 새로운 행동반응이나 감정반응들을 지속시키고 견고하게 만든다.
- 새로운 통합방식 그 자체에 의해 제공되는 만족감과 치료관계에 의해 제공되는 지속적인 전이 충족이 이러한 변화들을 자아 동조적으로 만든다.

㉡ 치료자는 특정 환자의 정신역동과 정신병리를 정확하게 평가하여야 한다. 치료자의 명백한 인정 수용 기쁨의 표시는 의존적인 환자에게는 강화제의 역할을 하지만

- 의존심에 대한 반동형성이 있거나
- 권위적 인물에게 반항하려는 욕구가 있거나
- 강한 죄책감이나 피학적 성격장애가 있거나
- 강한 잠재적 동성애적 갈등이 있을 때는 정반대의 효과를 가져온다.

(3) 개선되는 속도

① 통찰 치료

㉠ 개선의 정도는 직선적인 진전보다는 기하급수적이다

㉡ 치료 초기의 작업 대부분 자아를 준비시키는 작업으로 방어나 저항의 해석, 동원되는 불안과 갈등의 통달, 증가되는 자아자각이 의식적 자아활동의 확장과 치료동맹의 강화를 가져온다.

㉢ 무의식적 갈등에 대한 자각이 높아짐에 따라 자아가 강화되어 저항의 감소를

견디고 불안과 갈등의 동원을 견디면서 해결해 나가도록 한다.

㉣ 자아가 단계적 방법으로 강화됨에 따라 증가되는 갈등에 대한 의식적 자각을 견딜 수 있으며, 충동의 위급한 사태에 대해 불안을 적게 느낀다. 의식적 자아통제에 대한 보다 큰 능력을 가지게 된다.

㉤ 통찰치료의 전반적인 진전은 치료 초기와 중반기에는 대체로 느리고 미미하다.

② 지지 치료

㉠ 통찰이나 자각을 바탕으로 하지는 않으나 치료자의 개입과 치료 상황에서 환자의 행동이 자아기능과 방어의 강화를 가져오게 한다.

㉡ 방어기전들이 보다 효과적으로 변화되면서 갈등의 강도가 감소되고, 역동평형 상태는 보다 안정되고 불안이 감소된다. 더 이상의 무의식적 방어와 증상 형성의 필요성을 준다.

㉢ 진전이 보다 직선적인 경향이 있다.

(4) 정신치료의 목표

① 정신분석의 목표

병적인 방어들을 제거하기 위함이다.

② 정신분석의 목적

개인이 창의적 활동과 성숙한 대상관계를 발휘할 수 있도록 갖추고 있는 선천적 재능과 능력을 어떤 것이라도 발달시키고 활용하여 개인의 성격 구조와 기능을 전반적으로 재조직하고 재통합하는 개인의 최대의 성숙을 가능한 범위에서 달성하려는 것이다.

③ 통찰적 정신치료 목적

성취될 수 있는 통찰의 정도와 구조적 변화의 정도에 있어서 정신분석에 비해 덜 야심적이어서 갈등의 원인이 되었던 자료의 회상은 잠복기로부터 청소년기 성인기 생활을 주대상으로 한다.

④ 지지적 정신치료의 목표

치료에 참여하거나 변화를 일으킬 수 있는 능력의 정도가 제한되므로 성격 구조의 변화나 기본적 갈등 해결에 대한 증상의 제거나 완화를 목표로 정한다. 신경증적 적응이 이루어지는 범위에서 외적인 행동변화를 일으키는 데 목표를 두기도 한다.

⑤ 첫 번째 면담의 목표

㉠ 환자와 치료적 관계를 확립한다.
㉡ 환자로부터 적절한 정보를 얻는다.
㉢ 임시적인 임상진단을 한다.
㉣ 임시적인 역동을 추정한다.
(내적 갈등, 성격적인 왜곡, 방어기제, 발생적 근원)
㉤ 임시적인 원인을 결정한다.
㉥ 실제적이고 잠재적인 환자의 장점, 약점, 자아의 힘을 평가한다.
㉦ 환자와 치료에 대해 실제적인 합의를 한다.
(목표, 방법, 치료자, 시간, 치료비)
㉧ 필요한 자문과 심리검사를 준비한다.

⑥ 정신치료의 궁극적인 목적

심리적 적응을 위하여 환자의 전반적 능력을 개선시키는 것이다. 그러나 통찰 또는 지지 정신치료의 목적 도달 과정상 심리적 기능의 차이가 있다.

38. 프로이드형 정신치료

정신분석은 프로이드가 1881년 Anna O라는 히스테리 신경증 환자를 최면술로 치료하다가 그 한계를 알고 자유연상이라는 기법을 사용하면서 시작되었다. 이어 꿈의 해석, 전이와 저항의 해석기법이 개발되었고, 정신분석의 모든 이론이 태동되었다. 이후 Melanie Klein, Donald Winnicott, Ronald Fairbairn, Michael Balint, Heinz Kohut가 이를 발전시켰다.

1) 정신분석의 목표

정신분석은 환자의 문제가 현재보다 환자의 과거 어린 시절에 경험한 정신적 상처가 억압되어 무의식적 갈등이 만들어짐으로써 생겼을 때 이를 역동적으로 추구하여 무의식적 체험을 의식화하여 억압된 성욕이나 공격성이 본질과 자기문제의 핵심을 통찰하고 전체 인격구조 속으로 다시 통합되도록 하는 것이다.

치료자의 전이와 저항에 대한 해석과 환자의 깨달음(통찰)을 얻는 능력 사이의 균형을 이루어가면서 이 과정이 진행된다. 너무 분석이 빠르면 환자는 다시 상처받기 쉽기 때문이다. 이로써 이들은 길들여지고, 초자아는 변화하며, 자아는 확장된다. 한편 대상관계 이론가들은 자아와 대상의 정신적 표상의 변화와 이들 표상 간의 정서적 연결 상태의 변화를 목표로 한다.

이러한 변화는 해석뿐 아니라 분석적 관계에 의해서도 이루어질 수 있다. 또한 자아심리학은 약화된 자아를 강화하여 혼란된 자아대상 경험에서 벗어나 더 성숙한 자아대상에 의존하는 상태로 나아가도록 한다. 즉 성숙한 수준에서 자아와 자아대상 간의 감정, 이입적 동조가 성립됨으로써 치료가 된다는 것이다.

2) 치료기법

소정의 교육과 훈련을 받은 정신분석가와 정신적 문제를 가진 피분석자 간의 치료계약에 의해 정신분석이 시작된다. 환자는 대개 긴 의자에 비스듬히 눕고 분석의사는 그 뒤편에 앉는다. 분석시간은 1회당 45분 정도로 매주 4~5회 3년 이상 실시한다. 치료자는 미리 계획된 질문을 하지 않는 상태에서 환자의 마음속에서 일어나는 생각을 자유로이 그리고 숨김없이 표현하는 자유연상을 시킨다. 이때 치료과정을 통하여 전이가 일어나는데, 이는 환자가 유아시절에 부모나 부모 대행자에게서 경험했던 사랑과 미움의 감정이 치료자를 향해 재현되는 현상이다.

신뢰와 사랑이 두드러질 때를 긍정적 전이라고 하고, 증오와 불신이 생길 때를 부정적 전이라 한다. 때에 따라서는 이러한 유아기의 감정이 지속적으로 노출되는 전이신경증이 생기기도 한다.

치료과정 중 자신의 무의식적 갈등이나 감정을 드러내지 않으려 하는 환자의 무의식적 기도를 저항이라고 한다. 환자는 무의식적 요소가 의식화되는 것이 고통스러우므로 이를 억압하려 한다. 즉 자유연상이 되지 않고 차단되거나 치료시간에 오지 않거나 늦거나 하는 것이다. 치료자는 자신이 파악한 전이와 저항, 그리고 정신기제(방어기제), 무의식의 내용 등을 적절한 시기에 환자가 이해하게끔 그 의미를 해석해 준다.

치료자는 환자가 말한 사실에 대해 환자와 함께 더 상세하고 구체적으로 살펴봄으로써 환자가 그 의미를 더 정확하게 알게끔 명료화하기도 한다. 또한 환자의 말이 모순되거나 일관성이 없을 때 이를 지적하고 설명해 보라고 하는 직면의 기법도 사용된다. 그러나 감정적으로는 중립을 취한다. 이때 치료자의 태도가 수동적이고 허용적일 뿐 아니라 옳고 그름을 판단하는 기준을 치료에 적용해서는 안 된다는 원칙을 말한다. 치료자의 충고나 암시 및 지시를 최소한으로 줄인다.

치료자는 자신의 환자에 대해 무의식적인 감정적 반응, 즉 역전이(치료자가 과거 중요 인물에 대해 가졌던 감정이 환자에게 향함)를 극복하거나 예방해야 한다. 치료자와 환자는 현실에 기초하여 같이 문제 해결을 위해 서로 믿고 협조 노력하는 치료 동맹의 관계에 있다.

무의식을 이해하는 자료로 실수나 실언 및 선택적 망각을 들 수 있지만, 특히 꿈은 무의식을 이해하는 중요한 현상이다. 전통적 정신분석에서는 꿈의 해석을 시도한다. 꿈을 꾸게 하는 잠복된 원래의 충동이나 억압된 감정이 있는데 이를 잠재몽이라 한다. 잠재된 내용은 여러 정신기제(방어기제)의 꿈 작업에 의하여 억압된 원래 내용이 전환되거나 상징화되어 압축된 내용으로 바뀐 후 꿈으로 허용되도록 타협되어 이차적 가공을 거쳐 현재몽으로 발현된다. 꿈의 해석은 그 잠재몽을 밝히는 것이다. 이러한 분석이 진행되면서 통찰을 얻는 후 현실적 차원에서 무의식적 갈등의 재현을 극복하는 훈습(work through)이 뒤따라야 분석치료가 실효를 거두게 된다.

정통 정신분석 기법에서는 치료자는 환자의 상태를 해석하는 것뿐이다. 이에 비해 1940년 후반에 H. S. Sullivan, E. Fromm, K. Horney 등은 프로이드가 말한 오이디푸스기에 발생된 성적 갈등에 대한 역동적 분석보다 성격구조의 균형에 사회문화적 요소가 더 중요하게 영향을 미친다는 주장과 더불어 의사가 치료에 좀 더 적극적으로 참여할 것을 강조하였다. 이런 학파를 소위 신프로이트 혹은 문화학파라고 부른다. 이들은 일상의 면담실을 이용하여 치료적 면담을 주 1~2회 정도 실시한다. 비록 정통 정신분석자라도 치료과정에서는 필요에 따라 집단요법을 포함한 다른 정신치료법 또는 약물치료도 활용할 수 있다.

3) 적응증

정신분석의 대상은 환자가 갈등의 원인이 내면적임을 알 때, 갈등이 오이디푸스적일 때, 불안장애와 전환 장애 및 우울장애, 기타 사회 병질자가 아니면서 주정 중독증 또는 약물중독을 겸하지 않은 인격 장애자, 성 장애, 심하지 않은 정신 생리장애 및 회복기나 경계상태의 정신질환자 등을 대상군으로 말할 수 있다. 환자는 이해를 통해 증상 완화를 얻을 수 있는 능력과 분석과정 중의 강한 감정반응을 견딜 수 있는 능력 등이 있고, 과거와 현재 모두에서 의미 있는 대상관계가 있어야 효과를 기대할 수 있다.

반면 급성기의 정신분열병이나 기분장애는 이 치료 대상에서 제외되며, 심한 정신 신체증상을 가진 사람에서도 효과를 기대하기 어렵다. 40세 이상 성인(인격에 융통성이 결여되어 있다고 보기 때문), 반사회적 인격 장애자, 지능이 낮을 때, 환경이 교정

불능일 때, 치료시간을 충분히 갖지 못할 경우, 치료자가 아는 사람이거나 실생활에 관계되는 사람일 때도 치료를 피하는 것이 좋다.

정신의학 분야의 치료는 생물학적 치료(약물치료와 전기충격요법 등)와 이에 대응하는 정신사회적 치료가 있다. 정신사회적 치료는 정신치료(psychotherapy), 인지치료(cognitive therapy), 행동치료(behavior therapy)로 구분되며, 개인치료와 집단치료로 구분되기도 한다.

정신치료란 정신기능의 불균형으로 인한 사고, 정서 및 행동의 장애와 인격의 문제점을 의사전달 수단을 통하여 치료하는 것이다. 이를 통하여 두드러지게 불쾌하거나 괴로운 증세가 완화되거나, 더 나아가서 정신역동의 이해를 통하여 통찰을 얻는 인격의 성숙도 기할 수 있는 제반 치료방법이다. Freud가 정신분석을 창안해낸 이래 여러 가지 정신치료법들이 개발되었다. 통상 정신치료자가 되기 위해서는 일정한 수준의 정신치료를 위한 훈련을 받는 것이 필수적이다.

일반 의사나 비전문치료자의 위로나 경험에서 얻은 지도나 상담으로도 경한 증세의 호전을 보이지만 이런 것들은 체계적인 정신치료의 범주에서는 제외된다. 그러나 정신과 의사가 아니더라도 모든 임상의사는 환자의 문제 호소에 귀를 기울이고 신뢰감을 심어주며, 지지받는다는 느낌을 갖게 하고, 자신과 환경에 대해 통찰력을 갖게 하고, 비적응적이고 고통을 야기하는 행동이나 감정 또는 태도를 수정하도록 하는 새로운 행동양식을 배우도록 환자를 돕는 방법을 알고 있어야 한다.

4) 약물치료

환자에게 가장 도움이 되기 위해서는 정신치료와 약물치료 중 한 가지 치료만을 고집하거나 상호 배타적으로 사용할 필요가 없다. 즉, 이 두 가지의 병용요법이 바람직하다. 이러한 정신사회적 치료와 생물학적 치료를 통합적으로 사용할 수 있다는 점이 다른 의학전문 분야나 다른 정신건강 전문가들과는 다른 정신과 의사만의 독특한 입장이며 장점이라 할 수 있다. 정신과 의사는 분자유전학이나 신경전달물질, 뇌 과학, 약물치료를 잘 알아야 하지만 인간의 내적 갈등이나 대인관계 양상, 증상의 정신적 의미도 알아야 한다. 이 같은 마음과 뇌 사이의 상호관계와 더구나 치료에 관한 연구는 정신의학에서만 가능한 독특한 흥미 있는 연구 분야이다.

이러한 병용치료의 구체적인 방법은 첫째, 정규 정신치료를 하면서 약물을 투여할 수 있고, 둘째, 약물치료 시행중에 정신 치료적 개입을 포함시킬 수도 있다. 특히 후자에 있어 약물치료 중 나타나는 정신 역동적 측면들을 정신 치료적으로 관리가 가능하다. 예를 들어 약물 복용을 소홀히 하거나 거부하는 비 순응은 정신 치료적 효과가 해결할 수 있기 때문이다.

약물을 처방하는 의사에 대한 의도도 정신 치료적으로 이해해야 한다. 이러한 면을 역동적 약물치료라고 한다. 기술적으로 one-person model이라 하여 한 의사가 약물치료와 정신치료를 다 할 수도 있고, 두 의사가 분담하여 한 의사는 정신치료만을, 그리고 다른 의사는 약물치료를 하는 two-person model도 있다. 어느 방법이 좋은가는 환자에 따라 결정된다.

39. 분석적 정신치료

이는 정신분석 이론에 기초하되 정통 정신분석보다 유아적 갈등이나 무의식적 내용을 가미해서 현재 갈등과 정신역동도 다루며, 증상 완화에 치료 목표를 두고 부수적으로 왜곡된 성격구조의 변화나 병적 자아 방어기전을 시정하려는 정신치료법이다. 정신분석보다 시간 및 경비가 절약된다. 이는 다른 명칭으로는 정신역동적 정신치료라고도 한다. 이는 크게 두 가지로 구분되는데 표현형과 지지형이 있다. 전자는 무의식적 갈등을 해석하고 통찰을 얻는 데 목적이 있고, 후자는 환자의 방어를 회복시키고 강화하여 적응적이고 건강한 방법으로 문제를 해결하는 방향으로 나아가게 한다.

치료자가 얼마나 중립적이며 개입하지 않는가에 따라 표현형과 지지형 사이를 몇 단계로 구분해 볼 수 있다. 가장 표현적인 경우는 정신분석과 같이 보다 중립적이며 통찰을 위한 해석을 위주로 하나, 설명을 통해 격려하고 감정 이입적 확인, 충고와 칭찬 등이 있으며, 후자로 갈수록 지지적이 된다. 각 단계는 전체적으로 하나의 표현은 지지하는 연속체가 된다. 정신분석보다 치료자의 중립성과 무의식의 이해를 목적으로 현재의 사건을 분석하고 대인관계의 개선에 중점을 둔다.

1) 치료기법

(1) 해석

과거에 무의식적이었던 내용을 의식화하도록 하는 것으로서 환자의 느낌, 생각, 행동에 대해 무의식적 의미나 원인을 연결시켜 설명해 준다. 주로 전이나 저항, 현재 상황, 공상 등의 의미나 원인을 밝히는 것이다.

(2) 직면

환자가 인정하지 않으려는 것을 말해 주거나 환자가 피하거나 축소해 버리는 것을 확인해 주는 것이다.

(3) 명료화

대화 내용들에 대해 통합된 관점을 가지도록 하기 위해 환자가 말한 것들을 모으고 재구성해주는 것이다. 또는 환자가 말로 표현하기 어려운 것을 표현하도록 도와주는 것이다.

(4) 자세하게 말하도록 격려함

환자가 말하는 것에 대해 더 자세하고 많은 정보를 달라고 요청하는 것이다. 무슨 생각이 떠오르는가 등의 개방적 질문을 할 수도 있고, 구체적 요구를 할 수도 있다. 이는 표현형, 지지형 모두에서 적용된다.

(5) 감정 이입적 확인

치료자가 환자의 내적 상태에 대해 감정이입적, 동정적 동조를 하는 것이다, 예를 들어 당신이 그에 대해 우울함을 느낀다는 사실을 이해한다. 또는 그랬을 때 마음이 상했군요 라고 말한다. 자아심리학에서는 매우 중요시하는 기법이다.

(6) 충고와 칭찬

의사가 중립적 입장을 떠나 어떤 특정 행동을 하라고 처방하거나 칭찬함으로써 재강화하는 방법이다.

(7) 확인

환자의 말이나 행동을 단순히 긍정하는 것이다. 예를 들어 아하 또는 무엇을 의미하는지 알겠다고 말하는 것이다.

2) 적응증

정신병적 상태를 포함하여 분석적 정신치료의 대상범위가 넓다. 어떤 환자에게 정신분석을 할 것인가, 표현형 또는 지지형 분석적 정신치료를 할 것인가를 선택하는 것은 진단명보다도 환자의 정신역동을 잘 평가한 후, 즉 환자가 자신을 이해하고자 하는 동기, 자아의 강점과 약점, 대상관계의 특징, 자기의 응집력 등을 고려하여 결정한다. 표현형의 경우 주 1～3회, 45분～50분간 면담한다. 그러나 지지형에서는 주 1회로 30～50분간 면담한다. 긴 의자에 누워 자유연상하기보다 서로 마주 보는 상태에서 면담과 토론 같은 다른 여러 가지 정신치료기법을 좀 더 자유로이 활용한다.

(1) 표현형 정신치료

환자의 무의식적 과정에 대한 통찰을 획득하는 것이 목적이다. 의사는 비 판단적 환경을 조성하고 중립적 입장을 취한다. 전이나 대상관계, 꿈의 해석을 다루기는 하나 가볍게 다루고 문제에 대한 직면 문제의 명료화 등 자아 방어기제를 현실적으로 보완해 주고 자기 파괴적 행동에 대해서는 보다 적극적인 개입을 한다. 이 분석적 정신치료는 정신분석과 같이 꿈 분석, 전이, 역전이 및 저항을 다루되 역동적 원인분석보다 덜 체계적이고 덜 철저하며, 현실적 적응능력에 더 역점을 두고 이들 기법을 활용한다.

통찰 지향 정신치료도 여기에 속하는데, 이는 자아가 상당히 건강하나 몇 가지 이유로 문제가 있을 때, 그리고 정신분석을 받지 못하게 되었을 때 자신의 감정, 행동, 대인관계의 정신역동에 대한 통찰을 얻기 위해 사용된다. 치료자는 정신분석 훈련보다 철저하지 않으나 임상사례 연구를 통한 개인지도와 훈련 분석을 지도자에게 받아야 한다.

(2) 적응증

치료대상은 신경증, 인격 장애 및 정신질환 환자 전반이지만 그 효과는 환자 선택에 따라 한계가 있다. 예후는 병전 사회적응 능력이 높고, 대인관계가 원만하거나 유발인자가 확실하고 급격한 발병일수록 좋은 편이다.

3) 지지적 정신치료

이는 정신분석적 개념에 의거하기는 하되 불안, 죄의식, 수치, 좌절, 외부의 압력 등에 대해 환자의 손상된 방어기제와 통합능력을 회복시키고 강화하는 것이 목적이다. 이는 통찰 지향 정신치료에 대비하여 관계지향 정신치료라고도 한다. 그 이유는 이 치료기법에서 권위자(의사)의 지지가 효과를 나타내기 때문이다. 이로써 환자의 장애된 방어기제와 통합능력을 재생시키고 강화하도록 한다. 즉 치료자가 환자를 당분간 받아주고 의존을 허용하여 불안, 죄의식, 수치, 좌절, 외부 압력 등으로 고통 받는 약해진 환자의 자아를 지지해 줌으로써 문제점을 처리해 나가도록 도와주는 것이다.

다음과 같은 점에서 표현형 정신분석적 치료와 다르다. ① 문제의 무의식적 내용을 밝히기보다 적응적 방어기제를 강화시키되 비적응적 방어기제는 억제토록 하며, ② 환자의 현재 방어기전이나 성격에 비적응적 문제점이 있다 하더라도 현재 기능을 수행하는 데 필요하다고 생각되면 이를 해석하는 것을 신중하게 자제하며, ③ 단지 불안, 우울, 공포 등 원치 않는 증상을 일으키는 내적 갈등을 감소시키기 위해 부분적으로 신경증적 갈등을 밝힌다.

기술적으로 강하고 긍정적인 치료자에게 의존하도록 만드는 것이 중요하다. 그렇다 하더라도 치료자는 환자를 역동적으로 잘 이해하고 있어야 한다. 기법에 있어(정신분석적 치료는 해석을 사용하나) 지지적 정신치료에서는 다음에 기술될 여러 기법이 주로 사용된다. 즉 따뜻하고 친절하며 강한 리더십, 의존 욕구의 충족, 정당한 독립이 발달되도록 도와주고, 건전한 승화가 일어나도록 돕고(예 : 취미생활), 휴식과 기분전환, 과도한 외부적 원인의 고통을 가능한 한 피하게 하며, 필요하면 입원을 유도하고, 증상 완화를 위해서는 투약을 하기도 하고, 현재 문제점에 대한 지도와 충고를 꾸준히 유도한다. 특히 환자가 표현하지 않았던 감정을 표현하도록 돕는 것이 가장 중요하다. 이로써 긴장, 불안이 완화된다. 그러나 이것이 통찰 획득은 아니다. 통찰을 얻으면 불안, 긴장이 심해질 수도 있다. 감정을 토로케 한 후 이에 대해 토론을 함으로써 통찰에 이를 수 있다.

환자는 치료자 환자와의 관계를 통해 새로운 경험을 하고 감정문제를 개선시킬 수가 있다. 예를 들어 어릴 때 환자의 부모가 너무 엄하고 폭력적이었기 때문에 문제가 되었다면 치료자가 반대로 친절하고 따뜻하고 부드러운, 융통성이 있는 비판적이고, 비 권위적이며 때에 따라 단호하고 한계를 짓는 태도를 보인다면 환자는 이러한 새로운 부모상에 적응하고 동일시하게 된다. 이를 교정적 감정경험이라 한다. 그러나 이 기법 사용 자체는 역동적 이해에 기초해야 한다. 지지적 치료가 쉽게 아무나 적당히 하는 치료가 아님을 명심해야 한다.

이 치료의 위험은 치료자가 환자를 너무 퇴행하게 하고 의존을 강하게 만드는 것이다. 그러므로 치료의 궁극적 목적은 독립의 획득에 있음을 처음부터 치료계획에 포함시켜야 한다. 그러나 어떤 환자는 사회에 적응하기 위해 보다 오래 지지를 받을 필요가 있음에도 이해해야 한다. 치료목적은 환자의 정신기능이 도달할 수 있는 최고 상태의 안정성을 획득하는 데 있다.

4) 치료기법

(1) 보증(안심시킴)

의사의 권위로 환자를 안심시키는 것을 말한다. 즉 증세에 대해 설명하거나 환경에 대해 불안해 할 때 그럴 정도가 아니라는 등 보증을 하거나, 병이 두려워할 것이 아니라는 확신을 주는 등의 재확인을 해준다. 이로써 증세의 악순환을 막는다.

(2) 환기

가정이나 직장생활을 통하여 발생한 여러 가지 갈등이나 불안, 의문, 충동성 및 죄악감을 치료자에게 속 시원히 털어놓음으로써 불만이 해소되거나 긴장이 풀리게 하는 치료법이다. 선생님이나 선배와의 우정 어린 대화나 각 종교의식의 기도나 고백행위가 이에 부합된다고 본다.

(3) 제반응

무의식 속에 억압된 억울한 기억이나 감정을 터뜨려 표현해 버림으로써 누적된 스트레스나 긴장을 정화 또는 완화시키는 표현치료법이다. 슬픈 감정, 공포감, 혐오감, 분노 및 적개심 등을 발산하게 한다. 고된 시집살이를 하는 며느리의 울면서 하는 넋두리나 상급자에게 수모를 당한 신입사원이 한잔 하면서 하소연하는 것, 말로 하는 화풀이 등이 그 실례라 하겠다. 이런 반응은 암시나 최면제 투여로 촉진될 수도 있다.

(4) 지지

환자의 이야기를 치료자가 수용의 태도로 잘 들어줌으로써 불안이나 갈등을 경감시켜 주고 적응능력이나 용기를 증가시켜 주는 것이다. 충고, 설명, 격려, 보증 및 지도 등이 직접적 지지요법이다. 어려운 환경여건을 개선해 줌으로써 안심하고 적응하도록 해주는 것을 간접적 지지요법이라 한다.

(5) 설득

충동이나 욕구불만 및 잘못된 생각이나 습관을 환자의 이성과 의지 및 윤리도덕관에 적극적으로 호소하여 시정하도록 하는 요법이다. 강요보다는 치료자를 신뢰하게 하고 권유나 설명을 통하여 자기 문제를 스스로 비판하고 자아를 강화함으로써 증세를 완화시킨다. 증세를 억압하기도 하고, 보다 견디기 쉬운 대상으로 전환되게 하기도 하며, 때로는 더 강한 방어기제를 내세우거나 새로운 것으로 대치시키기도 한다.

(6) 암시

겪고 있는 증상이 완화되거나 곧 나을 것이라고 암시해줌으로써 치료효과를 얻는 요법이다. 치료자가 권위나 신뢰를 유지한 채 암시성이 강한 환자를 동정적으로 대할 때, 자아의 퇴행이나 무의식적 갈등의 표현이 잘 되며 암시의 효과가 높다. 그러나 일시적 효과에 그치기 쉽고 병식의 역동적 접근을 시도하지 않으면 증상의 재발이 잘 일어나므로 재교육 치료도 필요하다. 암시는 어린애같이 감정이 미숙하거나 히스테리

경향을 가진 환자, 초기 발생한 전환 장애 환자나 외상 후 스트레스장애 등을 유발했던 환자에게 잘 듣는다.

(7) 마취합성

표현하기 곤란한 정신적 문제를 의식적으로 억제하여 긴장이나 증상이 심해질 때 sodium amytal 또는 diazepam 같은 약물을 사용하여 몽롱한 상태나 최면상태를 유도하여 결과적으로 의식적 자제가 완화되거나 제거되게 하면 무의식 속의 내용이 쉽사리 표현된다. 이때 친절한 의사소통을 통하여 감정을 정화시켜 주거나 지지나 설득을 시도한다. 치료대상은 망각이 심한 해리성 장애, 초기 외상 후 스트레스 장애, 급성 불안상태 등을 일으키는 환자들이다. 만성적인 경과를 밟는 신경증이나 강박장애에는 별 효과가 없다.

5) 치료자의 성별문제

치료과정과 치료자의 성별과의 관련성에 대한 연구는 많지 않다. 대체로 치료자의 성보다는 치료자의 오랜 경험이 더 중요하다고 한다. 환자의 성을 불문하고 여자 치료자를 원할 때는 이상적인 어머니상을 찾고 있음을 의미하고, 남자 치료자를 원할 때에는 아버지상을 찾고 있음을 의미하는 것 같다. 과거 자신에게 정신적 외상을 주었던 사람과 같은 성을 가진 치료자는 기피하는 경향이 있다. 이는 치료과정 중 전이의 형태로 나타날 수 있어 해석의 대상이 되기 때문이다. 또한 성 역할, 성별에 대한 편견적 가치관 등이 토론 주제가 될 수 있으므로 이는 치료과정에서는 제외되어야 한다. 대체로 동성애 환자는 같은 성의 치료자에게 더 편안함을 느낀다고 한다. 환자와의 성관계에 관련되는 경우는 여자 치료자보다 남자 치료자에게 더 흔하다.

이 장은 Cornelius Katona과 Mary Robertson이 쓴 'Psychiatry at a Glance' 일부를 번역하여 참조하였다.

제 11 장

뇌 기능장애

(언어장애)

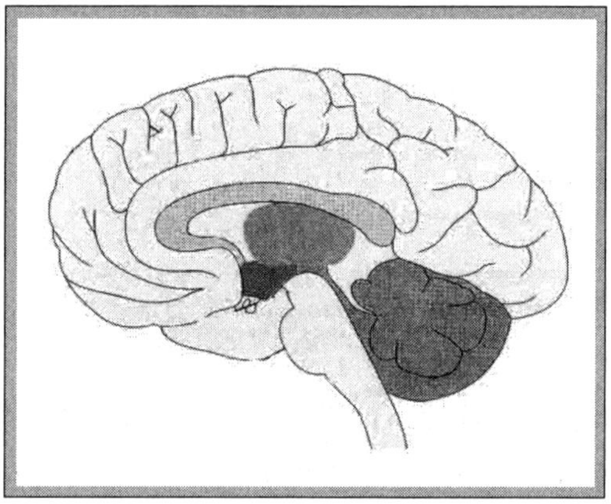

뇌 기능장애로 인한 언어장애에 대한 견해를 알아보기로 한다.

1. 표현성 언어장애

1) 언어장애

(1) 부수적 특징 및 장애

어린 소아에게 표현성 언어장애에 가장 흔히 동반되는 양상은 음성학적 장애다. 또한 비정상적인 빠른 속도와 불규칙한 리듬을 포함하는 언어 형성과 언어 유창성의 장해 및 언어구조(언어 혼란)의 장해가 동반되기도 한다. 획득형 표현성 언어장애에서는 부가적인 다른 언어장애가 흔히 동반되고, 운동성 구음문제, 소리를 잘못내기, 느린 말, 음절 반복, 그리고 단조로운 억양과 강조 양상이 포함된다. 때로는 학령기 소아들의 경우 학습장애의 진단 기준에 맞는 학습문제(예: 받아쓰기, 문장 베끼기, 철자법)가 표현성 언어장애에 동반되기도 한다.

또한 가벼운 정도의 수용성 언어장애가 있을 수 있는데, 이 장해가 심할 때는 혼재 수용 표현성 언어장애의 진단을 내려야 한다. 운동발달 과제의 지연, 발달성 근육운동 조정장애, 야뇨증의 과거력도 이에 포함된다. 또한 사회적 위축과 주의력 결핍 및 과잉 운동장애와 같은 정신장애가 흔히 동반된다. 표현성 언어장애는 비정상적 신경영상 소견, 비정상적 뇌파, 구음 부전이나 실증적 행동 또는 기타 신경학적 징후를 동반할 수 있다.

(2) 유병률

소아의 3～5%가 발달형 표현성 언어장애로 이환된다고 추정된다. 획득형은 보다 흔하지 않다.

(3) 경과

발달형 표현성 언어장애는 대개 3세경에 인식되는데, 이 장애가 가벼운 경우는 보통 언어가 보다 복잡해지는 초기 청소년기까지는 잘 드러나지 않을 수 있다. 뇌 손상, 두부 외상 또는 뇌졸중으로 인한 획득형 표현성 언어장애의 결과는 다양하다. 이 장애가 있는 소아의 약 절반은 성장하면서 좋아지는 반면, 절반은 장애가 오래 지속되는 것으로 보인다. 미미한 결함이 지속될지라도 대부분의 소아는 궁극적으로 후기 청소년기에 어느 정도 정상 언어능력을 획득한다. 획득형 표현성 언어장애의 경과와 예후는 장해가 있었던 시기의 언어발달 정도, 소아의 나이뿐만 아니라 뇌 병리의 부위 및 심각도와도 관계가 있다. 언어능력은 때때로 빠르게 완전하게 회복하지만 때로는 회복이 불완전하거나 진행성 결함일 수도 있다.

(4) 표현성 언어장애의 진단 기준

① 개별적으로 실시된 표현성 언어 발달의 표준화 검사 점수가 비언어적 지적능력과 수용성 언어 발달의 표준화 검사 점수보다 현저하게 낮다. 장애는 현저하게 제한된 어휘, 시제에서의 오류, 단어 회상이나 발달 수준에 맞는 긴 문장이나 복잡한 문장을 만드는 어려움과 같은 증상으로 나타난다.

② 표현성 언어장애가 학업적, 직업적 성취나 사회적 의사소통을 방해한다.
③ 혼재 수용 표현성 언어장애나 광범위성 발달장애의 진단 기준에 맞지 않는다.
④ 만약 정신지체, 운동성 언어 결함이나 감각성 언어 결함 또는 환경적 박탈이 있다면 언어장애는 통상적으로 이러한 문제에 동반되는 정도를 초과해서 심한 정도로 나타난다.

(5) 혼재 수용 표현성 언어장애

① 부수적 특징 및 장애

혼재 수용 표현성 언어장애에서 나타나는 말 만들기 장해의 특징은 표현성 언어장애에서 나타나는 양상과 유사하다. 이해의 결함이 이 장해를 표현성 언어장애와 구별해 주는 일차적 증상이고, 이는 장애의 심각도와 소아의 나이에 따라 달라진다. 언어 이해의 장해가 언어 생산의 장해보다 분명하지 않은데, 그 이유는 언어 이해의 장해가 관찰자에게 쉽게 드러나지 않고 단지 공식적인 검사에서만 나타날 수 있기 때문이다.

소아는 가끔 말을 할 때 듣지 않는 것 같고, 혼동하고 있는 것 같고, 집중하고 있지 않는 것같이 보인다. 소아는 지시받은 행동을 틀리게 하거나, 전혀 못하거나, 질문과 전혀 관계가 없는 적절치 못한 반응을 보인다. 소아는 의외로 조용할 수도 있고, 반대로 매우 말이 많을 수도 있다. 흔히 대화기술(예 : 화제의 전환, 화제의 유지)이 부족하거나 부적절하다. 감각적인 정보처리 과정의 여러 영역에 결함이 있고, 특히 측두엽 청각과정(예 : 진행속도, 소리와 상징의 연상, 소리와 기억의 배열, 소리의 구별과 집중)의 결함이 빈번하다. 또한 부드럽고 빠르게 일련의 운동을 해내지 못하는 것이 특징이다.

음성학적 장애, 학습장애와 언어 지각에서의 결함이 흔히 나타나고, 기억장해를 동반한다. 기타 동반되는 장애는 주의력 결핍 및 과잉 행동장애, 발달성 근육운동 조정장애와 야뇨증이 있다. 혼재 수용 표현성 언어장애는 비정상적 뇌파, 비정상적 신경영상 소견과 기타 신경학적 징후를 동반할 수 있다. 3~9세에 발병하고 경련을 동반하는 획득형 혼재 수용 표현성 언어장애를 란다우 클레프너 증후군이라 한다.

② 특정문화 및 성별 특징

의사소통 능력발달을 평가함에 있어서 개인의 문화적, 언어적 배경을 고려해야 하는데, 특히 2개 국어가 사용되는 환경에서 성장한 개인의 경우에 더욱 그러하다. 언어 발달과 비언어적 지적 능력에 대한 표준화 검사는 개인의 문화적, 언어적 배경에 적합해야 한다. 발달형은 여성보다 남성에서 더 많다.

③ 유병률

혼재 수용 표현성 언어장애의 발달형은 학령기 소아에서 3%까지 발생한다고 보고되지만 표현성 언어장애보다는 적게 발생된다. 란다우 클레프너 증후군과 다른 형태의 획득형 장애는 아주 드물다.

④ 경과

발달형 혼재 수용 표현성 언어장애는 보통 4세 이전에 발견된다. 이 장애가 심한 경우는 2세경에도 나타날 수 있다. 가벼운 경우는 이해의 결함이 보다 분명해지는 초등학교에 갈 때까지 나타나지 않는 경우도 있다. 뇌 손상, 두부 외상, 또는 뇌졸중으로 인한 획득형 혼재 수용 표현성 언어장애는 어떤 나이에서도 발생될 수 있다. 란다우 클레프너 증후군(획득형 간질성 실어증)으로 인한 획득형 장애는 보통 3~9세 사이에 발생된다. 혼재 수용 표현성 언어장애를 가진 많은 소아들은 궁극적으로 정상적인 언어 능력을 획득하지만 예후는 표현성 언어장애보다 더 나쁘다.

혼재 수용 표현성 언어장애, 획득형의 경과 및 예후는 장애가 있었던 시기의 언어 발달 정도, 소아의 나이뿐만 아니라 뇌 병리의 부위 및 심각도와도 관계가 있다. 언어 능력은 때때로 완전하게 회복되지만 때로는 회복이 불완전하거나 진행성 결함이 있을 수도 있다. 보다 심한 경우에는 학습장애가 일어나기 쉽다.

(6) 혼재 수용 표현성 언어장애의 진단 기준

① 개별적으로 실시된 수용성 언어 발달과 표현성 언어 발달의 표준화 검사, 점수가 비언어적 지적 능력의 표준화 검사 점수보다 현저하게 낮다. 증상은 표현성 언어장애 뿐만 아니라 단어, 문장 또는 공간 용어 등 특정 유형의 단어를 이해하는 어려움과 같은 증상도 이에 포함한다.
② 수용성 언어와 표현성 언어의 장애가 학업적, 직업적 성취나 사회적 의사소통을 방해한다.
③ 광범위성 발달장애의 진단 기준에 맞지 않는다.
④ 만약 정신지체, 운동성 언어 결함이나 감각성 언어 결함 또는 환경적 박탈이 있다면 언어장애는 통상적으로 이러한 문제에 동반되는 정도를 초과해서 심한 정도로 나타난다.

2) **음성학적 장애**(종전의 발달성 구음장애)

(1) 유병률

가벼운 정도의 음성학적 장애의 유병률이 더 높지만 6~7세 소아의 약 2~3%는 중간 정도에서 심한 정도의 장애를 나타낸다. 17세경에는 유병률이 0.5%로 떨어진다. 경과가 심한 정도의 음성학적 장애가 있는 경우 심지어 가족까지도 소아의 말을 이해하지 못한다. 덜 심한 경우는 유치원이나 초등학교에 들어가기 전까지 장애가 있는 줄 모르고 지낼 수 있고, 가까운 가족 이외의 사람들은 발견하기 어렵다. 이 장애의 경과는 동반되는 원인과 심각도에 따라 다양하다. 원인을 모르는 가벼운 정도는 흔히 자연적으로 회복된다.

(2) 음성학적 장애의 진단 기준

나이와 말씨에 적합한, 발달적으로 기대되는 언어음을 사용하지 못 한다[예 : 음의 생성, 사용, 표현 또는 이것에만 국한되는 것은 아니지만 한 음을 다른 음으로 대치하기(target에서 /t 대신 /k/), 마지막 자음과 같은 음의 생략 등 음의 구성에서 잘못]. 언어음 생성의 장해가 학업적, 직업적 성취나 사회적 의사소통을 방해한다. 만약 정신지체, 운동성 언어 결함, 감각성 언어 결함 또는 환경적 박탈이 있다면 말하기 장애는 통상적으로 이러한 문제에 동반되는 정도를 초과해서 심한 정도로 나타난다.

(3) 말더듬기

① 부수적 특징 및 장애

말더듬기에 대한 인식과 두려워하는 예견이 나중에 발달되기는 하지만 발병 당시에는 말하는 자신이 문제를 인식하지 못한다. 말하는 자신이 언어적 기전(예 : 말의 속도를 바꾸는 것, 전화 걸기나 청중 앞에서 말하는 상황을 피하는 것, 어떤 단어나 소리를 피하는 것)으로 말 더듬을 피하려 하는 경우도 있다. 말더듬기에 운동성 움직임(예 : 눈 깜박임, 틱, 입술이나 안면의 떨림, 머리를 갑자기 움직이기, 숨쉬기 또는 주먹 쥐기)이 동반될 수 있다.

스트레스나 불안은 말더듬기를 악화시킨다. 사회적 기능의 장해는 동반되는 불안이나 좌절 또는 낮은 자존심으로부터 나올 수 있다. 성인의 말더듬기는 직업 선택이나 승진을 제한할 수 있다. 음석학적 장애와 표현성 언어장애는 일반 인구에서보다 말더듬기가 있는 개인에게서 더 많이 발생한다.

② 유병률

사춘기 전 소아에서는 말더듬기 유병률이 1%이고, 청소년기에서는 0.8%로 감소한

다. 남자 대 여자의 비율은 3:1이다

③ 경과

말더듬기는 휴향성 연구에 의하면 전형적으로 2～7세(5세경에 가장 많이 발병)에 발병한다고 보고된다. 이 장애의 98%가 10세 이전에 발병한다. 발병은 대개 만성적인데, 삽화적이고 눈이 띄지 않는 유창성 문제가 만성적 문제로 되기까지에는 몇 개월이 걸린다. 전형적으로 말더듬기는 구의 첫 단어나 긴 단어의 첫 자음을 반복하면서 점진적으로 시작된다. 소아는 일반적으로 말더듬기를 인식하지 못한다. 장애가 진행됨에 따라 악화되고 호전되는 과정이 반복된다. 유창하지 못한 말이 보다 더 빈번해지면서 말더듬기는 가장 의미 있는 단어나 구에서도 발생한다.

소아가 말하기 문제를 인식함에 따라 유창하지 못함을 피하려는 기제나 감정적 반응이 일어난다. 어떤 연구에서는 말더듬기가 있는 개인들의 80%까지 회복된다고 보고되는데, 60%까지는 자연적으로 회복된다고 보고하고 있다. 전형적인 회복은 16세 이전에 일어난다.

④ 말더듬기의 진단 기준

정상적인 말의 유창성과 말하는 시간에 따른 장해로서(개인의 나이에 부적절한) 다음 가운데 한 가지 또는 그 이상이 빈번하게 나타나는 것이 특징이다.

㉠ 말과 음절의 반복
㉡ 말을 길게 하기
㉢ 별안간 내는 소리
㉣ 깨어진 단어(예: 한 단어 내에서 머뭇거림)
㉤ 들을 수 있거나 조용한 상태에서의 말 머뭇거림(힘이 주어지거나 힘이 주어지지 않은 말의 멈춤)
㉥ 넌지시 돌려 말하기(즉, 문제 있는 단어를 피하기 위한 단어 대치)
㉦ 과도하게 신체적 긴장이 있는 단어
㉧ 단음절의 단어 반복(예: "난-난-난-난 그를 본다.")

말이 유창하지 못함은 학업적, 직업적 성취나 사회적 의사소통을 방해한다. 만약 운동성 언어 결함이나 감각성 언어 결함이 있다면 말하기 장해는 통상적으로 이러한 문제에 동반되는 정도를 초과해서 심한 정도로 나타난다. 부호화할 때 주의할 점은 만약 운동성 언어 결함이나 감각성 언어 결함 또는 신경학적 상태가 있다. 언어는 자신의 의사를 표현하고 전달하는 심리적 기능으로, 이러한 언어능력을 발달시키는 것이 대인관계와 학업적 적응을 위해서 매우 중요하다.

의사소통 장애는 일반적인 지능 수준에도 불구하고 의사소통에 사용되는 말이나 언어의 사용에 결함이 있는 경우를 말하는데, 이러한 의사소통 장애에는 4가지 하위유형, 즉 표현성 언어장애, 혼재형 표현 수용성 언어장애, 음성학적 장애, 말더듬기가 있다.

⑤ 표현성 언어장애

언어 이해에는 문제가 없으나 언어적 표현에 현저한 제한이나 결함을 나타내는 경우로 어휘가 제한되어 있거나 짧고 단순한 구조의 말을 주로 사용하며, 어순이나 시제가 잘못된 언어적 표현을 사용한다. 또한 단어나 어휘를 부적절하게 사용하고 문장의 주요 부분을 생략하며, 길고 복잡한 문장을 만들지 못한다. 표현성 언어장애는 뇌의 손상과 같은 신경학적 문제로 인해 생길 수도 있으며, 이러한 문제없이 발달 과정에서 서서히 언어장애가 나타나게 될 수도 있다.

⑥ 혼재형 수용 표현성 언어장애

언어의 표현과 더불어 이해에 현저한 어려움을 나타내는 경우를 말한다. 감각기능(예 : 청력)의 결함과 같은 신체적 원인이 언어발달을 지체시킬 수 있으며, 언어발달이 이루어지는 유아기에 적절한 언어적 환경과 자극이 주어지지 못할 경우에 언어장애를 나타내는 아동은 먼저 이비인후과, 소아과, 치과 등에서 감각적, 신체적 문제가 있는지를 점검하는 것이 필요하고, 아동이 지니고 있을지 모르는 정서적 문제나 부모자녀관계를 잘 탐색하여 이를 해결해 주는 것이 중요하다.

⑦ 음성학적 장애

발음에 어려움을 나타내는 경우를 말한다. 나이나 교육수준에 비해서 현저하게 부정확하거나 잘못된 발음을 사용하고, 단어의 마지막 음을 발음하지 못하거나 생략하는 등의 문제를 나타낸다.

음성학적 장애는 청각장애, 발성기관의 결함, 신경학적 장애, 인지장애와 같은 문제에 의해 유발될 수 있으나, 이러한 원인을 제외한 음성학적 장애의 경우에는 정서적 불안과 긴장, 사회적 상황에 대한 부적절감이나 공포, 과도한 분노나 적대감 등과 같은 심리적 원인에 기인한 것일 수 있다.

말더듬기(stuttering)는 말의 유창성에 문제가 있는 경우를 말한다. 말을 시작할 때 첫 음이나 음절을 반복하여 사용하거나(예 : 난-난-난-난 기분이 좋다) 특정한 발음을 길게 하거나(예 : 나는 하~악교에 간다), 말을 하는 도중에 부적절하게 머뭇거리거나 갑자기 큰 소리로 발음하는 등 다양한 형태로 나타난다. 일반적으로 말더듬기는 스트레스나 불안으로 인해 악화되며, 특히 또래 아동으로부터 놀림의 대상이 되므로 말더듬기에 대한 두려움을 지니게 되며 말을 하지 않거나 말하는 상황을 회피하게 될 수 있다. 말더듬기로 인해 사회적 관계에서 좌절감과 불안을 경험하게 되고 낮은 자존감과 사회적 위축이 초래될 수 있으며, 성인의 경우 직업 선택이나 승진에 어려움을 겪게 된다.

말더듬기는 흔히 말을 더듬는 사람을 흉내 내거나 정서적 흥분이나 불안상태에서 우연히 말을 더듬게 되면서 시작된다. 또는 심리적 압박감이나 긴장감이 고조되어 자연스런 말과 행동이 억제되는 상황에서 말더듬기가 시작되기도 한다. 이렇게 시작된 말더듬기가 악화되어 스스로 통제하기 어려운 심한 상태로 발전할 수 있으며, 또한 다른 사람 앞에서 말을 더듬는 것에 대한 불안과 두려움으로 인하여 더욱 악화될 수 있다.

치료는 말더듬기가 악화되는 상황과 그에 관련되는 심리적 요인에 대한 분석이 이루어진 후에 시행되어야 한다. 또는 사회적 상황에서 과도하게 느끼는 불안과 공포를 완화시키는 치료를 통해서 말더듬기가 개선될 수도 있다.

3) 언어장애 증상

언어는 일상생활과 대인관계에 있어서 가장 중요한 의사소통의 방법이다. 언어는 태어났을 때부터 있는 것이 아니고 자라나는 과정에서 아동이 속한 문화나 민족의 고유한 언어를 배우게 마련이다. 대개 만 1세가 되면 한두 마디 단어, 특히 엄마라든가 "맘마" "까까" 등, 단일 단어로 시작하여 2세~3세에 이르는 동안 놀랄 정도로 단어가 늘어나면서 문장을 구성할 수가 있고, 만 3세쯤이면 어른들이 사용하는 문장 구조나 순서를 습득한다. 따라서 만 2~3세가 되어도 언어로서 자기 의사를 표현하지 못하는 아이의 경우 언어발달에 이상이 있지 않나 의심을 해야 한다.

여기서 잠시 생각해야 할 것은 언어만이 의사소통 방법이 아니라는 점이다. 우리가 의사소통을 할 경우 언어 아니고도 몸짓이나 표정, 태도로 상대방의 의향과 하고 싶은 의사를 알아낼 수 있다. 즉, 언어는 의사소통의 일부이지 전부가 아니라는 점이다. 예를 들면 정식으로 말을 하기 시작하는 한 살 이전이라도 부모는 한 살 이전의 아기들의 원하는 바와 하고 싶어 하는 바를 비언어적인 의사소통 방법으로 할 수 있다. 의사소통의 더 많은 부분은 비언어적인 방법으로 이루어진다. 이것은 언어가 발달하기 전에도 그렇고 언어발달 이후에도 많은 의사소통은 비언어적이라는 것이다. 따라서 언어발달이 늦는다고 해서 의사소통 자체가 안 된다고는 할 수 없다.

언어는 언어만의 능력이 따로 있는 것이 아니고 대인관계 발달과 지능 인지발달과 밀접히 관련하여 자기 생각과 뜻을 전하는 수단으로 발전하는 것이다. 따라서 말이 늦거나 말을 못하는 경우 그 원인은 매우 다양하다.

(1) 표현성 언어장애

언어에는 다른 사람이 말하는 것을 이해하는 측면(수용성 언어)과 그것에 적절히 대응하고, 자기 생각을 표현하는 측면(표현성 언어)의 두 가지로 나눈다. 그런데 어떤 아동은 지능은 정상이면서 말은 이해하는데 표현이 안 되는 경우가 있다. 이런 경우 표현성 언어장애라고 한다.

(2) 수용성 언어장애

수용성 언어장애란 듣는 말을 수용하여 이해하는 과정에 문제가 있는 아이들을 지칭한다.

(3) 표현성 언어장애의 증상

부모가 말을 하거나 주위사람들이 하는 말의 뜻은 알면서도 무엇을 하라고 지시하였을 때, 그것을 충분히 알아듣고 심부름을 하거나 치우거나 행동으로 옮길 수는 있지만 말로서 대답을 하거나 자신의 의사를 언어로 표현하지 못한다. 물론 이런 아동들은 비언어적인 손짓 발짓으로 혹은 표정으로 부모에게 요구하는 데는 지장이 없다. 그러니까 여러 가지 상황에 눈치가 있고 칭얼대거나 손짓 발짓으로 자기 의사는 표현할 수 있는 아이들이다. 이런 아이들이야말로 흔히 말하는 말이 늦게 트이는 아이라고 할 수 있다.

표현성 언어장애를 가진 아이들은 몇 년 늦기는 하지만 일단 말을 시작하면 비교적 정상으로 발전하는 수가 많다. 그러나 일부는 말을 시작하면 발음이 좋지 않거나 단어를 배우는 데 시간이 많이 걸리는 수가 있다. 표현성 언어장애를 가진 아이들은 비교적 행동문제가 적으며, 기타 지능, 신체 발육에 지장이 없는 경우가 대부분이다.

(4) 수용성 언어장애의 증상

남의 말을 이해하는 것이 어려워 타인과의 언어적 의사소통을 하기 힘든 증상을 보인다. 그러나 비언어적인 지시, 손짓으로 무엇을 하라든가 부모님의 표정이나 태도로써 감정을 표시하거나 지시하는 것 등은 잘 이해를 하고 이에 대하여 반응을 보인다. 같은 지시라도 손짓 발짓을 하지 않고 말로만 하면 알아듣지 못한다.

언어적인 의사소통을 이해하지 못하므로 생활에도 지장이 있을 뿐만 아니라 기초적인 학습에 상당한 지장을 초래하게 마련이다. 따라서 표현성 언어장애보다 상황이 훨씬 심각하다고 할 수 있다. 수용성 언어장애의 일부는 타인과의 의사소통을 이해하기 힘들어서 자연히 다른 사람과의 접촉을 피하는 경향도 있다. 언뜻 보아 자폐증처럼 보이기도 한다. 그러나 부모와의 관계 형성이 이루어지고 놀이도 다양하다는 것이 자폐증과 구별되는 점이다.

(5) 말이 늦거나 말 못하는 문제의 종류와 원인

말은 인간의 발달상에 있어서 가장 특유의 능력이며, 이는 여러 가지 능력이 모아졌을 때 발달할 수 있으므로 대다수의 언어발달 지연이나 언어문제는 다른 문제의 표현일 가능성이 높다.

(6) 정신지체

정신지체란 모든 영역에서의 발달이 늦는 아동으로 신체 발육, 지능 발육, 행동 발달 면에서 모두 늦어지고, 특히 인지발달의 지연은 언어발달 지연을 수반하게 한다. 예를 들면 아동이 전체적인 발육과 지능이 늦어지는 경우 겨우 두 살 때나 한마디를 할 수 있게 된다면 이것은 언어만 늦어지는 것이 아니고 모든 발육이 그만큼 뒤처지는 것이다. 전체 발육이 늦는 경우 언어발달의 문제에 가장 흔한 원인은 정신지체라고 할 수 있다.

(7) 청각장애(벙어리, 농아)

청각 발달(듣는 것)과 밀접히 관계가 있어서 청각에 이상이 있는 아동, 특히 완전 귀머거리나 혹은 심각한 청각이상으로 잘 들리지 않는 경우에 언어발달은 뒤처지게 마련이다. 물론 이런 아동은 생후 초기부터 소리에 반응이 없거나 못 알아듣는 것을 곧 알 수 있다. 청각에 이상이 있는 아동은 언어 자체에 지장은 있어도 기타 눈치나 시각 자극으로 주위를 살피고 비언어적인 방법으로 자기를 표현하기도 한다. 따라서 의사소통을 못하는 아이라고는 할 수 없다.

(8) 뇌손상 및 기타 신경학적 질환에 수반되는 언어발달 지연

태어났을 때부터 뇌손상을 많이 받았거나 경련성 질환(간질) 또는 뇌종양 같은 뇌질환을 앓았을 경우 언어발달이 지연되거나 발달이 되더라도 혼란스럽고 힘든 때가 많다. 즉 뇌질환의 2차적인 결과로 언어발달이 늦어지는 경우를 말한다.

(9) 자폐장애 및 기타 정신질환의 경우

자폐증을 가진 아동은 자폐 증상의 일환으로서 언어발달 및 의사소통 기술이 매우 늦어지거나 거의 발달하지 않는다. 자폐증의 경우는 언어발달 뿐만 아니라 다른 사람과 관계를 맺고 말하고 싶은 동기까지도 발달하지 못하고 사람을 피하기 때문에 언어발달의 지연이나 문제는 전체 의사소통의 문제라고 할 수 있다. 따라서 자폐 아동은 정도의 차이가 있어서 모두가 심각한 언어발달 지연이나 언어사용의 혼돈을 나타내지 않을 수도 있다. 이렇게 심각한 자폐장애 이외에도 심한 행동장애 아동, 주의력 결핍, 과잉 운동장애 아동들에서도 흔히 언어발달의 지연이나 혼동을 볼 수가 있다.

(10) 경험과 자극부족 등 환경적 요인

이상의 특별한 의학적 이유 없이도 환경적으로 무슨 원인이든 언어 자극이나 여러 가지 경험이 부족하게 되는 경우 언어발달은 늦어지게 마련이다. 언어발달은 어머니와의 관계나 주위로부터 여러 가지 언어자극을 받고 충분한 교육적인 자극 하에서 발달되게 마련인데, 어머니의 우울증, 아동학대 또는 방임, 돌보아 주는 사람이 없거나 너무 여러 명이 성의 없이 돌보아 주는 경우 등 다양한 자극부족 상태에서는 발달이 늦게 마련이다. 이러한 경우 그 원인 요소가 빨리 발견되고, 교정이 되면 언어발달이 순조롭게 진행되는 계기가 될 것이다.

(11) 특수 발달성 언어장애

지금까지 1차적으로 특별한 원인이 있어서 이에 수반하여 언어발달이 늦는 경우를 예로 들었지만, 어떤 아이들의 경우에는 특별히 문제될 만한 질병이나 원인이 없음에도 불구하고 말이 늦거나 언어의 발달에 문제가 두드러지는 아이를 볼 수 있다. 우리 주위에 흔히들 말이 늦게 트이는 아이들을 볼 수가 있다. 말을 전혀 안하던 아이가 다섯 살 때 쯤 시작하였는데 봇물 터지듯 매우 잘 하였다고 하여 이러한 경우 때문에 심각한 언어발달에 장애가 있음에도 불구하고 늦게 서야 전문가를 찾아가는 경우가 있다.

다른 원인에 의하지 않고 말 자체가 뚜렷한 원인 없이 늦어지거나 문제가 되는 경우 발달성 언어장애라는 용어를 사용하며, 이런 아이들의 특성은 언어발달 이외의 발달은 비교적 정상적이라는 것이다. 즉 신체적인 발육이나 지적인 능력은 비교적 정상범위에 속하고 있으나 언어만이 특별히 늦어지는 경우를 말한다. 언어발달 문제는 이상과 같이 여러 가지 원인에 의해서 나타날 수 있으므로 일단 언어적인 발달이 늦어지는 경우, 예를 들어 돌 전후가 되어도 이름을 불렀을 때 반응을 안 보인다거나 한

두 단어의 말도 못한다거나 두 돌, 세 돌까지도 단어의 상당한 습득과 기본적인 문장을 통한 의사소통을 이루어지지 않는 경우에는 빠른 시일 내에 전문가를 찾아가는 것이 중요하다.

소아과나 소아정신과 등 아동발달의 여러 가지 문제에 경험이 많은 의사를 찾아가서 일단 의학적인 문제에 이상이 없는지를 확인하고 필요하면 언어평가, 지능평가, 심리평가 및 신경학적 검사를 받아야 한다. 1차적으로 신경학적 검사, 뇌 검사 등에 이상이 있는지 없는지 확인하고 정신의학적 검사를 통하여 자폐증이나 기타 정신과적 문제 또는 환경적인 요소에 의한 것인지 배제할 필요가 있다. 이런저런 원인과 종류가 배제되면 이때 발달성 언어장애로 진단할 수 있고, 이것이 표현성 장애인지 수용성 장애인지를 감별하여야 한다.

언어발달 지연이나 문제의 치료는 정확한 종류의 진단에 따라 다르게 마련이다. 우선, 언어문제가 다른 문제에 증상이나 2차적인 현상으로 일어난다면 1차적인 원인, 정신지체, 청각장애, 자폐증 등의 치료와 교육이 우선적이며 언어 치료는 그 일환이 될 것이다. 발달성 언어장애의 경우에는 언어 치료가 주된 치료이다. 언어 치료는 언어 치료사로서의 자격을 갖춘 사람이 개인 내지 소그룹 지도를 통하여 이루어지며, 장기간에 걸쳐 꾸준히 하여야 한다.

(12) 부모가 해야 할 일

언어의 지연이 발견되면 부모님으로서 할 수 있는 일은 우선 집안 환경이나 부모와 자녀간의 관계로 보아 언어적인 자극이 부족하였는지, 무슨 이유로든 환경적인 원인들, 예를 들어 애정 결핍이나 방임 등이 있었는지를 확인하여야 한다. 만일 환경적인 요소가 크다면 부모의 입장에서는 이를 교정하는 노력이 절대 필요하며, 가벼운 언어지연에 있어서는 이것만으로도 충분할 수가 있다. 그러나 많은 경우 부모님의 노력만으로 되지 않으며 전문가의 도움이 필요하다. 전문가의 도움을 받는다고 해도 그것만으로 충분하지 않고 전문가의 조언을 받아 집에서 어떻게 언어를 지도할 것인가를 배우고 일상생활과 가족과의 관계 속에서 충분한 언어자극은 물론 부모의 특별한 관심과 노력이 요구된다.

부모의 입장에서는 1차적으로 소아정신과 전문가를 찾아 원인과 문제를 밝히고 필요하면 의학적인 치료와 도움을 받고, 2차적으로는 특수교육이나 언어 치료의 도움을 받는다. 일반 학교에 가는 경우에는 일반 교사들과의 밀접한 협조와 노력을 요하게 된다. 만 1～2세에 언어발달이 늦다는 것이 발견되면 곧바로 소아정신과 의사나 기타 발달 전문가를 찾아 원인 진단을 하여야 한다. 집안에 내력이 있으니까 하면서 늦게 상담하면 효과적인 조기치료를 놓칠 수 있다.

제 12 장

뇌와 한의학적 견해

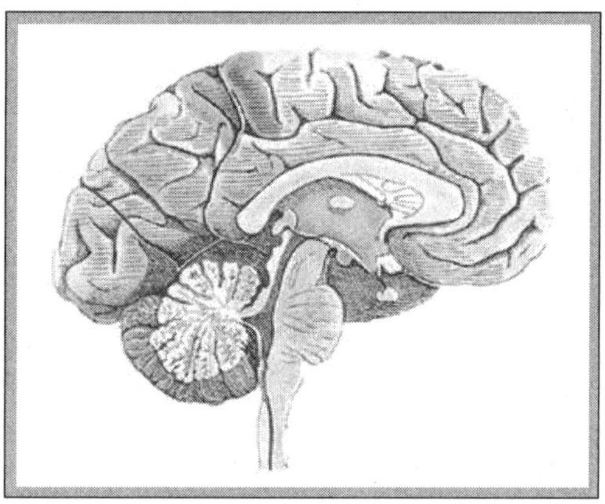

현대의학으로 불가능한 측면을 한의학을 통해
뇌의 해법을 찾는 비결을 알아보자.

1. 두통과 탈모 시 사혈자리

두통을 이해하려면 머리가 아플 때 어떠한 이유로 통증을 느끼게 되느냐 하는 것을 이해하여야 한다. 두통은 순환기성 질환으로, 피의 흐름의 장애로 인한 질환 전체를 포괄하여 일컫는 말이다.

우리가 머리에 통증을 느끼는 이유는 뇌세포가 산소 부족으로 질식했기 때문으로, 두통의 직접적 원인은 뇌 속의 산소 부족이다. 두통을 치료하기 위해서는 뇌 속에 왜 산소 부족현상이 일어났느냐 하는 것을 알아야 하는데, 이것을 알려면 뇌 속에 산소

공급이 어떻게 이루어지는지를 이해하면 된다.

인체의 모든 기관의 산소 공급은 호흡기를 통해서 들어온 산소와 혼합된 혈액이 심장에서 혈액을 펌프질 할 때 혈관을 따라 돌며, 각 세포마다 혈액과 산소를 동시에 공급해 주는 방식으로 이루어진다. 따라서 산소 공급은 피의 흐름의 양과 직결되는 것이어서 피의 양이 적게 돌면 산소도 적게 공급된다. 그러므로 뇌 속의 산소 부족으로 인한 두통은 뇌 속의 피의 흐름이 충분하지 못한 것이 직접적인 원인이 된다. 뇌 속에 피의 흐름을 원활히 해주어 충분한 산소를 공급해 주는 것이 치료법의 하나가 될 수 있다. 이를 무시하고 먼저 두통만을 치료하려 하기에 서양의학이 이 땅에 들어온 지 백년이 넘어도 지금껏 두통 하나도 제대로 치료를 못하고 신경성이니 만성이니 하는 말만 되풀이하는 것이다.

두통의 형태는 여러 가지이다. 편두통이나 골이 쏟아질 듯 오는 두통, 머리가 터질 것같이 오는 두통, 신경만 쓰면 오는 두통, 머릿속이 안개가 낀 듯 답답하며 오는 두통, 음주 후에 오는 두통 등 두통의 원인과 증세는 달라도 그 근본적 원인은 모두 피의 순환이 느려 뇌 속에 산소가 부족한 데 있다. 그렇다면 피가 돌지 못하게 된 직접적 원인은 무엇일까 이것은 어혈이 혈관을 막고 있기 때문이다. 그러므로 이치에 맞는 치료법은 혈관을 막고 있는 어혈을 빼주어 피를 잘 돌게 해서 산소 공급이 원활하게 이루어지게 해주는 것이 두통이 생기지 않게끔 하는 근본적인 치료방법이 되는 것이다.

그런데 현실은 어떠한가. 두통에 대한 치료제로 시중에 나와 있는 진통제는 일종의 마취제로, 마취의 기능을 통해 아픔 자체를 못 느끼게 하는 약이지 두통의 원인을 치료하는 약은 아니다. 이 경우 약의 효능이란 고작해야 진통제 한 알의 마취 기능이 12시간이냐 24시간이냐, 그리고 강・약의 차이일 뿐이다. 재발을 막기 위해서는 어혈이 생긴 곳을 치료해야 완전한 두통 치유가 가능할 것이다.

시술방법은 사혈 점 1번(두통혈)에 침으로 시술한다. 이곳은 일반적으로 머리카락 때문에 압이 잘 걸리지 않아 사혈하기가 어려운 곳이지만 몇 번 해보면 가능하다. 사

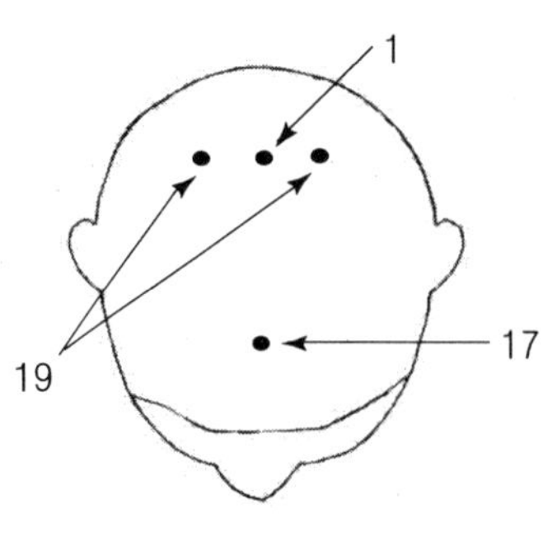

1. 두통혈
17. 시력혈
19. 대머리 보조혈

람마다 머리모양의 둥글기가 다르고, 크기와 혈 자리가 약간 다르기 때문에 먼저 중간 크기의 부항 캡을 백회혈에 대고 기우뚱거리는지 확인하고, 만약 기우뚱거리면 조금 더 적은 것으로 해본다. 캡이 정해졌으면 백회혈에 캡을 대고 캡의 크기만큼 원형으로 머리를 모아서 돌돌 말아 쥔 후, 사혈 침으로 20회 정도 찌르고 머리가 흐트러지지 않게 주의하며, 캡을 대고 잘못 움켜쥔 머리는 빼내고 캡을 좌우로 살살 돌리면서 압을 걸면 압이 걸린다. 일단 처음 하기가 어렵지만 두 번째부터는 핏자국이 있으므로 자국대로 머리를 쥐고 하면 쉽다.

한편, 사혈 침으로 찌르는 위치마다 통증의 차이가 있는데 전기로 지지는 듯 아픈 곳이 있는가 하면 전혀 아프지 않은 곳도 있다. 이것은 피의 흐름의 차이로 인한 것인데, 정상이라면 참을 만하고 약간 따끔거릴 정도여야 한다. 찔러도 아주 통증이 없는 것은 피가 돌지 않아 세포가 산소 부족으로 질식해 있는 것이며, 피가 돌기 시작하면 조금씩 통증을 느끼기 시작한다. 전기로 지지는 듯 통증이 온다면 이것은 세포가 욕구불만으로 과민 반응을 하기 때문인데, 피가 돌기 시작하면 욕구가 풀려 과민 반응이 일어나지 않으므로 통증은 줄어든다. 먼저 1번 위치의 어혈을 다 뺀 후 두통 치료의 성공률을 보면 90% 이상의 효과를 느낄 수 있을 것이다.

그렇다면 사혈은 언제까지 하면 되는가. 사혈 침으로 20회 정도를 사혈한 다음, 부항 캡을 대고 압을 걸어서 20초 이내에 반 캡이 고일 속도로 피의 흐름이 빠르고, 솜으로 닦아서 빨아들이지 못한 피가 없을 때까지 해주면 된다. 사혈 법에 대해서 확신을 가지고 두통 정도는 속 시원히 치료한다는 자신감으로 꾸준히 사혈한다면 노력한 만큼의 대가를 얻을 수 있을 것이다. 탈모치료도 모근만 남아 있다면 1번과 17번을 사혈해 주면 두통이 치료됨은 물론 머리도 새로 나게 되며, 비듬도 동시에 없어진다.

2. 피는 생명이다

2.1 피를 맑게 해야 뇌가 맑아진다

피는 생명의 원천이다. 피는 우리 몸속의 구석구석을 누비며 생명을 지탱하는 데 필요한 제반 일을 담당한다. 우리가 호흡한 산소를 폐에서 각 조직이나 세포에 실어 나르는 것도, 위나 장 등 소화관에서 영양분을 가져다 적재적소에 배치시키는 일도 혈액의 역할이다. 또 조직과 세포에서 쓰임이 끝난 산소와 영양분 찌꺼기를 배설하는 기관에 다시 보내는 역할도 혈액이 하는 일이다. 당연히 건강한 피가 잘 흘러야 이 모든 기능이 원활히 이루어진다.

반대로 피가 건강하지 않으면 몸 곳곳에 탈이 생긴다. 마치 강물이 오염되었을 때와 마찬가지다. 강물이 오염되면 그 강물에 사는 물고기가 정상적으로 생명을 유지하지 못하고 함께 오염된다. 강가의 흙과 나무도 다 병들어 버린다. 건강하지 못한 혈액이 제 역할을 충실히 하기란 기대하기 어렵다. 혈액이 탁해지면 강물 속 물고기가 죽어나가듯 혈액을 구성하고 있는 적혈구, 백혈구 등도 손상을 입게 된다. 면역기능을 조절하는 백혈구가 손상되면 면역기능이 저하된다. 산소를 운반하는 적혈구가 손상되면 혈전이 유발된다. 또 산소나 영양소의 공급, 노폐물의 배설 등의 역할도 제대로 이루어지지 않는다.

피가 탁해지는 가장 큰 원인은 쓸모없이 넘쳐나는 영양분 때문이다. 그 중에서도 나쁜 콜레스테롤, 중성지방 등의 지방이 문제다. 식생활이 서구화되면서 대부분의 사람들이 고칼로리 식을 한다. 기름에 볶고 튀긴 음식, 고기류 등은 대표적인 고칼로리로서 이들 음식을 자주 먹으면 혈액을 활보하는 나쁜 콜레스테롤과 중성지방만 늘어나게 된다. 당분의 과잉 섭취도 문제다. 당은 우리 몸속에서 포도당이 되는데, 이 포도당은 유일한 에너지이기 때문에 우리 몸에 꼭 필요한 영양소이다. 하지만 필요 이상으로 섭취하면 혈액 중 당 농도(혈당)가 너무 짙어진다. 혈당이 높은 혈액은 마치 손으로 설탕을 만졌을 때처럼 끈적끈적하다.

탁한 피를 방치하면 혈관마저 낡게 되어 성인병의 원인이 되기도 한다. 탁한 혈액은 혈관에 노폐물을 침전시켜 동맥경화 상태로 만든다. 동맥경화가 진행된 혈관은 울퉁불퉁 파손된 도로와 같다. 가뜩이나 탁한 혈액이 울퉁불퉁한 혈관에서 잘 흐르지 못하는 건 당연한 이치다. 울퉁불퉁한 혈관을 흐르는 탁한 피는 그 순환이 원활하지 못해 흐름을 멈추거나 한곳에 뭉쳐 혈전을 만든다. 이런 일이 뇌혈관에서 발생했을 때 생기는 병이 뇌경색이다. 또 노년에는 치매를 유발할 수도 있다. 심장에도 무리가 와서 흔히 관상동맥경화로 알려진 심근경색이 일어날 확률이 높다.

피가 탁해지면서 나타나는 증상

① 손발이 저리다.

② 항상 피곤하다.

③ 머리가 자주 아프다.

④ 빈혈은 아닌데 이상하게 어지럽다.

⑤ 생리통, 생리불순, 기미가 생긴다.

⑥ 몸의 특정한 부위에 고정된 통증이 있다.

2.2 피가 탁해지는 것을 막아주는 생활요법

피는 어느 한순간 탁해지는 것이 아니기 때문에 최대한 피를 맑게 유지하기 위한 노력을 지속하는 것이 중요하다. 음식을 먹을 때는 항상 주의를 기울이지 않으면 안 된다. 혈액을 탁하게 하는 주범은 음식이기 때문에 음식을 먹을 때 조금만 신경을 쓰면 혈액이 탁해지는 것을 막을 수 있다.

1) 과식을 피한다.

과식을 한다는 건 몸 속으로 들어오는 탄수화물이나 지방의 양이 많아진다는 것과 마찬가지다. 몸속에 들어온 탄수화물이나 지방은 혈액으로 유입된다. 평소보다 더 많은 탄수화물과 지방은 혈액 속을 떠다니며 혈액을 탁하게 한다.

2) 콜레스테롤, 지방이 많이 함유된 식품 섭취를 줄인다.

혈관에 나쁜 콜레스테롤과 중성지방이 많은 것을 흔히 고지혈증이라 부른다. 고지혈증이라는 이름에서도 알 수 있듯이 혈액 속의 지방(기름)이 너무 많다는 의미다. 지방이 많아 질척이는 혈액을 방지하는 방법은 콜레스테롤과 지방이 함유된 식품 섭취를 줄이는 것이다.

3) 식이섬유 섭취를 늘린다.

식이섬유는 장의 지방흡수를 방해하여 바로 배설되도록 도와준다. 지방이 많은 식품을 섭취할 때는 식이섬유도 함께 섭취해 장 속에 지방이 축적되는 것을 방지하는 것이 바람직하다.

4) 단 음식과 술은 최소한으로

당분이 많이 들어 있는 식품을 먹으면 우리 몸에 들어가 포도당으로 변하게 된다. 과잉 섭취된 포도당은 혈액을 끈적끈적하게 만든다.

5) 알코올도 마찬가지이다.

알코올 성분은 우리 몸에 있는 단백질 성분을 지방으로 바꾸는 성질이 있다. 이렇게 해서 만들어진 지방은 혈액을 탁하게 하는 주범이다. 그 이유는 혈액 중에 지방이 들어오면 적혈구가 세포막에 붙기 때문이다. 그렇게 되면 적혈구끼리 서로 맞붙게 되면서 적혈구 응집현상이 나타나게 된다. 그 결과 피가 탁해지는 것이다. 그렇다고 단 음식이 모두 나쁜 것은 아니다. 당분은 유일한 뇌 에너지를 공급하기 때문에 필요한 만큼 적당량 섭취하도록 해야 된다.

2.3 일상생활에서의 규칙

혈액이 잘 돌고, 노폐물이 잘 배출되면 혈액을 맑게 유지할 수 있다. 이를 위해 일상생활 속에서 할 수 있는 일들에 대해 알아본다.

1) 하루 한 번 반신욕을 하자.

평소 하루 한 번 반신욕을 하면 피로를 회복하면서 혈액 순환을 촉진하는 효과가 있다. 혈액 순환이 촉진되면 혈전이 생기는 것이 방지되어 피를 맑게 유지하는 데 도움이 된다. 반신욕을 하는 요령은 명치까지 물에 잠기게 한 후 20분 정도 행하면 된다. 이때 물의 온도는 38～40℃가 적당하다.

2) 깊은 잠을 자도록 한다.

사람이 잠을 자는 동안에는 백혈구가 왕성하게 활동을 하면서 몸 안에 있는 혈전 유발물질이나 곰팡이 종류 균, 세균들을 제거하게 된다. 따라서 잠을 푹 잘 자는 것은 피를 맑게 하는 천연의 치료제이다. 잠을 잘 때는 많은 시간을 자는 것보다 깊은 잠을 자도록 유도하는 것이 중요하다.

3) 스트레스를 해소하라.

흔히 과도한 스트레스는 만병의 근원이라고 한다. 우리 몸은 스트레스를 받으면 아드레날린이라는 호르몬을 분비한다. 이 호르몬은 혈중의 포도당이나 콜레스테롤, 지방산을 증가시킬 뿐만 아니라 혈관 내벽에 혈소판을 침착시켜 동맥경화가 일어나기 쉽게 하거나 혈전 형성을 촉진하게 된다. 취미생활을 하거나 운동을 하거나 여행을 떠나는 등 자신만의 스트레스 탈출 대책을 세우도록 한다.

4) 가벼운 운동을 일상화 하자.

운동이 건강을 지키는 데 있어 중요한 이유 중 하나는 혈액 정화작용이 있다는 것이다. 운동을 하게 되면 근육이 수축되거나 확장되면서 자연적으로 체온이 올라가게 된다. 체온이 올라가게 되면 지방과 당류를 비롯한 혈액 내의 잉여물과 노폐물의 연소가 촉진되면서 노폐물이 없어지므로 더러워진 피가 깨끗해지게 된다. 혈액을 맑게 하는 데 도움이 되는 운동은 유산소 운동으로 자전거 타기, 걷기 운동 등이 이에 속한다.

5) 걷기를 생활화한다.

걷기는 혈압과 혈당치를 낮추고, 심폐기능을 높이며, 또 콜레스테롤을 낮추는 작용도 있다. 운동으로 많이 걸어야 한다고 생각하면 부담스러울 수 있으니 대신 일상생활 속에서 자주 걷는 습관을 기른다.

6) 담배는 피우지 않는다.

담배 연기가 내 뿜는 일산화탄소는 혈액 속의 헤모글로빈이 산소를 운반할 수 없게 만든다. 일산화탄소는 헤모글로빈과 결합하는 힘이 산소의 250배나 되기 때문이다. 결국 산소가 결합해야 하는 헤모글로빈에 일산화탄소가 자리를 차지하고 몸 구석구석으로 운반된다. 각 세포들은 산소 대신 일산화탄소를 공급받고, 그 결과 우리 몸의 신진대사에 문제를 유발하여 모든 질환의 근원이 되기도 한다.

7) 변비를 예방한다.

변비가 지속되면 혈압이 오르고, 콜레스테롤의 배출 또한 원활하지 않아 깨끗한 혈액의 적이 된다. 변비 해소에 좋은 식품으로는 해조류, 대두, 녹황색 채소, 요구르트 등이 있는데, 이들은 모두 혈액을 깨끗하게 만들어주는 데도 효과적이다.

2.4 탁해진 피를 더 맑게 한다

피가 탁한 상태라면 하루라도 빨리 피를 맑게 만들어 주어야 한다. 이때 음식과 기공요법을 병행한다면 탁한 피를 맑게 하는 데 큰 도움을 준다. 혈액을 탁하게 만드는 것도 음식이지만 혈액을 맑게 하는 것도 음식이다. 혈관 속에 정체되어 있는 나쁜 콜레스테롤과 지방을 줄이고, 혈전이 생기는 것을 방지해 혈액을 맑게 하는 데 음식만한 것이 없다. 혈액을 맑게 하는 음식에 대해 알아본다.

1) 간

간에 포함되어 있는 영양소 중에서 철분 다음으로 중요한 것은 비타민 B_2이다. 동맥경화를 촉진하는 원인으로 과산화지질이 있는데 비타민 B_2는 과산화지질을 분해하는 작용을 한다. 이로 인해 동맥경화나 세포의 노화가 억제되는 것이다. 비타민 B_2는 지질의 대사를 촉진시키기 때문에 다이어트에도 효과가 있으며, 혈액 중 콜레스테롤을 낮추는 데도 도움이 된다.

또한 혈액 중 불필요한 포도당을 조절함으로써 혈당치를 낮추는 작용도 한다. 소고기나 돼지고기의 간이라면 얇게 자른 것 3～4개만으로 충분하다. 적어도 한 달에 2～4회 정도는 먹어주는 것이 좋다.

2) 레몬, 귤, 오렌지 등의 감귤류

레몬, 귤, 오렌지, 그레이프 프루츠 등 감귤류는 모두 비타민 C, 이노시톨 등이 풍부한 건강식품이다. 비타민 C는 활성산소의 산화를 막아주는 효과가 있다. 이노시톨은 지방이나 콜레스테롤의 대사를 촉진하고 간장에 지방이 쌓이지 않도록 함과 동시에 동맥경화 예방에 도움을 준다.

3) 땅콩, 아몬드, 호두 등의 견과류

땅콩이나 아몬드, 호두 등 견과류에는 황산화 비타민인 비타민 E와 β-카로틴이 들어 있어 활성산소에 의해 세포나 혈관에 침착해 있는 콜레스테롤이 산화되지 않도록 도와준다. 하루에 땅콩의 경우 20～30개 정도, 아몬드라면 5～8개 정도가 적당하다.

4) 깨

깨에 포함된 항산화 물질 중 세사미놀과 세사민은 강력한 황산화 작용으로 깨끗한 혈액이나 건강한 혈관을 유지하는 데 도움이 된다.

5) 녹차

녹차에 포함되어 있는 카테킨은 항산화 물질의 일종으로 나쁜 콜레스테롤 수치를 낮춰주고, 혈전을 예방하는 데 효과가 있다.

6) 당근, 토마토, 호박 등의 녹황색 채소

당근, 토마토, 호박, 시금치, 피망 등의 녹황색 채소에는 각종 비타민이 풍부하다. 대표적인 영양성분은 비타민 C, β-카로틴, 비타민 E이다. 이들 성분은 뛰어난 항산화 성분으로 깨끗한 혈액과 탄력 있고 생생한 혈관을 유지하는 데 도움이 된다. 또 피망, 토마토 등에 포함된 피라진 성분은 혈액이 응고되는 것을 억제시킨다. 때문에 혈전이 원인인 뇌경색이나 심근경색 등의 예방에 효과적이다. 깨끗한 혈액을 위해서는 하루 300 g 정도의 녹황색 채소를 섭취하는 것이 좋다. 이때 하나의 채소만 편식하기보다는 녹황색 채소를 모두 골고루 섭취하는 것이 더욱 효과적이다.

7) 대두

레시틴, 사포닌, 이소플라본 등 대두에 함유된 성분이 혈액을 깨끗이 하는 데 도움이 된다. 레시틴, 사포닌 등이 혈관에 나쁜 콜레스테롤이 쌓이는 것을 막아준다. 사포닌은 불포화지방산의 산화를 방지하는 작용이 있다. 이소플라본은 여성호르몬 에스트로겐과 유사한 작용을 함으로써 혈액 속에 불필요한 중성지방이 혈관에 침착되는 것을 막는다.

8) 등푸른 생선

등푸른 생선에 포함되어 있는 EPA와 DHA는 n-3계 지방산으로 나쁜 콜레스테롤과 중성지방 수치를 줄여준다. 또 좋은 콜레스테롤 수치를 높여 주고, 혈전을 녹이는 작용도 있다. 이들 작용은 혈액을 깨끗이 하고 동맥경화 예방에 도움이 된다.

9) 딸기류

딸기, 블루베리, 로즈베리 등의 딸기류에 들어 있는 색소 성분과 비타민 C 등의 항산작용으로 혈액을 맑게 해준다. 딸기류 중 특히 혈액에 좋은 것은 블루베리와 블랙커렌트이다. 이들에는 폴리페놀의 일종인 안토시안이 다량으로 함유되어 있어 활성산소의 산화를 방지하고 동맥경화를 예방하는 데도 효과적이다. 과일 속 당분은 중성지방을 증가시키는 원인이 되므로 주의해 섭취해야 한다. 딸기의 경우 하루 5~6개 정도면 적당하다.

10) 마늘

마늘 냄새의 근원인 알리신은 혈소판에 작용해 혈액이 뭉쳐 혈전이 되는 것을 방지해 준다. 또 스콜지닌 성분은 혈관을 확장시켜 혈액순환에 도움을 준다.

11) 곶감, 풋콩, 황마 등 섬유질 식품

섬유질은 나쁜 콜레스테롤의 배설을 돕고, 지방이 몸속에 흡수되는 것을 막아 혈액을 맑게 한다. 섬유질이 다량 함유된 식품으로는 호밀가루, 곶감, 풋콩, 황마, 우엉, 오트밀, 말린 살구, 깨, 무말랭이 등이 대표적이다.

12) 양파

양파는 탁한 혈액이나 손상된 혈관을 회복시키는 데 효과적인 야채이다. 양파의 퀘르세틴 성분은 항산화 작용으로 동맥경화를 방지하는 효능이 있다. 또 매운맛을 내는 유화 프로필 성분은 혈액 속의 포도당 대사를 촉진해 혈당치를 낮춰준다.

13) 어패류

오징어, 낙지, 굴, 게, 모시조개, 참치 등의 어패류에 있는 타우린 성분은 나쁜 콜레스테롤과 혈당 수치를 낮춰 혈액 건강에 큰 도움을 준다. 특히 심근활동을 조절하는 작용이 있어 부정맥이나 심부전 등의 예방 및 개선에 효과가 있다.

14) 올리브유

올리브유의 불포화지방산은 나쁜 콜레스테롤 수치를 낮춰준다. 또 다른 불포화지방산과 다르게 좋은 콜레스테롤을 낮추는 효과는 없다. 비타민 E, 폴리페놀 성분의 항산화 작용으로 활성산소의 피해로부터 혈액과 혈관을 건강하게 지켜준다.

15) 은행잎 추출액

은행잎의 플라보노이드와 징코라이드 성분은 항산화 작용을 한다. 징코라이드는 은행잎 특유의 성분으로 치매 예방에 효과적인 것으로 알려져 있다. 이 밖에 테포닌 성분은 혈관을 확장시키는 작용을 한다. 또 혈소판의 응고를 억제, 혈전이 생기지 않게 한다.

16) 청국장

청국장의 나토키나제 성분은 혈전을 녹이는 작용을 한다. 혈전은 혈액 속에 불필요한 콜레스테롤이나 당이 증가하는 것이 원인이다. 나토키나제는 뇌경색이나 심근경색 등 혈관이 혈전으로 막혔을 때 병원에서 사용하는 혈전 용해제와 같은 작용을 한다.

17) 현미, 보리

혈액을 맑게 해주는 섬유질이 다량으로 함유되어 있다. 현미에는 백미의 3～4배에 달하는 섬유질이 포함되어 있고, 비타민 E를 비롯한 셀레늄, 페놀, 스테롤 등의 항산화 성분도 많이 포함되어 있다. 또 보리에 있는 비타민 B_2는 산화를 억제하는 효소작용을 돕고, 비타민 B_1은 당질의 대사에 관여, 혈액을 맑게 하는 데 도움을 준다.

2.5 어혈이란

병리학적 표현을 빌리면 혈액순환 장애와 조직 손상에 의해 조직의 염증, 수송, 괴사, 증생 등의 속발성 변화의 전부인 병리 변화의 과정으로서 타박상으로 인해 내출혈이 생겼거나 혈액 순환이 제대로 되지 않을 경우 혈액과 조직액 등이 체내에 몰려서 병리적인 증상을 일으키는 것을 말한다. 과로나 스트레스도 어혈을 유발시키는 중요 인자 중 하나이다.

① 적혈구의 변질, 변형 능력이 감소된 상태나 뭉쳐 있는 것
② 혈소판의 기능이 항진되어 과도한 응고작용이 일어나는 상태
③ 혈장의 수분이 부족하거나 변질이 되어 점성이 강해진 상태
④ 혈장의 성분 중에 과산화지질이나 요산, 지단백, 가스 등의 노폐물이 있는 상태
등을 어혈이라 한다.

따라서 혈액이 쉽게 응고되고 끈끈하며 기름기가 많고 검붉은 색을 띠는 것을 어혈이라고 볼 수 있다. 피가 고이면 어혈이 된다. 혈관 내에 발생한 기름기나 혈액의 덩어리도 어혈이라 말할 수 있다. 또한 충혈이나 울혈, 허혈이 발생하여도 어혈이 생긴다.

1) 어혈 진단법

① 손톱 끝을 눌렀다 놓았을 때 붉은 빛이 돌아오는 것이 느리다.
② 가슴이 두근거리고 숨이 가쁘다.
③ 여기저기 결리는 곳이 많다.
④ 배를 눌렀을 때 아픈 곳이 많다.
⑤ 여드름이나 종기 같은 것이 잘 난다.
⑥ 변비가 잦다.
⑦ 불면증이 있거나 잠을 자더라도 꿈이 많다.
⑧ 항상 몸이 물에 젖은 듯 무겁고 피곤하다.
⑨ 아픈 부위가 여기저기로 이동한다.
⑩ 다친 적이 없는데도 이유 없이 멍이 잘 든다.
⑪ 생리 혈이 뭉쳐서 나오고 생리통이 심하다(여성).
⑫ 안색이 검푸르고 피부가 거칠다.
⑬ 입술이 검푸른 빛을 띤다.
⑭ 혀의 색이 검붉다.
⑮ 입이 마른 데도 물은 먹고 싶지 않다.

2) 어혈치료

한의학에서는 어혈을 풀어주면서 피를 맑게 해주고, 기혈의 순환을 도와주는 약물과 함께 약침, 침, 뜸, 부항, 물리치료, 지압 등의 방법으로 전신과 국소의 대사 기능을 활발하게 해줌으로써 치료한다.

3. 뇌를 활짝 깨우는 뇌침요법

침, 뜸은 뾰족한 돌 등으로 아픈 부위를 자극한 것에서 유래되어 오늘날까지 널리 활용되고 있는 건강요법이다. 뇌를 자극하는 데 큰 효과가 있는 뇌침요법으로는 뇌와 연결된 부위에 자극을 주어 뇌신경을 활성화시키고, 분산된 에너지를 자극된 곳에 집중시키는 심기혈전의 원리가 담겨 있다. 침은 과한 기운을 내보내고, 뜸은 모자란 기운을 보완해 준다. 가족에게 정성을 다하는 마음과 대표적인 혈 자리 몇 곳만 알아둔다면 손쉽게 활용할 수 있게 되고, 무겁고 답답한 뇌를 시원하게 할 수 있을 것이다. 뇌가 시원한 혈 자리로는 머리의 혈과 소화기와 연관된 혈은 뇌를 자극시킨다.

(1) 백회

양쪽 귓구멍에서 머리 위로 이어 올린 가상 선을 긋고, 코 위로 인체의 중앙선을 그어 두 선이 교차하는 지점으로 백 가지 맥이 모인 곳으로 어지러움, 두통, 코 막힘 등에 좋다.

(2) 곡지

팔꿈지 안쪽의 가로무늬와 손등을 위로 했을 때 팔위의 중간선과 십자로 교차하는 곳으로, 일명 장수의 명혈로 성인병 예방과 두통에 좋다.

(3) 중완과 관원(단전)

중완은 배꼽과 명치끝의 두 갈비뼈가 만나는 점을 이은 선의 중간 부위로 관원은 배꼽과 치골 위를 잇는 선을 5등분했을 때 배꼽에서 3/5 지점으로, 중완은 위와 장에 관련된 모든 소화기 계통이 있는 부위로 신진대사작용을 도우며 관원은 요실금, 양기부족, 조루 등에 좋다.

(4) 폐유와 고황

목을 앞으로 구부렸을 때 가장 돌출된 곳이 제7경추 극돌기로 그 아래로 내려가 제3흉추와 제4흉추 사이에 쑥 들어간 곳이 신주인데, 폐유는 신주 양 옆의 견갑골 모서리와의 중간으로 고황은 신주의 양 옆으로 견갑골 모서리 부분으로 소화불량, 폐렴, 감기 등에 좋다.

(5) 족삼리

무릎 바깥쪽 오목한 곳에서 정강이뼈 아래로 손가락 네 마디 내려간 지점에서 밖으로 엄지손가락 한 마디 정도 나간 지점으로 위경의 혈 자리로 뜸자리에서 가장 중요하다. 기운이 상기되는 것을 막고 위경련, 소화불량, 고혈압 등에 좋다.

▶ 뇌침, 뇌뜸 놓는 방법

(1) 뇌침

① 1회용 침 봉지를 뜯고 침관을 꺼낸 후 오른손 검지 끝으로 침관 한쪽 구멍을 막는다.
② 침을 거꾸로 해서 침관에 넣은 후 검지를 살짝 떼어 침 끝이 침관 속으로 완전히 들어가도록 고정시킨다.
③ 왼손으로 혈 위를 가볍게 누른 상태에서 침관을 혈 위에 올려놓는다.
④ 왼손으로 침관을 잡고 오른손 검지로 침관 끝에 나온 침을 툭 쳐서 피부에 삽입한 후 침관을 빼고 왼손으로 침을 지탱한다.

(2) 뇌뜸

① 엄지와 검지로 소량의 쑥뜸을 살살 굴리면서 길게 늘여지게 뭉친 후 끝부분에 침이나 물을 조금 묻힌다.
② 물기가 묻은 쑥뜸을 원하는 혈 자리에 세워 놓은 후 타고 있는 향 끝을 쑥뜸 끝에 살짝 갖다 대어 불을 붙인다.

▶ 뇌뜸 시 주의사항

침을 놓는 자리는 솜으로 10초간 눌러줘 피가 나오지 않음을 확인한 후 떼어내며, 뜸을 뜬 후 생긴 물집이나 딱지는 억지로 떼어내지 않아야 한다.

① 머리, 몸통, 등 쪽에서 사지, 배 쪽 순으로 시술한다.
② 큰 핏줄이 있는 부위, 눈, 뒷목, 배꼽, 유두, 생식기 부위에는 시술하지 않는다.
③ 시술하는 중에는 자극된 곳의 변화에 마음을 집중한다. 따뜻하거나 시원한 느낌, 뚫리거나 흐르는 느낌 등 여러 가지 느낌을 느껴본다.
④ 시술 후 지나친 바람, 찬물 접촉, 장거리 여행 등을 삼가는 것이 좋다.

4. 뇌와 뜸 요법

(1) 무병장수 혈

꾸준히 뜸을 함으로써 몸의 균형을 잡아주고 병에 대한 저항능력과 기를 활성화해주는 가장 대표적인 경혈을 모아놓은 것으로 누구나 이곳에 뜸을 함으로써 건강한 삶을 영위할 수 있도록 해준다.

① 중완

명치 부근을 보면 양쪽 갈비뼈가 만나는 지점이 있는데 그 곳과 배꼽의 정중앙 점을 잡으면 중완이 된다. 이 혈은 위의 모혈로서 소화기계통의 균형을 잡아주는데 큰 역할을 한다.

② 기해와 관원

생식기 바로 위에 보면 치골이 있는데 배꼽과 치골 사이를 잇는 선을 긋고 5등분한다. 그 다음 배꼽에서부터 1.5등분되는 지점이 기해, 3등분되는 지점이 관원이다. 이 두 혈은 무엇보다 남녀 공히 강장구혈로 알려져 있고, 원기의 근원이 된다.

③ 삼음교

양다리 안쪽 복사뼈의 끝부분에 엄지를 제외한 네 손가락을 대고 끝부분에서 취하는데 정강이뼈 안쪽 움푹 들어가는 부분과의 교차점을 찾는다. 이 혈은 다리에 분포한 3개의 음경이 만나는 곳으로 남녀 생식기 관련 질환과 특히 여성은 생리통, 냉증 등의 치료와 예방에 특효를 나타내므로 성인 여성은 누구나 매일 뜸을 해주는 것이 좋다.

(2) 뜸의 정의

구(灸)의 한자를 풀이해 보면 久(오랠 구) + 火(불 화)가 합쳐진 단어이다. 이는 불씨가 천천히 오랫동안 탄다는 의미이다. 그리고 구(灸)의 한자 뜻은 뜸 구, 뜸질할 구이다. 우리말에 쓰이는 뜸과 관련된 용어에는 밥에 뜸 드린다, 떡에 뜸 올린다, 뜸 들이지 말고 등에 일상생활에도 자주 쓰인다. 이렇듯 천천히 뜨겁게 해서 병을 고치는 온열치료법이 구(灸) 요법이다.

한방의 4대 치료법 중 양대 산맥은 약물요법과 침구요법이다. 그 중 구(灸) 요법은 매우 중요한 한방치료법이다. 따라서 그 효과도 매우 높지만 대부분의 한국 사람들은 침으로 더 많은 병을 치료할 수 있다고 생각하지만 오히려 뜸의 효과가 더 크다고 할 수 있다.

(3) 뜸의 기원

인간이 불을 이용했을 때부터 시작된 것이다. 뜸을 뜨는 데 약쑥을 사용한 것은 기원전 600~700년으로 되어 있다.

(4) 침과 뜸의 적응범위

침과 뜸의 적응범위라는 말은 침과 뜸으로 고칠 수 있는 병의 한계를 의미이다.

① 침의 적응범위

㉠ 침은 구급증, 급성병증에 치료효과가 높다.

㉡ 열을 내리는 데(퇴열) 효과가 있다.

㉢ 실증성 병증(기능항진)에 효능이 있다.

㉣ 진통(침 마취)을 억제하는 데 효험이 있다.

㉤ 급성염증과 소염작용을 억제하는 데 효험이 있다.

㉥ 진정작용, 혈압 강하작용, 지양작용(가려운 것을 멈추게 함)이 있다.

② 뜸의 적용범위

침으로 고칠 수 있는 병들 중에 퇴열만 빼고는 뜸도 모두 고칠 수 있다. 아래의 증세에 아주 치료효과가 높다.

㉠ 허증성 병(기능저하)

㉡ 한냉성 병(찬바람이 불면 더 아픈 병)

㉢ 풍습성 병(날씨가 궂으면 더 아픈 병)

㉣ 구병(만성병)

㉤ 난치병

㉥ 불치병 등의 질환에 효능이 뛰어나다.

(5) 뜸의 원료

뜸의 원료에는 쑥이 사용되며 쑥에는 여러 종류가 있다. 뜸에 쓰이는 쑥에는 애엽이 사용된다. 이 애엽은 약쑥이라고도 하고, 예로부터 의초라고도 한다.

① 쑥의 종류

쑥에는 여러 가지 종류가 있다.

㉠ 인진(사철쑥)

㉡ 청호(제비쑥)

㉢ 백호(실쑥)

㉣ 수호(물쑥)

ⓜ 애엽(약쑥) 등이 있다.

② 애엽의 채취

ⓐ 이른 봄에 채취한 4～10 cm까지는 식용으로 사용된다.

ⓑ 이른 봄에 채취한 15 cm까지는 사료용으로 사용된다.

ⓒ 5월 단오 날 쑥을 채취해서 약용으로 사용된다.

③ 뜸에 사용되는 애엽

애엽은 잎 뒷면에 흰털이 가득 돋아 있으며, 애엽의 줄기는 뜸의 원료에 사용되지 않는다. 뜸에 쓰이는 약쑥은 애융과 조애가 있다.

ⓐ 애융 : 동의보감에 제애융법 이라고 적혀 있다. 이 애융은 체표에 직접 쑥을 붙여서 뜸을 뜨는 데 사용된다. 흉터가 나는 뜸이다.

ⓑ 조애 : 조애는 애융보다 거친 쑥이다. 주로 간접구, 온구 등에 사용된다. 흉터가 나지 않는 뜸에 사용된다.

(6) 뜸의 작용

ⓐ 지혈작용

ⓑ 해열작용

ⓒ 방부제(옛날에는 통풍이 되는 채 위에 쑥을 놓고 그 위에 빈대떡을 놓아서 방부제 역할을 했다)

ⓓ 강장제

ⓔ 이뇨제

ⓕ 강정제

ⓖ 자궁제(여성들의 생리통에 좋다)

ⓗ 위장제

ⓘ 구료제

ⓙ 구충제

ⓚ 수면제

뜸은 작용범위가 매우 넓게 사용된다.

(7) 뜸에 사용되는 애주

뜸을 뜰 때 타들어가는 쑥 덩이를 애주(艾炷)라고 부른다. 이 애주는 반원추형 모양으로 부분적인 명칭들이 있다.

① 애주의 크기

연령에 따라 애주의 크기를 달리해서 뜸을 뜬다. 크기에 따라 애주를 부르는 명칭이 각기 다르다.

㉠ 사상대(영아용)
㉡ 반미립대(소아용)
㉢ 미립대(성인 초구용)
㉣ 맥립대(보리쌀 크기)
㉤ 마실대(삼씨 크기)
㉥ 두립대(콩알 크기)
㉦ 서분대(쥐똥 크기)
㉧ 잠두대(누에머리 크기)

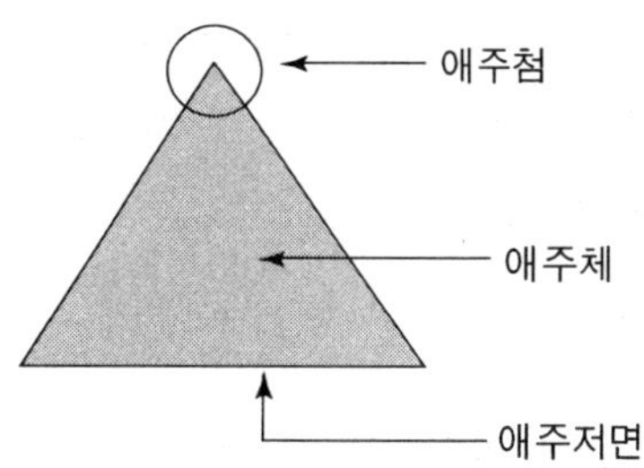

〈뜸의 크기와 자리〉

애주(艾炷)의 크기에 따라 효과적 측면에 차이를 두게 된다.

(8) 뜸뜨는 방법

뜸은 뜨는 방법에 따라 다음과 같이 크게 두 가지씩으로 분류된다.

① 흉터가 있게 뜨느냐, 없게 뜨느냐에 따라서 유흔구(有痕灸), 무흔구(無痕灸)로 나뉜다. 말 그대로 유흔구는 뜸뜬 자리에 흉터가 남고, 무흔구는 흉터가 남지 않는다.

② 애주를 체 표면에 직접 닿는 여부에 따라 직접구, 간접구로 나뉜다.

㉠ 직접구

약쑥을 직접 살 위에 붙이고 뜨는 뜸 법이다. 따라서 흉터가 남는다.

㉡ 간접구

약쑥을 직접 살 위에 붙이지 않고 다른 물건을 이용해 뜸을 뜨는 뜸 법이다.

(9) 뜸뜨는 데 사용되는 준비물

㉠ 애융
㉡ 선향

㉢ 소금물
㉣ 작은 붓이나 마른 솜
㉤ 삼능침 등이 필요하다.

(10) 뜸뜨는 요령

체질에 따라 뜸을 달리 해서 뜨는데 체질이 건장한 사람의 경우 사법으로 뜨고, 체질이 약한 사람은 보법으로 뜸을 뜬다. 이는 침자 법에서도 똑같이 적용되는 법칙이다. 사법은 강한 자극, 강한 뜸이라는 의미와 같다. 따라서 뜸의 크기를 크게 해서 뜸을 뜬다. 보법은 약한 자극, 약한 뜸이라는 의미와 같다. 따라서 뜸의 크기를 작게 해서 뜸을 뜬다.

(11) 뜸뜨는 순서

㉠ 애주 만들기(좁쌀크기만 하게)
㉡ 애주 첩부(살 위에 약쑥을 붙인다)
㉢ 선향에 불을 붙인다.
㉣ 선향으로 첩부한 애주에 점화시킨다.
㉤ 초구를 뜬다.

초구 후에 수포가 생길시 작은 수포일 경우는 그 수포 위에 그대로 뜨고, 큰 수포가 생기면 준비한 삼능침으로 수포를 터뜨리고 그 위에 다시 뜬다. 딱지가 생기면 딱지를 떼지 말고 그 위에 계속 뜬다. 딱지가 생기면 열에 대한 감각이 적어지므로 그 위에 애주를 조금씩 크게 해서 뜸을 뜬다. 2~3일 계속 뜸을 뜨면 딱지 가장자리로 피고름이 나온다. 이 경우에 겁먹지 말고 지속적으로 뜬다. 4~5일 뜸을 계속하면 고름은 나오지 않고 가피만 남는다.

(12) 족삼리 구법

양생구라 하여 병 없이 일평생을 오래 산다는 구점이다. 장수 뜸자리이다. 일본에서는 이 족삼리에 뜸뜨는 것을 한때 법으로 제정해서 온 국민이 즐겨 떴다 한다.

① 취혈자리 : 족삼리 혈
② 위치 : 경골전연 외측 1치
③ 방법 : 체질이 건강한 사람은 사법으로 뜸뜨고, 체질이 허약한 사람은 보법으로 뜸뜬다.
④ 사법 : 강한 자극(열성이 강한 쑥을 사용하고, 애주 크기를 크게 한다)

⑤ 보법 : 약한 자극(열성이 약한 쑥을 사용하고, 애주 크기를 작게 한다)

(13) 신주혈 구법

신주혈에 뜸을 뜨면

㉠ 대뇌 발육이 촉진된다.
㉡ 간 기능이 좋아진다.
㉢ 무병 성장한다.

① 취혈자리 : 신주혈로 3~4흉추 극돌간 부분

② 방법 : 신주혈에 뜸을 뜨고 나서 명문혈에 뜸을 뜨면 더욱 좋다.

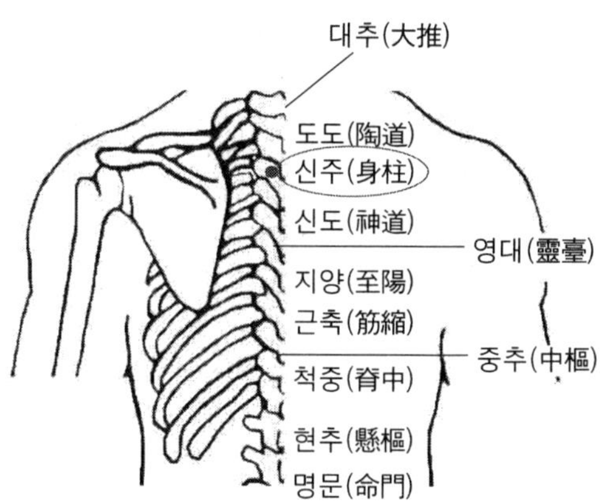

(14) 유산의 구법

① 취혈자리 : 지음혈이란 새끼발가락 바깥 모퉁이를 말한다.

② 방법 : 두립대 크기로 3~5장을 뜬다. 뜸뜬 후 월경이 비치면 유산이 된 것이다.

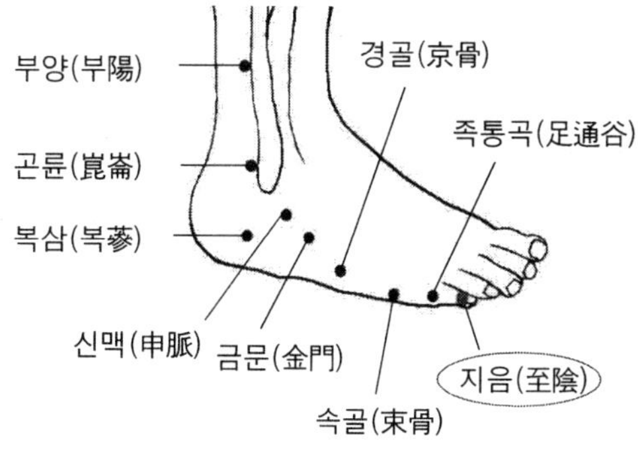

(15) 신경성 두통의 비방

① 취혈자리 : 백회는 전발제에서 5치 부분을 말한다.

② 방법 : 미립대 크기로 백회혈에 5~7장씩 2~3일 뜸을 뜨면 두통이 없어진다. 2~3일 뜸을 떠도 효과가 없을 경우에는 신회혈을 추가해서 뜸뜬다. 또 2~3일 뜸을 떠도 효과가 없을 경우에는 통천을 추가한다.

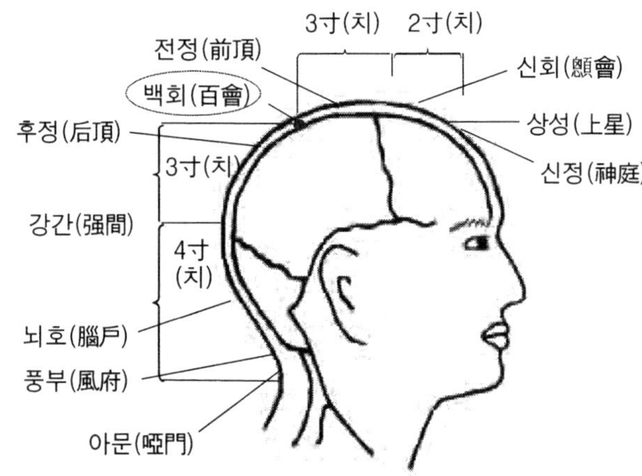

(16) 장수구법

① 취혈자리 : 족삼리는 경골 외측 1치 부분이다.
수삼리는 곡지 밑 2치 부분이다.

② 방법 : 다장구

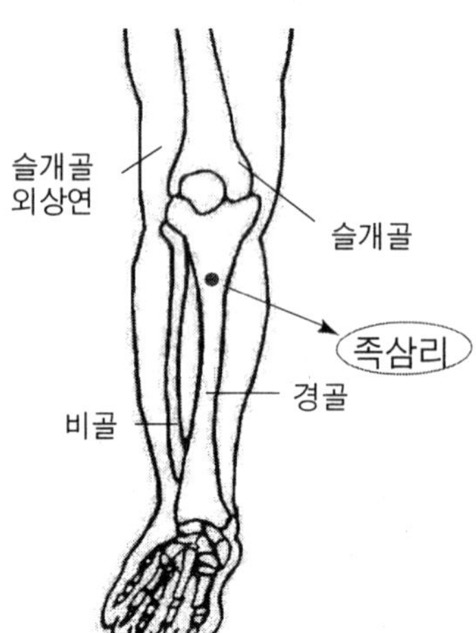

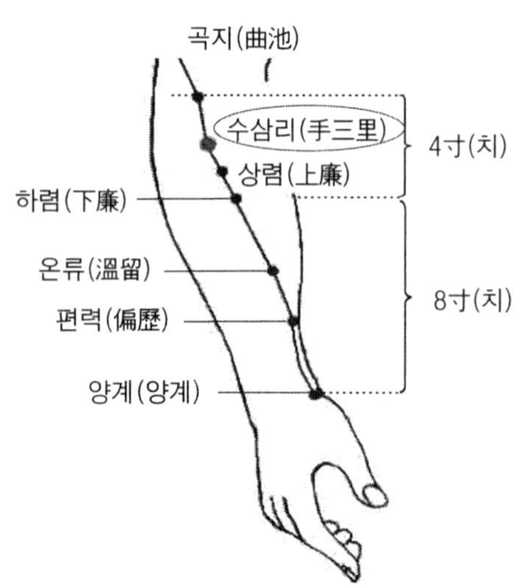

(17) 중풍 예방구법

① 취혈자리 : 족삼리 부분에 뜸을 뜬다. 현종의 위치는 바깥 복사뼈 끝에서 위 3치 장딴지 뼈 뒤쪽 부분을 말한다.

② 방법 : 40세가 넘으면 상기 두 혈에 늘 고름이 날 정도로 뜸을 뜨면 평생 중풍 예방에 효능이 있다.

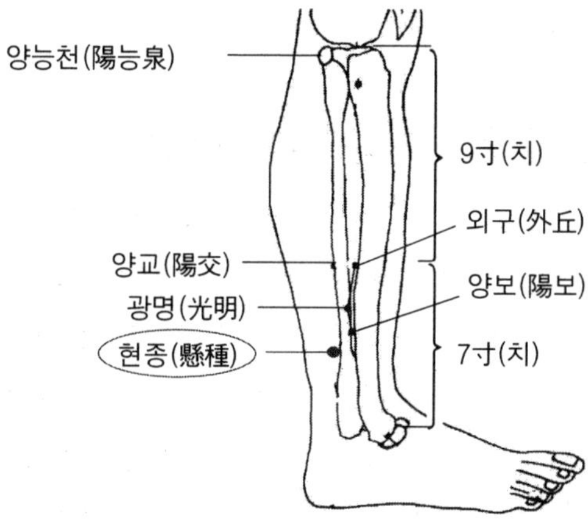

▶ 뜸으로 암 치료법

① 치료원리

암 환자는 기력이 없는 관계로 우선 기력을 채워 주어야 한다. 왕 뜸을 뜨면 우선 손과 발, 얼굴에 혈색이 보이면서 생기를 느끼게 된다. 통증도 서서히 가라앉아 잠을 푹 잘 수 있다. 잘 자고 잘 먹고 배설을 시원하게 하면 일단 안심되게 되고, 생의 강한 집착과 암에서 해방될 수 있다는 강한 희망을 갖게 된다. 고열에 의해 계속해서 공격당한 암세포는 표면이 괴사 당하기 시작하며 더 이상 분열은 생각지도 못한다. 그리고 맑아진 혈액으로 많은 산소를 공급받게 되어 전신의 면역력은 급속도로 향상되고, 혈액 속에 떠다니는 암세포는 여기저기서 상처를 입어 작은 암세포는 강력해진 면역체계에 의해 박멸된다.

통증과 평온이 수일 간격으로 반복되는데, 이것은 전투로 인해 생긴 노폐물을 체외로 배출하는 시기라 생각되며, 이때는 소변 양도 많아진다. 대변에는 괴사된 암 덩이로 보이는 묽은 코 같은 핏빛을 띤 끈적끈적한 점액을 함께 배설하며 방귀를 뻥뻥 뀌게 되며 신장, 방광, 자궁암 등은 소변으로 배설하게 된다. 이때쯤에는 식욕이 매우 왕성해지는데, 그것은 뜸 기운이 암세포를 공격하며 그 시체를 분해 배설하는 과정에서 많은 물질과 에너지가 필요하기 때문이다.

② 치료기간

초기의 암 환자는 3개월~6개월 뜸을 지속해서 뜨고, 말기 암 환자는 6개월~1년 정도 치료에 매달려야 한다.

5. 피를 맑게 하는 원인

5.1 동양의학에서 혈의 비중은 절대적이다

몸의 건강이 순조롭게 유지되기 위해서는 신체 각 부위가 본연의 기능을 유지할 수 있어야 한다. 이를 위한 중요한 조건은 각종 영양소와 산소의 공급이다. 바로 이러한 일을 담당하는 것이 혈액이다. 혈액은 몸 구석구석 영양소와 산소를 공급하고 노폐물과 탄산가스를 회수하며, 인체의 성장이나 활동을 가능케 할 뿐만 아니라 체온을 유지시킨다. 혈액순환이 순조로우면 몸의 온도도 따뜻해지고 체내의 신진대사 또한 원활해진다. 결국 왕성한 에너지를 가지게 되며, 자연치유능력이 향상됨에 따라 질병에도 쉽게 노출되지 않게 된다.

5.2 과도한 스트레스는 어혈의 주요 원인이다

어혈의 원인으로는 외적 타박상과 외과수술, 방사선 치료, 산후 갱년기 장애, 유전 등 다양한데 과도한 스트레스는 어혈을 유발시키는 중요 인자 중 하나이다. 어혈은 담, 중풍, 종양, 고지혈증, 신경증, 간염, 암 등 각종 병의 원인이 된다. 머리에 어혈이 몰리면 현기증, 두통, 편두통, 메스꺼움이 나타나고, 가슴에 정체되면 가슴이 두근거리거나 숨이 차며 잠을 못 이루기도 한다. 또 어깨나 등에 어혈이 몰리면 어깨가 결리고 팔이 쑤시면서 저리거나 시리기도 하며, 허리에 어혈이 있으면 요통과 하지 방산통, 하지 냉증의 원인이 되기도 한다.

5.3 간은 철분 공급과 콜레스테롤을 낮춰준다

동물의 간은 철분을 공급하고 콜레스테롤을 낮추는 효과가 있다. 간에는 철분, 비타민 B_2, B_6, B_{12} 엽산 등이 포함되어 있어 깨끗한 혈액과 건강한 혈관에 도움이 된다. 적혈구는 헤모글로빈이 부족하면 전신에 산소를 운반하는 데 문제가 생기며, 숨이 차거나 현기증 등의 빈혈증상이 나타난다. 뿐만 아니라 뇌에도 충분한 산소나 영양소가 공급되지 않아 뇌신경세포의 괴사나 노화를 앞당긴다.

비타민 B_2는 동맥경화를 촉진하는 과산화지질을 분해하는 작용을 한다. 이로 인해 동맥경화나 세포의 노화가 억제되는 것이다. 더욱이 혈액 중의 콜레스테롤을 낮추기 위해서는 끈적거리는 혈액의 원인인 혈중에 있는 불필요한 포도당을 조절함으로써 혈당치를 낮추는 작용도 한다.

5.4 만능식품 양파

탁한 혈액이나 손상된 혈관, 끈적거리는 혈액에는 양파가 좋다. 양파의 유효 성분은 두 가지다. 그 중 하나가 퀘르세틴인데, 이것은 양파의 황색 색소 성분으로 항산화작용에 의해 동맥경화를 방지하는 효능을 갖고 있다. 또 다른 하나는 매운맛을 내는 유황 화합물인 유화프로필이다. 조리법에 따라 혈당치, 중성지방, 콜레스테롤을 낮추는 작용을 한다. 양파는 어떤 식으로 조리해 먹어도 혈액에 좋은 영향을 미친다.

저자는 일찍이 무안군 양파 프로젝트에 참가하여 양파 홍보와 주스 개발에 일조를 하기도 하였다. 양파주스의 색깔은 양분의 옥고인 부분 추출물로 개발한 제품의 하나인 것이다.

6. 뇌의 노화를 막는 안마방법

뇌에서의 혈액 순환이 잘 되지 못하면 피로물질이 뇌에 쌓이게 된다. 이러한 현상이 여러 번 반복되는 과정에 뇌의 노화가 진행된다. **뇌의 노화현상으로 제일 먼저 느껴지게 되는 것은 기억력의 저하와 건망증으로 나타난다**. 뇌의 노화를 막는 데는 뇌의 기능과 직접적으로 연관되어 있는 혈들을 자극하여 뇌세포들의 활성을 높이며, 뇌의 혈액 순환이 잘 되게 하는 것이다.

이러한 혈들로는 백회혈, 천주혈, 풍지혈 등을 들 수 있다. 백회혈은 뇌의 혈액 순환을 좋게 하고 뇌세포의 기능을 높이며, 뇌신경의 협력작용을 조절하며 정신을 맑게 하는 대표적인 혈이다. 천주혈과 풍지혈은 뇌수, 뇌막, 척수 등과 연관되어 있을 뿐 아니라 뇌신경들을 부활시키며, 여러 가지 뇌신경장애 때 많이 쓰이는 혈이다.

안마방법은

① 앉은 자세에서 머리의 한복판 선상에서 앞 머리카락이 난 경계로부터 5치 올라가 우묵한 곳(백회혈)을 손가락 끝으로 10～15초씩 3번 누른다.

② 다음으로 제1과 제1목등뼈 사이에서 양옆으로 각각 1.3치 되는 곳(천주혈)과

귀 뒤 도드라진 뼈의 목덜미에 있는 굵은 근육과 목에 있는 긴 근육 사이에 생긴 우묵한 곳(풍지혈)을 손가락 끝으로 10~15초 동안씩 3~4번 누른다.

③ 이상의 누르기가 끝나면 목 부위를 두 손으로 가볍게 쓰다듬거나 비벼준다. 이와 같은 안마를 매일 잠자기 전에 하면 뇌의 피로가 풀릴 뿐 아니라 잠도 잘 오고 기억력도 좋아진다.

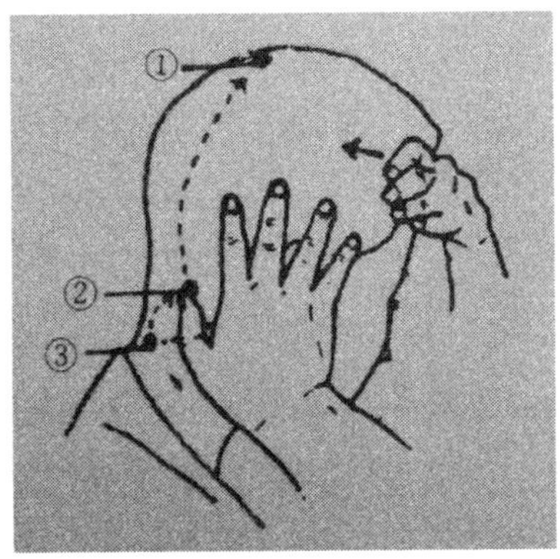

6.1 주요 뜸자리

1) 백회혈(1개)

① 일명 삼양, 오회, 천만이라고도 한다. 전정혈에서 위로 1치 5푼 올라가 정수리 가운데, 즉 털이 드러난 가운데의 콩알만큼 우묵하게 들어간 곳에 있다. 침은 2푼을 놓고 침감이 오면 곧 사하고, 뜸은 7장을 뜬다.

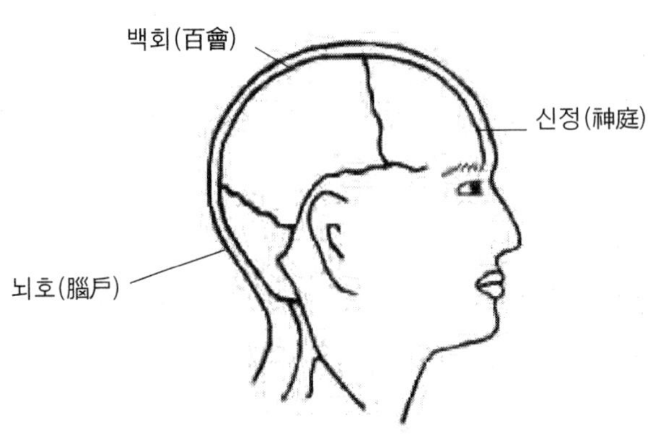

② 머리와 정수리에 뜸을 뜰 때에는 49장을 넘지 말아야 한다. 그것은 머리와 정수리는 피부가 얇으므로 많이 뜨는 것은 좋지 않다.

2) 풍지혈(2개)

① 섭유혈(즉, 뇌공혈) 뒤 머리털이 돋은 경계의 우묵한 곳에 있다.
② 귀 뒤에서 1치 5푼 옆으로 나가서 풍부혈 옆에 있다.
③ 침은 3푼을 놓고 7번 숨 쉴 동안 꽂아 두며 뜸은 7장을 뜬다.

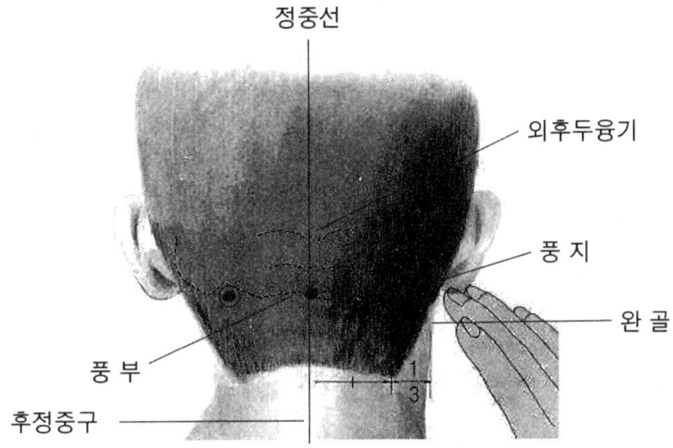

3) 천주혈(2개 혈 BL10)

① 목덜미의 머리털이 돋은 부위에 있는 큰 힘줄 바깥쪽 변두리의 우묵한 곳에 있다. 침은 5푼을 놓으며 뜸은 3장을 뜬다.

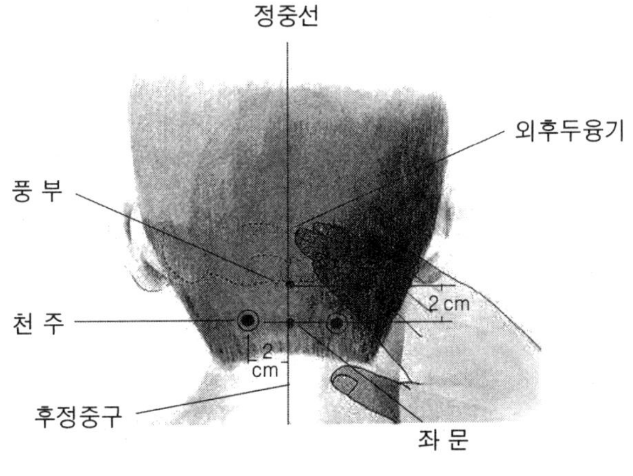

뇌의 노화를 막는 데에도 뜸과 침을 병행하여 뇌의 혈행을 원활하게 하여 뇌 세포를 활성화시킬 수 있다.

저자 또한 오늘날 치유되지 않는 신비통과 마귀의 혹들도 자연의 힘과 동양의학으로 치유가 가능하다는 믿음으로 일관하고 있다. 특히 뇌는 어혈이 만병의 근원이듯이 뇌졸중, 동맥경화에 의한 수술요법보다도 사전에 예방이 가능한 침요법, 기공요법, 한방요법, 약초요법으로 장수를 이루고자 저자는 오늘도 약초 연구에 전념하며 암을 극복하는 생약을 개발하기에까지 이르렀다.

6.2 머리를 맑게 할 수 있는 한의학적 비결

1) 머리를 맑게 하는 5가지 방법

지끈거리는 머리는 간단한 동작으로 머리를 가볍게 할 수 있다.

(1) 지압법(경락 이용법)

머리 정중앙부터 지압을 시작하여 가볍게 문지르고 머리 옆면, 귀 위의 머리 부분을 누르면 머리의 통증을 완화시키고 머리를 맑게 한다. 편두통이나 안면신경통, 머리나 목덜미의 뻐근한 증상을 푸는 데 효과적이다. 두통이나 머리가 무거운 증상에 어깨까지 결린다면 목 뒤 머리카락이 나는 부분을 마사지 해준다. 목 뒤쪽에 오목하게 들어간 부분을 눌러주면 뒷목이 결리고 몸이 쑤시는 데 도움을 준다.

(2) 향기요법

향기는 정신을 이완시키는 작용을 한다. 흔히들 말하는 아로마 요법 등이 그것이다. 긴장성 두통에는 양측 관자놀이 부분에 페퍼민트, 라벤더, 베이질 등의 액체를 찍어 발라주면 좋다. 페퍼민트는 박하향을 풍겨 기분이 우울하거나 피로감을 느낄 때 도움이 된다. 라벤더는 마음을 진정시켜 주고 이완효과가 있다.

(3) 스트레칭

머리를 가볍게 하는데 가장 일반적으로 사용되는 방법이다. 머리를 깨우기 위해서는 머리 쪽에 혈액공급을 원활하게 해 주는 것이 중요하다. 목과 어깨 부분에 해주는 스트레칭은 다음과 같다.

① 양 팔을 머리 위로 올려 한쪽 손으로 다른 쪽 팔꿈치를 잡은 후 머리 뒤쪽으로 팔꿈치를 부드럽게 잡아당긴다.

② 깍지를 끼어 두 팔을 앞으로 쭉 뻗으며 등을 최대한 늘려 준다. 이때 팔과 등

윗부분의 어깨뼈에서 스트레칭 감을 느껴본다.

③ 뒤로 깍지를 끼어 두 팔을 뒤로 쭉 뻗는다. 가슴을 최대한 내밀며 양 어깨를 가운데로 잡아당겨 모아준다.

(4) 긴장이완법

근육을 순간적으로 긴장시킨 뒤 이완시키는 방법으로 먼저 왼손에 긴장을 유도하도록 한다. 숨을 들이쉬면서 왼손을 꽉 쥐고 팔목과 팔꿈치를 굽히면서 이완시킨다. 숨을 참으면서 하나부터 다섯까지 센 뒤 갑자기 이완시킨다.

(5) 한방차

긴장성 두통을 다스리는 데는 국화차가 좋다. 국화꽃 2～3송이를 뜨거운 물에 담가서 마시거나 감국의 꽃을 채취해 그늘에 말린 다음 같은 양의 벌꿀에 3～4주 재웠다가 끓는 물에 2～3스푼씩 타 마신다. 편두통에는 두통치료에 효능이 있는 천궁과 백지를 같은 양으로 가루를 내 1차례에 4～6 g씩 차처럼 달여 마시는 것이 좋다. 스트레스가 심해 머리에서 열이 날 때는 박하차가 좋다. 작설차는 머리를 맑게 하고, 소화를 돕고 이뇨작용이 있으며, 잠을 적게 자고도 상쾌하게 만든다.

2) 똑똑한 뇌를 만드는 식습관

① 식사의 양은 조금 아쉬운 듯이 한다. 배가 부르면 두뇌 회전도 느리다.
② 음식을 오랫동안 꼭꼭 씹으면 치아의 활동에 의해 뇌에 좋은 영향을 미친다.
③ 꾸준히 뇌에 영양을 공급해 주는 것이 중요하므로 아침은 꼭 챙겨 먹는다.
④ 고칼로리, 저영양가인 인스턴트 음식(햄버거, 콜라, 라면 등)은 피한다.
⑤ 요리할 때는 육류보다 생선을, 소금보다 식초를 사용하여 조리하자.

3) 뇌에 활력을 주는 영양소와 식품

① 기억력 향상에 좋은 레시틴 식품은 두부, 된장, 청국장, 호두, 잣 등이 있다.
② 뇌에 활력을 주는 지방 식품은 깨, 정어리, 호두, 콩 등이 있다.
③ 두뇌 회전을 빠르게 해주는 단백질 식품은 우유, 두유, 김, 다시마, 미역, 생선, 조개류 등이 있다.
④ 뇌의 에너지원이 되는 당질식품으로는 쌀, 보리, 감자, 고구마, 메밀 등이 있다.
⑤ 사고력 향상을 위한 비타민 B 식품은 효소, 소맥배아, 녹황색 채소, 뱀장어, 멸치, 정어리, 콩 등이 좋다.
⑥ 스트레스를 완화해 주는 비타민 C 식품은 토마토, 당근, 귤, 오렌지, 레몬, 녹

황색 채소, 김, 고구마 등이 있다.

⑦ 학습능력 향상을 위한 비타민 E 식품으로는 현미, 깨, 녹황색 채소, 소맥배아 등이 있다.

⑧ 집중력을 향상시켜 주는 칼슘식품은 깨, 멸치, 호두, 두유, 우유, 콩 등이 좋다.

4) **피를 맑게 하는 식품**(당근, 생강, 두부, 꽁치, 부추, 미역, 카레, 깨, 녹차)

(1) 혈액의 응고를 막는 (당근)

당근에 들어 있는 비타민 C, 카로틴, 비타민 E가 혈관이나 조직을 산화시키는 활성산소의 활동을 막아 깨끗하고 탄력 있게 혈관을 유지한다. 아침마다 사과 반개와 당근 한 개를 함께 갈아 주스를 만들어 마시면 맛도 좋고 혈액 건강에도 도움이 된다.

(2) 혈액의 길을 뚫어 주는 (생강)

생강은 강한 방향 성분을 함유하고 있어 혈액 순환을 촉진하고 찌꺼기들로 막히고 좁아졌던 혈관을 뚫어준다. 생강차를 마시면 온몸에서 땀이 나면서 열이 내려가게 된다. 또 생강이나 마늘처럼 향이 강한 야채들은 혈소판의 응집을 막아 심근경색이나 뇌경색 등을 예방한다. 즙을 내서 먹으면 효과가 더 빠르다. 생강차를 끓여 마시거나 생강즙을 내서 홍차에 섞어 마신다.

(3) 고지혈증을 예방하는 (두부)

두부는 식물성 단백질과 리놀레산이 풍부하다. 리놀레산은 혈액 안에 들어 있는 응어리진 지방을 녹여 고지혈증을 예방하는 영양분과 막힌 혈관을 뚫는 기능이 뛰어나다. 한의학에서는 뇌졸중에 두부 습포를 했을 정도라고 한다. 고혈압 환자들은 두부를 날로 차게 해서 먹으면 좋다.

(4) 콜레스테롤을 녹이는 (꽁치)

꽁치나 고등어 같은 등푸른 생선에 들어 있는 불포화지방산은 응고된 콜레스테롤을 녹이고 혈중 콜레스테롤 농도를 낮추는 데 탁월해 심장질환 예방에 좋다. 조리할 때 구우면 불포화지방산이 많이 유실되므로 조림을 해서 먹는 것이 좋다.

(5) 묵은 피를 걸러내는 (부추)

부추는 궂은 피를 내보내고 새로운 피로 혈관을 채우는 작용을 한다. 부추에는 유화아릴이라는 자극 성분이 있어 에너지 대사를 촉진하고 혈액 순환을 활발하게 한다.

부추는 어떻게 조리하든 소화가 잘 되지만 피를 맑게 하기 위해서는 생채를 만들거나 샐러드에 곁들여 생으로 먹는 것이 더 효과적이다.

(6) 혈액의 독소를 빼내는 (미역, 다시마)

해조류에 많은 요오드는 신진대사를 높이고 혈액의 독성을 뽑아내는 무기질이다. 각종 인스턴트식품으로 인해 혈액에 녹아든 독성을 해독하므로 인스턴트식품을 많이 먹는 청소년들에게 특히 좋다. 요오드는 참기름과 함께 조리하면 흡수율이 높아진다. 미역국을 끓이기 전 참기름에 달달 볶아 끓이면 맛과 영양이 모두 풍부하다.

(7) 활성산소를 제거하는 (카레가루)

카레는 혈액의 지방질을 산화시켜 성인병을 발생시키는 활성산소를 없애는 데 탁월하다. 카레에 들어 있는 크로프, 터머릭, 코리앤더 등의 성분은 마늘이나 생강처럼 강력한 산화작용을 하기 때문에 당근이나 감자 같이 혈액을 깨끗하게 하는 다른 야채들을 듬뿍 넣고 카레라이스를 만들어 먹으면 효과가 더 좋다.

(8) 혈관과 조직의 산화를 막는 (검은깨)

깨에 포함된 항산화 물질 중 세사미놀과 세사민은 강력한 항산화 작용으로 깨끗한 혈액을 유지하는 데 도움이 된다. 그 중에서도 블랙 푸드 열풍을 일으키고 있는 검은깨는 콜레스테롤 수치를 떨어뜨리는 데 효과가 있는 것으로 나타났다. 검은깨는 가루를 내었다가 선식이나 우유에 타 먹으면 고소함이 더해져 맛도 좋고, 영양도 훨씬 좋아진다.

(9) 스트레스 해소에 좋은 (녹차가루)

녹차는 카테닌 성분이 활성산소를 제거하고 카페인이 스트레스 해소에 도움을 주어 깨끗한 혈액을 만드는 데 2배로 효과가 좋은 식품이다. 잎을 우려내는 것도 좋지만 차의 영양을 100% 이용하려면 녹차가루를 사용한다. 가루로 차를 타 마시거나 음식 위에 솔솔 뿌려 먹는다.

6.3 머리를 맑게 해주는 한약재와 식물

1) 머리를 맑게 하는 약차

(1) 호도차

뇌에 산소 공급을 원활하게 해주어 기억력을 증진시켜 준다. 그러나 많이 먹으면 설사를 일으킬 수 있으므로 한 번에 많이 먹지 않는다.

(2) 홍삼차

몸이 찬 체질인 경우 원기를 보강해주고 식욕부진, 체력저하, 피곤, 위 무력에 도움이 된다. 평소 열이 많은 체질은 녹차, 보리차, 구기자차, 결명자차, 영지차, 국화차를 자주 마시고, 몸이 찬 체질은 계피차, 인삼차, 홍삼차, 대추차, 생강차, 쑥차를 마시고, 위장이 약한 체질은 귤차, 대추차, 율무차, 매실차, 보리차(몸이 더운 체질)를 꾸준히 마시면 좋다.

2) 공기를 맑게 해주어야 머리가 맑아진다.

(1) 공기를 맑게 하는 식물

① 국화(*Chrysanthemum*)

활짝 피어난 국화꽃 화분은 공기 중의 암모니아를 흡수 제거하는 능력이 뛰어나다. 국화는 본래 질소나 암모니아를 양분으로 흡수하는 적정량의 암모니아를 흡수해야 꽃과 잎의 색이 선명해진다.

② 산세베리아(*Sansevieria*)

공기 청정효과가 단연 탁월한 식물로 새로 지은 집의 건축 자재들에서 발생하는 발암물질, 포름알데히드를 흡수하는 효과가 있다. 다른 식물보다 30배 이상 음이온을 발생시켜 실내 공기를 정화하는 기능도 있다.

③ 벤자민 고무나무(*Ficus Benjamin*)

잎이 많은 만큼 공기 정화효과도 크고 난방기나 주방 조리 중 불완전 연소된 이산화황과 이산화질소 등을 흡수하는 식물이다.

④ 관음죽(*Lady Palm*)

암모니아를 흡수하는 기능이 있으며, 음지 식물로 빛이 많지 않은 실내에서도 잘 자라며, 열대식물이지만 0도의 추위에서도 견뎌 화장실에 두기 좋다.

⑤ 스파디 필룸(*Peace Lily*)

아세톤과 이산화질소 등을 없애는 스파디 필룸은 매니큐어 제거용 아세톤은 물론 새로 칠한 페인트에서 나온 공업용 아세톤도 흡수한다. 불완전 연소된 유해가스를 쑥

쑥 빨아들여 공기가 쾌적해진다.

⑥ 테이블 야자(*Chamaedorea Elegans*)

페인트, 니스, 본드 등에서 나오는 화학적 유독가스를 빨아들인다. 리모델링하거나 새로 지은 집에 두면 효과가 탁월하다.

⑦ 인도 고무나무(*Rubber Plant*)

카펫이나 벽지 등에서 나오는 유독가스를 흡수하고 머리를 맑게 한다. 잎이 넓어 공기 정화작용이 뛰어나고 광합성도 매우 활발하게 하는 식물이다.

⑧ 행운목(*Lucky Tree*)

사무기기와 실내장식 등에서 나오는 유해물질을 흡수하고 공기를 정화한다.

(2) 두뇌를 총명케 하는 한약 석창포

산골짜기의 물이 센 바위틈 같은 곳에서 자란다. 대개 창포 하면 수릿날에 아낙네들이 창포 삶은 물에 머리를 감는 옛 풍습을 생각하기 쉽지만, 여기서 말하는 석창포는 머리감는 창포와는 다른 풀이다. 꽃은 이른 봄철에 노랗게 핀다. 잎을 떼어보면 코를 톡 쏘는 듯한 독특한 향이 난다. 바로 이 향기 성분이 뇌를 튼튼하게 하고 기억력을 좋게 하며, 마음을 안정시키고 아픔을 멎게 하는 작용을 한다.

마음을 굳세게 하고, 귀 먹은 것, 귀 울림, 종기, 약창을 치료하며, 눈과 귀를 밝게 하고, 목소리를 좋게 한다. 석창포는 뇌신경의 피로를 풀어주는 효과가 탁월하다. 뇌신경이 피로하면 정신이 흐릿해지고 귓속에서 바람소리나 물소리 같은 것이 들리며, 구토가 나고, 밥맛이 떨어지고, 소화가 잘 안 되며, 기억력이 없어지고, 현기증이 자주 나는 등의 증상이 나타난다. 이럴 때에 석창포 뿌리를 먹으면 머리가 맑아지고, 기억력이 좋아지며, 마음이 안정된다. 건망증을 치료하고, 두뇌를 총명하게 하는 약으로 옛날부터 이름이 높다.

한약에 총명탕이라는 약이 있다. 이 약은 석창포와 원지 그리고 죽은 소나무 뿌리에 기생하는 균핵인 복신을 각각 같은 양으로 거칠게 빻아서 한 번에 12~20 g씩 물에 달여서 빈속에 마시거나 보드랍게 가루 내어 한 번에 8~10 g씩 찻물에 타서 하루 세 번 먹는 것이다. 이 약을 먹으면 차츰 머리가 맑아지고, 기억력이 좋아진다. 어려서부터 석창포를 계속 먹으면 머리가 영리해질 뿐만 아니라 일체의 잔병을 앓지 않는다. 석창포는 성질이 따뜻하고 맛이 매워서 태음체질이나 소음체질의 사람에게 좋은 약초다.

6.4 머리를 맑게 하는 한약 상식과 한약재

1) 한약에 관한 상식

(1) 한약은 진찰, 처방하는 의사, 조제하고 달이는 사람, 먹는 사람 이렇게 세 사람의 정성이 합해져야 한다.

(2) 한약을 복용할 때는 주의사항과 금기사항을 잘 지켜야 한다. 술로 인한 질병 때문에 치료 받으면서 술을 많이 먹으면 그 병이 어찌 나을 수 있겠는가.

(3) 팩에 들어 있는 한약은 봉지 째 뜨거운 물에 담가 데워서 먹거나, 약을 컵에 따라서 전자레인지로 데워서 먹는 게 좋다.

(4) 부자가 들어간 한약은 반드시 식혀서 마셔야 한다.

(5) 약을 복용하는 중에 설사, 복통 등의 증상이 나타나면 한의사에게 문의해야 한다.

(6) 수돗물에는 불소가 들어 있어서 한약을 달이는 중에 좋지 못한 의학 반응을 일으킬 우려가 있으므로 가능한 한 정수된 물을 사용토록 한다.

(7) 한약재를 달일 때는 약에 따라 차이가 있으나, 은근한 불로 2시간 정도 달인다.

2) 한약에 관한 오해

(1) 한약을 먹으면 간이 나빠진다는 말은 한약에 대한 잘못된 인식이다. 한약으로 간의 여러 가지 질환을 치료하고 있다. 간염, 간경변, 지방간, 황달, 간결석 등은 한약으로 치료될 수 있다. 그러므로 모든 한약이 무차별적으로 간에 해롭다는 생각은 옳지 못하다.

(2) 한약을 먹으면 머리가 나빠진다는 말은 전혀 그렇지 않다. 오히려 한약은 기억력을 증진시키고, 머리를 맑게 하여 학습능률을 향상시킨다.

(3) 한약을 먹으면 죽을 때 고생한다는 말은 일부 노인 환자들이 하는 말인데 이는 근거가 없다. 오히려 현재의 질병이나 허약한 부분을 고침으로써 여생을 건강하고 활기차게 보낼 수 있다.

(4) 한약을 먹으면 기형아가 나온다는 말은 물론 임신 중에는 특정한 약물을 복용하지 않는 게 좋기 때문이다. 그러나 수많은 한약재 중에서 피할 것만 피한다면 문제가 되지 않으며, 한의사들은 가려야 할 것이 무엇인지 잘 알고 있다.

(5) 한약은 사람이 가지고 있는 선천적인 자연 치유력을 보강하여 저항력과 면역력 증강을 생기게 한다. 즉, 오장과 육부의 허약하고 실한 장기기능의 균형을

맞추어 보하고 사하는 방법으로 얼마든지 병을 예방할 수 있다. 식물에 화학비료보다는 자연물인 퇴비를 주면 토질이 근본적으로 바뀔 수 있는 원리와 같다. 또한 인체 내의 여러 가지 조건, 즉 건조하거나 습하거나, 덥거나 서늘하거나, 습하면서 덥거나, 건조하면서 덥거나 하는 등, 체내의 조건을 한약으로 조절하여 병을 예방할 수 있는 것이다.

3) 머리를 맑게 하는 한방약 (가미총명탕)

석창포, 원지, 백복신 각 14 g, 감초 4 g, 생강 3쪽, 대추 3알 등을 약탕기에 달여 마신다.

① 만드는법

준비된 재료에 1대접 물을 붓고 30~40분 정도 달인다.

② 복용법

아침, 저녁으로 하루 2회씩 1개월 정도 복용한다. 요즘처럼 공기가 많이 오염되어 머리가 맑지 못할 때는 머리를 맑게 해주는 가미총명탕은 뇌신경 기능을 보함은 물론 뇌를 맑고 깨끗하게 하는 처방이다. 동의보감에 의하면 이 처방은 하루에 천 마디의 단어를 기억할 수 있다고 되어 있다.

7. 뇌를 맑게 하는 봉독요법

7.1 봉독(벌침)요법

동양의학에서 질병을 치료하는 데는 첫째는 침이요, 둘째는 뜸이며, 셋째는 약이라고 했듯이 병을 치료하는데 이 세 가지 방법을 최우선으로 치고 있다. 봉독(벌침)요법은 세 가지 효과를 동시에 지니고 있는 지상 최고의 자연 민간요법으로 손색이 없다. 봉독(벌침)요법이란 양봉 벌의 꽁무니에 있는 침을 가는 핀셋으로 기술적으로 뽑아 아시혈(자기 신체의 아픈 부위) 및 경혈에 순식간에 시침함으로써 침과 뜸과 약의 효과를 동시에 느끼게 하여 치료하는 방법으로서 현대에서 발견할 수 없는 탁월한 만병 치료요법이다.

다시 말하여 벌독의 탁월한 치료의 효과를 세분하여 설명하면 ① 침의 효과는 벌독의 성분이 체내에 주입되면서 몹시 따가운 침의 자극효과를 가져오게 하고, ② 뜸의 효과는 벌에 쏘인 부분이 붉게 달아오르는데, 달아오른 온열이 2~3일간 지속되어 뜸의 효과로서는 일반 쑥 뜸의 약 350장 가량의 효과가 있다고 하고, ③ 약의 효과는 과학적으로 증명된 세포 용해작용, 용혈작용, 면역작용, 항염작용 외 약 40여 종류가 있다. 그 중에서 대표적인 성분과 약리작용은 봉독 속에 멜리틴 50%, 포스포리파제 12%, 히알우론산 1～3%, 히스타민 0.1～1%, 아파민 2%, 그 외 나트륨, 칼슘, 마그네슘, 아세틸콜린 등 여러 가지 성분이 함유되어 있다.

▶ 봉독의 주요 성분

(1) 멜리틴(melittin)

면역작용, 강한 용혈작용, 항염작용을 한다.

(2) 아파민(apamin)

항염작용, 면역, 진정, 흥분작용을 한다.

(3) 포스폴리파제(phospholipase)

적혈구 용해(12%)작용을 한다.

(4) 히스타민(histamine)

혈압 강화, 장관수축, 위장 분비작용을 한다.

(5) 히알우론산(hyalaronidas) 분해요소

면역, 결합조직 구성성분(2%)이 있다.

(6) 아돌라핀(adolapin)

항염, 진통 진정작용, 단백효소억제제(protease inhibitor)로 쓰인다.

(7) 세카르핀(secarpin)

저온증 및 진정작용이 있다.

(8) 터치아핀(tertiapin)

항염작용이 있다.

(9) 도파민(dopamine)

신경전달물질로 아미노산, 탄수화물, 지질 등이 있다.

7.2 봉독치료의 역사

봉독으로 각종 질병을 치료해온 역사는 아주 오래되었다. 봉독의 역사를 살펴보면 구석기 시대 스페인의 알타미라 동굴에서 발견된 벌 사육의 벽화에서 그 유래를 찾아

볼 수 있다. 또한 의학의 아버지 히포크라테스(B.C 460～375)도 벌의 독으로 각종 질병을 치료한 후 벌의 독은 아주 신비한 약이라 격찬한 기록이 발견되었고, 역시 그리스의 의학자 실험 생리학의 아버지로 불리는 갈레노스(A.D 130～200)는 거의 그의 저서에 꿀벌의 치료적 효과에 대하여 기록해 놓았다.

로마제국 이래 서유럽의 황제인 샤를마뉴(742～814)도 봉독으로 통풍을 치료한 기록이 알려져 있다. 독일의 의학자 울프(1858)와 프랑스 의학자(1913)들도 류마티스 외 각종 질병에 치료의 효과를 인정한 기록들이 쏟아져 나왔다. 유럽을 중심으로 17세기 이후부터 봉독에 관한 연구와 임상실험 및 의학적 활용이 본격화되었으며, 18세기 이후 동종요법(Homeopathy 증상의 원인과 유사한 인자를 투입하거나 환경을 조성해 줌으로써 인체 내의 자연치유력을 활성화시켜 증상을 치료하는 방법)이 창시되고 확산되면서 봉독의 효용은 더욱 중요시 되어 왔다.

1970년대 중국을 중심으로 한 침술이 세계적으로 각광을 받게 됨에 따라 침술과 봉독의 활용을 결합한 봉침요법(Bee Acupuncture Therapy)으로 발전하였고, 1991년 한국, 중국, 일본을 중심으로 국제 봉료보건학술연구회(IAHBA)를 결성하고 2년에 한 번씩 세계학술대회를 개최함으로써 봉료보건요법의 국제화와 현대화를 주도해 나가고 있는 가운데 2001년 5월에 국제 통증의학계에서는 봉독약침요법이 약리적 효과가 있음을 인정하여 발표하는 등 봉독의 약효를 세계 의학계에서 인정하는 결과를 낳아 봉독요법이 인류의 질병치료에 청신호가 되어 왔다.

7.3 봉독요법에 쓰이는 도구

봉독요법의 도구는 간단하다. 휴대용 벌통, 가는 핀셋, 무통 사혈침이 전부이고, 양봉 벌을 사용하는 것이 특징이다. 벌통은 플라스틱이나 나무로 만든 필통 크기의 벌통이며, 핀셋은 끝이 가늘고 뾰쪽한 특수 핀셋을 사용해야 하고, 응급조치에 필요한 사혈침(무통침)은 반드시 준비하여야 한다. 그리고 도구를 넣어 다닐 수 있는 검은색의 무명천 주머니와 알레르기 예방약으로 항히스타민(항 알레르기)제가 필요하다.

7.4 봉독의 약리작용

봉침의 세 가지(침, 뜸, 약) 효과를 구체적으로 설명을 하면 처음 아시혈에 봉침을 맞으면 환부가 침을 맞듯이 짜릿하고 따끔한데 이것이 환부를 자극하는 침의 효과와 같다. 조금 후 환부가 붉게 달아 부어올라 체질에 따라 붓기가 약 2～3일간 지속이 되고, 환부는 열이 나는 온열효과와 체내로 들어간 벌의 독은 혈액을 순환시키고 혈액속의 각종 구균을 살균한다.

봉독은 페니실린이 살균하는 능력의 약 1,000배를 살균할 수 있는 약리적 작용을 동시에 환자에게 시술할 수 있어 지상 최고의 명약이라 할 수 있다. 그 외의 질병에 대한 탁월한 약리적인 효과(항염증작용, 면역작용, 진통작용, 해열작용, 비만세포 탈과립 작용, 방사선 보호성과 관련 작용, 혈압 강하작용, 불량세포 조직의 파괴성, 조직 분해작용, 용혈작용, 조혈작용, 항체역할 증진, 장관 수축작용, 위산분비 촉진작용, 자율신경 조절작용, 신경전달물질 등)는 이미 과학적으로 증명된 것 이외에도 이루 말할 수 없을 정도로 많다.

7.5 봉독의 특징

봉침은 순수한 민간 자연요법으로 그 기능만 배우고 익히면 일반 침보다 훨씬 안전하다고 할 수 있다. 일반 침구요법과는 달리 봉침은 침의 기계적인 자극을 통한 물리적인 자극과 벌독의 화학적인 작용이 동시에 이루어지는 특징을 갖는다.

침을 소독할 필요도 없고, 한 번 쓰고 나면 버리므로 가장 위생적이라 할 수 있다. 벌침으로 피부의 일정 부위를 찌르게 되면 벌독이 피부 속으로 들어가 몸 전체의 전기저항을 순간적으로 변화시켜 교감신경의 말초에서 노르아드레날린이 나오며, 부교감신경에서는 아스틸콜린이 분비된다.

체내로 들어온 봉독은 기와 혈의 흐름을 원활히 하고 산소공급을 증진시키며, 염증 해소 및 통증 완화작용을 하나 봉침을 맞은 뒤 부작용으로 2~3일 동안 붓고 가려운 증상이 나타날 수 있다. 이는 시간이 지나면 사라지지만 개인차를 고려해 벌독 양을 조절해 최소화 할 수 있다. 봉침으로 사용하는 양봉의 벌은 벌침을 발침하여 찌르므로 독의 양을 인위적으로 조절할 수 있어 주의하면 안전하다.

봉독의 성분은 염증을 억제시키는 면역작용이 뛰어나 관절염, 근육통, 어깨 결림, 디스크, 중풍, 손발 저림 등 대부분의 질병에 뛰어난 효과를 보인다. 벌을 키우는 양봉업자들은 퇴행성관절염, 류머티스성 관절염을 비롯해 여러 전염병은 물론 심지어 감기나 암에도 잘 걸리지 않는다고 하는데 이것은 벌 독으로 인하여 자기 자신에 면역체계가 형성되었기 때문이다. 봉독은 특히 여성들의 질병에 효과가 크고, 피부미용으로 잔주름 제거와 얼굴의 기미 제거에 대단한 효과가 있다는 사실은 이미 잘 알려져 있다.

7.6 부작용과 대처요령

봉독요법은 항상 주의를 해야 하고, 사람의 체질이나 건강 정도와 그날의 컨디션 저하에 따라 부작용이 일어날 수 있어 사전에 부작용에 대한 대처방법을 배워두어야 한다. 부작용의 대처방법으로서는 사혈침으로 인중과 소택 및 손발을 사혈하거나 항히스타민제 복용과 온·냉찜질 등이 있는데 거부반응에 대하여 즉시 대처하면 부작용을 최소화할 수 있다.

7.7 현대 질병의 치료효과

뇌 내 혁명이란 책을 쓴 일본인 의학박사 하루야마 시게오는 말하기를 현재 현대 의학이 치료할 수 있는 질병은 약 20% 정도라고 하여 현대 의학의 한계를 말하고 있다. 그러나 벌침은 우리 몸의 아픈 부위인 압통점(이시혈)에만 놓아도 질병의 약 70~80%는 치료효과가 있고, 환자의 체질을 분석하고 정확히 경락혈을 찾아 제대로 놓으면 거의 90% 이상의 효과를 볼 수 있는 신비한 민간 자연요법이다. 특히 만성병인 류머티스 관절염(불치병으로 분류), 디스크, 각종 화농성질병 등에는 상당한 효과가 있고, 면역력이 떨어진 노인들의 치료에 큰 효과를 나타낼 수 있다고 한다.

7.8 현실과 전망

최근 미국을 비롯해 유럽, 러시아, 중국, 일본, 영국, 프랑스, 독일 등 현대의학의 첨단을 걷고 있는 이러한 나라에서 벌의 침에서 나온 독액을 이용한 봉독요법을 연구하기 시작하였는데, 이것은 현대의학의 한계점인 각종 불치병도 봉독으로 치료가 가능함을 알게 된 까닭이라고 여겨진다. 우리나라에서는 아직 봉침에 관한 활발한 연구와 정부의 뒷받침이 없어 봉침으로 치료의 혜택을 많이 받지 못하고 있는 실정이 매우 안타까운 현실이다. 다행히 1997년부터는 울산지역에서, 2000년경에는 부산지역에서, 2004년부터는 경북지역에서 지역별 그리고 각 대학교에서 봉독요법의 연구를 거듭하고 있다.

부 록

1. 뇌사와 식물인간

1) 식물인간 상태는 무엇인가

뇌에(대뇌)에 심각한 손상을 입어 모든 인지기능이 소실된 경우를 말한다. 따라서 환자는 외부 환경과 자극에 대해 인지할 수 있는 능력이 없으며, 그에 따른 의미 있는 반응을 할 수 없다. 하지만 뇌간(brain stem)과 연수가 손상 받지 않았기에 여기에서 담당하는 수면-각성주기(잠을 자고 깨는 행위), 무의식적 반사반응(response reflex), 자율신경 기능(위장운동, 호흡과 심장운동 등)은 남아 있다. 즉 외부에서 생명에 필요한 영양공급이 있다면 생명을 유지할 수 있는 상태이다.

2) 뇌사상태란 무엇인가

뇌사란 뇌간(brain stem)과 연수를 포함한 모든 뇌 기능이 정지한 것을 말하며, 이 기능이 절대 되돌아올 수 없는 상태를 말한다. 식물인간과 달리 뇌간과 연수의 기능이 정지하여 기계의 도움 없이는 호흡을 할 수 없는 상태이다. 즉 식물인간 상태에서 보이는 수면-각성주기, 반사반응, 자율신경 기능 등은 뇌사상태에서는 보이지 않는다.

3) 식물인간 상태의 환자는 보통 어떤 모습인가

이 상태의 환자는 눈을 뜨고 있는 상태지만 주변의 상황에 반응할 수 없으며, 다른 사람과 소통할 수 없다. 또한 대소변을 가리지 못하며 음식물을 삼킬 수도 없다. 하지만 잠을 깨고 일어날 수 있으며 기계의 도움 없이 혼자 호흡을 할 수 있다. 심지어 혼자 의미 없지만 웃기도 하고 찡그리기도 하며, 울기도 하고 심지어 한숨을 쉬기도 한다. 가끔씩은 큰 소리나 꼬집는 등의 통증에 반응을 보이기도 하지만 이는 무의식적인 반응이다.

4) 뇌사상태의 환자는 어떤 모습인가

뇌사상태의 환자를 직접 본 사람은 많지 않을 것이다. 환자의 상태가 심각한 만큼 대부분 중환자실에 있으며, 면회도 잘 되질 않을 것이다. 마치 죽은 사람처럼 전혀 움직임이 없으며 호흡기계에 전적으로 호흡을 의지하고 있다.

5) 뇌사를 어떻게 판단하나

말 그대로 뇌가 먼저 죽은 상태이므로 뇌사자는 어떠한 수단을 쓰더라도 일정 시간이 지나면 심장이 멈추어 사망하게 된다. 이런 형태의 사망이 관심의 대상이 된 것은 의학의 발달로 장기 이식이 가능해졌기 때문이다. 뇌사자의 건강한 장기로 다른 여러 명의 환자들이 새 생명을 찾는다는 것은 아름다운 일이지만 한 생명의 삶과 죽음을 판단한다는 것이 신중해야 한다는 것은 더 말할 나위도 없을 것이다. 그래서 우리나라는 전문의로 구성된 뇌사판정 의사가 여러 가지 항목을 검사하여 뇌의 기능이 비가역적으로 정지하였음을 증명한다.

6) 뇌사, 식물인간, 존엄사, 안락사

(1) 뇌사

뇌사는 뇌의 활동이 회복될 수 없을 정도로 멈춘 상태를 말한다. 의학적으로는 생명을 주관하는 숨골의 기능이 멈추었고, 이로써 모든 반사작용이 없거나 무호흡 증상이 모두 확인될 때 뇌사로 진단한다.

(2) 식물인간

식물인간 상태는 심장과 허파 기능이 작동을 멈춰 심한 저산소성 뇌손상을 받은 환자들이 깊은 혼수상태에 빠졌다가 지속적으로 생존하는 경우를 말한다. 식물인간은 뇌중에서 큰골의 전반적인 손상에 의해 발생한다는 점에서 뇌사와 다르다. 반면 뇌사는 큰골을 비롯한 숨골이 손상을 받아서 발생한다. 따라서 식물인간 상태에 놓인 환자는 호흡중추가 뇌간에 있기 때문에 인공호흡기를 필요로 하지 않는 경우가 많다. 하지만 인공호흡기가 식물인간 여부를 결정하는 잣대는 아니라는 게 대다수 의료인들의 분석이다.

(3) 존엄사

존엄사는 말 그대로 품위 있는 죽음을 말한다. 인간적 삶을 살 수 있도록 최선의 의학적인 치료를 다했음에도 불구하고 돌이킬 수 없는 죽음이 임박했을 때 의학적으로 무의미한 연명치료를 중단함으로써 질병에 의한 자연적인 죽음을 받아들이는 것이다. 이때는 의학적 치료가 더 이상 생명을 연장할 수 없기 때문에 무의미한 연명치료를 중단한다고 하더라도 그 치료의 중단으로 생명이 더 단축되는 것을 의미하지는 않는다.

(4) 안락사

안락사란 질병에 의한 자연적인 죽음보다 훨씬 이전에 생명을 마감시키며, 질병에 의한 죽음이 아니라 인위적인 행위에 의한 죽음을 의미한다. 때문에 존엄사와는 의미가 전혀 다르다. 이 중에서도 '적극적 안락사'는 환자의 요청에 따라 고통을 받고 있는 환자에게 약제 등을 투입해서 인위적으로 죽음을 앞당기는 행위를 뜻한다. 또 '소극적 안락사'는 환자나 가족의 요청에 따라 생명 유지에 필수적인 영양공급, 약물 투여 등을 중단함으로써 환자를 죽음에 이르게 하는 행위를 의미한다.

일부 전문가들은 이번 판결의 경우 식물인간 상태에서 인공호흡기 제거가 가능토록 한 만큼 넓은 의미에서 소극적 안락사로 볼 수 있다는 견해를 보인다. 하지만 선진국에서 실시되고 있는 '호스피스 · 완화의료제도'가 무의미한 연명치료를 하지 않는 대신 적극적 안락사든 소극적 안락사든 모두 반대하는 점을 들어 이번 판결이 소극적 안락사와는 다르다는 주장도 있다. 안락사를 반대하는 가톨릭과 같은 종교단체에서 호스피스 · 완화의료제도를 적극적으로 찬성하는 것도 이 같은 맥락에서이다. 종교계에서나 세계보건기구(WHO) 등에서는 호스피스 · 완화의료를 안락사를 예방하는 대안으로 제시하고 있다.

(5) 호스피스 · 완화의료

호스피스 · 완화의료는 죽음이 임박한 말기 환자에게 무의미한 치료를 환자의 자율적 결정대로 시행하지 않는 대신 훈련된 의사, 간호사, 사회복지사, 성직자와 자원봉사자가 환자의 통증 등의 다양한 증상에 대해 치료와 심리적 · 영적 상담을 시행하면서 품위 있고 자연스러운 죽음을 맞이할 수 있도록 하는 제도다.

(6) 무의미한 연명치료

무의미한 치료란 인간적 삶을 살 수 있도록 최선의 의학적인 치료를 다했음에도 불구하고 돌이킬 수 없는 죽음이 닥쳤을 때 의학적으로 불필요하다고 판단되는 기계적 호흡이나 심폐소생술 등을 의미한다.

의학적으로 인공호흡기 사용이나 심폐소생술, 신 투석 등 생명유지 기술들이 발달됐지만 죽음의 과정에 접어든 말기 환자의 경우에는 고통을 연장할 뿐 오히려 비인간적이라는 윤리적 측면에서 지적되고 있는 부분이다. 하지만 무의미한 치료는 의학적으로 회복이 가능한 상태에서 갑작스런 호흡정지와 심장마비로 죽을 위험이 있을 때 의미 있는 생명연장 치료를 중단하는 것과는 근본적으로 다르다.

이 경우는 생명연장 치료가 환자의 생명을 연장할 수 있는 가능성이 있기 때문에 의료인들은 최선을 다해 심폐소생술과 중환자실 집중치료 등 치료를 해야 한다는 게 전문가들의 견해이다.

■ 사전의사결정제도

이 제도는 죽음이 닥치지 않은 시점에서 죽음이 닥쳤을 때 생명연장 치료의 시행 여부에 대한 결정을 미리 개인의 의지와 선호에 의해 결정하는 것을 말한다. 의료계에서는 이를 두고 환자의 자율적 의지를 존중하는 인본적인 제도라고 평가한다.

7) 뇌사자 판정 기준

(1) 6세 이상인 자에 대한 뇌사판정 기준

다음의 선행조건 및 판정기준에 모두 적합하여야 한다.

① 선행조건

㉠ 원인질환이 확실하고 치료될 가능성이 없는 기질적인 뇌병변이 있어야 할 것

㉡ 깊은 혼수상태로서 자발호흡(自發呼吸)이 없고 인공호흡기로 호흡이 유지되고 있어야 할 것

㉢ 치료 가능한 약물중독(마취제, 수면제, 진정제, 근육 이완제 또는 독극물 등에 의한 중독)이나 대사성 또는 내분비성 장애(간성혼수, 요독성 혼수) 또는 저혈당성 뇌증 등의 가능성이 없어야 할 것

㉣ 저체온 상태(직장 온도가 섭씨 32° 이하)가 아니어야 할 것

㉤ 쇼크 상태가 아니어야 할 것

② 판정기준

㉠ 외부 자극에 전혀 반응이 없는 깊은 혼수상태일 것

㉡ 자발호흡이 되살아날 수 없는 상태로 소실되었을 것

㉢ 두 눈의 동공이 확대·고정되어 있을 것

㉣ 뇌간반사(腦幹反射)가 완전히 소실되어 있을 것

다음에 해당하는 반사가 모두 소실된 것을 말한다.

- 광반사(光反射 : light reflex)
- 각막반사(角膜反射 : corneal reflex)
- 안구두부반사(眼球頭部反射 : oculo-cephalic reflex)
- 전정안구반사(前庭眼球反射 : vestibular-ocular reflex)
- 모양체척수반사(毛樣體脊髓反射 : cilio-spinal reflex)
- 구역반사(嘔逆反射 : gag reflex)
- 기침반사(cough reflex)

ⓜ 자발운동, 제뇌강직(除腦强直), 제피질강직(除皮質强直) 및 경련 등이 나타나지 아니할 것

ⓑ 무호흡검사 결과 자발호흡이 유발되지 아니하여 자발호흡이 되살아날 수 없다고 판정될 것

[무호흡 검사]

자발호흡이 소실된 후 자발호흡의 회복가능 여부를 판정하는 임상검사로서 그 검사방법은 다음과 같다.

100% 산소(O_2) 또는 95% 산소(O_2)와 5% 이산화탄소(CO_2)를 10분 동안 인공호흡기로 흡입시킨 후 인공호흡기를 제거한 상태에서 100% 산소(O_2) 6 ℓ/min를 기관내 관을 통하여 공급하면서 10분 이내에 혈압을 관찰하여 혈액의 이산화탄소분압($PaCO_2$)이 50torr이상으로 상승함을 확인했음에도 불구하고 자발호흡이 유발되지 아니하면 자발호흡이 되살아날 수 없다고 판정한다. 검사가 불충분하거나 중단된 경우에는 혈류검사로 추가 확인하여야 한다.

ⓢ 재확인 : 판정 결과를 6시간 경과한 후에 재확인하여도 그 결과가 동일할 것

ⓞ 뇌파검사 : 뇌파검사를 실시하여 평탄 뇌파가 30분 이상 지속될 것

ⓙ 기타 필요하다고 인정되는 대통령령이 정하는 검사에 적합할 것

(2) 6세 미만인 소아에 대한 뇌사판정 기준

제1호의 선행조건 및 판정기준에 적합하여야 하되 연령에 따라 재확인 및 뇌파검사를 다음과 같이 실시한다.

① 생후 2월 이상 1세 미만인 소아

• 제1호 나목(7)에 의한 재확인을 48시간이 경과한 후에 실시하고, 제1호 나목

(8)에 의한 뇌파검사를 재확인 전과 후에 각각 실시한다.

② 1세 이상 6세 미만인 소아

• 제1호 나목(7)에 의한 재확인을 24시간이 경과한 후에 실시한다.

찾아보기

ㅇ

(신전개) **뇌의 세계**

2010년 10월 5일 초판 인쇄
2010년 10월 10일 초판 발행

저 자 : 천병수
펴낸이 : 천승배
펴낸곳 : 도서출판 유한문화사

주소 : (157-801) 서울시 강서구 가양동 146-63
전화 : 2668-2055~6
팩스 : 2668-2565
http://www.yuhansa.com
E-mail : yuhansa@paran.com
등록 : 제 5-31호. 1979. 3. 6.

값 20,000 원

ISBN : 978-89-7722-411-7 93510